专利视域下的中药创新

袁红梅　王海南　杨舒杰　著

上海科学技术出版社

内 容 提 要

在党中央实施创新驱动发展战略,创建创新型国家的大背景下,本书从专利视域的角度探讨中药创新驱动及其绩效。全书分为 3 篇 14 章。上篇为中药创新制度部分,首先介绍了专利制度的发展历程、基本内容及立法理念,而后对中国及世界典型国家、地区植物药、传统药物的专利保护进行了梳理和分析,最后针对我国专利制度运行中面临的两个核心问题——中药核心专利的培育及中药专利转化能力的提升进行测度分析并提出相应策略;中篇为中药创新实证部分,以中药专利为视域,对创新主体、客体、许可、转移、质押、自实施进行分析与预测,全方位展示中药创新的客观成果;下篇为中药创新绩效部分,对中药创新与企业成长能力、产业绩效及国际竞争力的关系进行测度分析,揭示创新对中药企业、产业及中药国际化的效用。

本书可为药品监督管理部门和知识产权管理部门工作人员、药品生产流通企业管理者、新药研发人员、药品生产制造人员、药学相关专业学者、学生研读参考。

图书在版编目(CIP)数据

专利视域下的中药创新 / 袁红梅,王海南,杨舒杰著. —上海:上海科学技术出版社,2019.1
ISBN 978 - 7 - 5478 - 4195 - 2

Ⅰ.①专… Ⅱ.①袁… ②王… ③杨… Ⅲ.①中药学—专利—研究 Ⅳ.①R28②G306

中国版本图书馆 CIP 数据核字(2018)第 217336 号

专利视域下的中药创新
袁红梅　王海南　杨舒杰　著

上海世纪出版(集团)有限公司
上海 科 学 技 术 出 版 社 出版、发行
(上海钦州南路 71 号　邮政编码 200235　www.sstp.cn)
苏州望电印刷有限公司印刷
开本　787×1092　1/16　印张 20.75
字数 350 千字
2019 年 1 月第 1 版　2019 年 1 月第 1 次印刷
ISBN 978 - 7 - 5478 - 4195 - 2/R · 1724
定价:118.00 元

前　言

　　对生存与健康的渴望是人类与生俱来的本性,怀着对大自然的敬畏与对生命的尊重,我们的先民在没有任何检测手段的条件下,冒着生命危险尝遍百草,而后代代传承,奠定了今天中医药学的基础。中医药为中华民族的繁衍生息、生存发展做出了重要贡献。几千年来,中医药不仅是中华民族的文化瑰宝,还是救死扶伤、宣德济世的活人之术。现代科学为现代医药的迅猛发展插上了翅膀,使其取得了长足的进步,中医药自身的发展却相对缓慢,存废之争不绝于耳,但也由此开启了有识之士探寻中医药传统理论与现代科技契合的艰辛历程。时至今日,这种探索已初见成效,中国科学家屠呦呦获诺贝尔奖就是这种探索的里程碑式事件。进入 21 世纪以来,我国政府将建设创新型国家提升为国家战略,以创新驱动产业发展的模式取代了以资源消耗驱动制造业发展的传统模式,通过创新促进中国传统民族特色产业的发展成为政府关注的重点之一,而承载着深厚民族底蕴的中医药则备受关注,历经 30 年打造的《中华人民共和国中医药法》(以下简称《中医药法》)于 2017 年 7 月 1 日正式实施,这意味着中医药发展已上升到国家层面,《中医药法》强调"发展中医药事业应当遵循中医药发展规律,坚持继承和创新相结合,保持和发挥中医药特色和优势,运用现代科学技术,促进中医药理论和实践的发展"。因之,继承和创新相结合成为发展中医药顶层设计的核心理念。

　　在上述背景下,本书以专利为视域,从理论及实证维度对中药传承式创新予以诠释,希冀为这一时代命题的探索提供有益思路。全书分为 3 篇 14 章。上篇为专利制度梳理,首先介绍了当下世界通行的创新激励制度——专利制度的发展历程、基本内容及立法理念,而后对中国及世界典型国家、地区的植物药、传统药物的专利保护进行了梳理和分析,最后针对我国专利制度运行中面临的两个核心问题——中药核心专利的培育及中药专利转化能力的提升进行测度分析并提出相应策略;中篇为中药创新实证分析,以中药专利为视域,对创新主体、客体、许可、转移、质押、自实施进行分析与预测,全方位展示中药创新的客观成果;下篇为中药创新绩效测度,对中药创新与企业成长能力、产业绩效及国际竞争力的关系进行测度分析,揭示创新对中药企业、产业及中药国际化的效用。第一、二、三章是对专利制度及国内外植物药、传统药物专利制度的梳理、分析,既包含国内外相关法律、法规、政策和前人相关研究成果,也包含本书撰写组对上述成果进行借鉴和总结的创造性劳动,其余部分均为撰写组成员的原创研究成果,是撰写组成员多年来创造性努力的汇总。

本书具有以下特色:第一,以创新理论研究作为起点与支点。鉴于我国知识经济起步较晚,国人对以知识创新为驱动的发展模式尚缺乏深入的认知与理解,如果缺失从形而上维度对当下知识创新制度的理论追问,将导致由于缺乏理论现实针对性招致的实践全面失误。因此,本书以探索知识创新的制度保障理论为切入点和支点,以理论统领后续实证研究。第二,对贯穿研发、产业化、市场化、国际化整个链条的中药产业创新进行实证分析。本书对中药创新主体、客体,创新成果的许可、转移、质押、自实施,中药创新与企业成长力、企业绩效、国际竞争力的关系进行了实证分析,旨在将中药创新链全部态势真实回溯与展现。第三,运用大数据分析方法作为研究工具。本书选取近30年中药专利为数据源,从专利信息网络维度整合中药产业的专利数据,这些数据一方面涵盖中药产业的专利信息,另一方面提供与专利衔接的运营信息,同时对各种信息进行多维度的有效整合,对专利信息资源进行获取、筛选、分析、清洗、翻译等专业化加工,改善目前因关键信息得不到充分利用与衔接导致的实践上的盲目性。此外,采用恰当的统计学分析方法对研究对象逐一进行模型构建,对其未来趋势进行分析、预测,为我国企业全方位把握世界范围内中药创新模式提供可量化分析模式。

本书是由药品知识产权课题组撰写的学术研究著作,由袁红梅(沈阳药科大学)、王海南(国家药品监督管理局)、杨舒杰(沈阳药科大学)等著者共同完成。撰写章节具体分工如下:第一章袁红梅、王海南,第二章袁红梅、王海南、何健,第三章袁红梅、王海南、冯雪飞、于慧娴,第四章杨舒杰、董新月、田桂珍,第五章杨舒杰、刘彬、刁烨芳,第六章杨舒杰、冯冲、马喆,第七章刘皓、王瑞麟、牛华英,第八章姜娟、王景成、王新,第九章姜娟、徐亮、梁啸,第十章袁红梅、侯纯阳、周刚,第十一章刘皓、王晓、杜江,第十二章金丹凤、王康俊、牟藤,第十三章金丹凤、王保法。15年来,本书撰写组一直致力于将知识产权制度与制药实践真正融合,构建药品知识产权学术体系与实践框架,本书就是这种努力的又一阶段性成果。药品知识产权法律制度以制药技术为法的客体,它通过法律固有的机制与方式鼓励制药领域的技术创新,本书作者渴望与那些希望理解、运用这一制度的读者分享我们对这一领域的理解、思考、感悟,与读者一起感受法律条文背后的理念与思维方式,感悟按照法律规则运行的现代社会,体味通过运用规则而获益的社会性行为模式。

本书是辽宁省教育厅高校基本科研项目(人文社科类)"基于技术创新的中药企业国际竞争力提升路径研究"(2017WZD04)的阶段性成果之一。

感谢张文凤、张东婷、吴亚坤、陈妍、陈瑞真、宋傲男、金金、罗素平、侯未、聂泽文、寇翠翠、魏颖、丁磊、马俊红、王天歌、王金苗、王姝懿、邓飞飞、孙维傲、李林珂、刘佩佩同学对本书的贡献。

本书为我们提供了与广大读者进行交流的平台,尽管我们以严谨、科学的态度进行写作,但由于水平有限,本书肯定存在疏漏之处,敬请读者予以学术建议与指导。

著　者

2018 年 4 月

目 录

上 篇

中 篇

下 篇

上篇

第一章
专利制度概述

第一节　专利制度发展历程

专利制度是指国际上通行的一种利用法律的和经济的手段确认发明人对其发明享有专有权,以保护和促进技术发明的制度。专利制度作为发明创造的现代化保护手段之一,在人类历史上由来已久。本节主要梳理了西方和我国专利制度的发展史,以此来探寻专利制度发展历程中的规律与亮点。

一、西方专利制度发展历程

知识产权(专利权、商标权、版权)起源于封建社会的"特权",即封建社会的地方官吏、封建君主、封建国家以榜文、敕令、法令等形式授予发明创造者在一定期限内的专有权。这种特权带有一定的恩赐性质,与现代意义上的知识产权制度有很大的不同,但它毕竟使智力成果首次被确认为一种独占权。进入资本主义社会以后,科学技术和产业革命使社会生产力获得了空前的进步。对知识产品的占有、使用会带来极大的经济收益已逐渐成为人们的共识,商品生产者迫切需要获得最新的技术成果。然而,技术的转移、公开势必会使原先的发明创造者丧失竞争优势,这就需要建立一种机制,以确保既能维持新技术发明人的技术优势,又能满足社会对该技术的需要,防止技术垄断。原先的特权制度显然无法适应新的形势。于是,知识产权制度中的专利制度就率先应运而生,一般认为,英国1624年的《垄断法规》(The Statute of Monopolies)是近代专利保护制度的起点,而英国是专利制度的发源地,英国初创的专利制度形塑了当下世界通行的专利制度的基础元素,因此,对这一制度初始状态的回溯对我们理解现代专利制度具有重大助益。

（一）专利制度的初创

1. 专利制度初创时期的制度环境　专利制度较民法、刑法等古老法律制度而言属于新兴的制度，它需要特定的制度环境才能产生。当然，专利制度并不是在某个时间节点上忽然爆发的，而是在特定环境下长期酝酿形成的，因此，本书旨在考察 17 世纪英国这片孕育了初生的专利制度的土壤的宏观背景，以此把握这一制度的核心内核与特质。政治上，在 17 世纪初期，英国资产阶级已经具有和国王抗衡的实力，这使自然权利学说得以在英国广泛流传，这一学说具有凸显个人价值的作用，认为国家、社会、政权之所以具有价值，就在于它们可以保障个人的自然权利。在经济上，17 世纪中叶以前，欧洲流行重商主义，英国向海外拓展并树立了在海洋贸易上的绝对优势，商品经济非常发达，国内市场完备，但忽视了实体产业的发展，生产技术明显落后于欧洲大陆国家。在文化上，从 16 世纪60 年代起，英国开始了宗教改革，相信存在一种上帝创造的万物的秩序，特别是一种自然秩序，教徒不是通过盲目的信仰而是以理性和经验的方法探究这种自然秩序，文化领域的这种要求摆脱盲目信仰，凭借人自身的理性和经验探究自然秩序的主流价值观念孕育了科学的发展，也和成长时期的资产阶级的政治、经济观念相吻合。

专利制度就孕育于上述制度环境中，在从封建社会向资本主义过渡时期，人类开始摆脱主要依靠人力和生物力驱动的封建生产方式，逐步进入依靠以人造工具驱动的资本主义生产方式，新的生产方式对生产工具的创造及更新的依赖呼唤保护技术创新的专利制度的产生，而当时只有英国的资产阶级具有和国王抗衡的实力，他们可以通过议会将自己的利益诉求以法律的形式表达，加之当时英国的主流文化与科学技术的基本特质相通，所以，英国率先具备了使这种需求制度化的客观条件，专利制度得以应运而生。

2. 初始专利制度的设计　在 17 世纪，以个体或小规模的联合为主，主要靠人力和生物力驱动的经济发展方式锁定了资产阶级的视野，他们希望通过个体积极进取、探索自然奥秘来实现自身幸福。初创的专利制度烙印着时代的痕迹，被誉为专利制度奠基之作的1624 年《垄断法规》第六条规定："给予任何新制造方法真正的最早发明人在本国国内独占性经营或者生产该制造品之权利的开封特许状与授权书，其期限为 14 年或者以下，而他人在此该等特许状或者授权书之期限内，不得使用之。"这一规定展示了初创时期专利制度设计的理念及具体操作规程，其政府作为服务者的角色定位也清晰可见，具体分析如下。

（1）专利权主体：按照当时主流的生产方式及政治观念，专利权是由国家承认而非创制的、人们基于创造性劳动而享有的自然权利，专利制度的目的是为了保护个人的这种"私权"。个人按照自身的生产需求及研究兴趣进行技术创新，政府将专利权授予"真正的最早发明人"。当然，这只是适用于国内，对产生于国外的技术创新，则将专利权授予最先引进英国的人。

（2）专利权客体：在工厂手工业阶段，技术创新大多表现为有经验的技工根据提高劳动生产率的现实需要而对生产工具、生产方法进行的创新，因此，专利制度保护的客体是"任何新制造方法"。由于当时的技术创新尚未与大规模的工业生产紧密结合,更多的是局限于有限空间的私人事务,加之当时强调个人自由的主流价值观念的影响,当时的政府对专利的客体没有特定的导向,只是应个体的要求以服务者的身份从事一些必要的管理工作。初创的专利制度实行登记原则,政府按照规程根据权利人的自由申请进行登记,没有实质审查,没有专门的成文法对专利进行规定。

(3)专利权内容:专利权的内容是基于专利权客体的特性设计的。农业经济时期,人类生存的最主要方式是人的体力或借助于生物力作用于大自然,人和自然直接互动的具体劳动是赋权的主要依据,物权成为拥有财富的最主要标志。启蒙运动之后,反对盲目信仰主张以理性和经验的方法探究自然秩序的世界观逐步形成,与此相应又发展出通过观察、实验等科学方法获得自然秩序的方法论,运用新的世界观及方法论,人类创造了一种可以脱离人自身、具有某种独立性、其效率大大强于人类体力劳动的生产工具,而创造这种生产工具需要经过两次劳动才能实现,第一次是抽象劳动获得智力创造成果,如果它仅仅停留在知识形态,并不必然导致社会财富的增加,还需经过第二次劳动将知识形态的技术方案经过产业化、市场化,它才能由非物质形态转化为物质形态,实现其使用价值。从理论上而言,第一次劳动的复杂程度要高于第二次劳动,第一次劳动是基础,第二次劳动是获益阶段。基于专利客体的上述特征,法律在设计专利权时所采取的赋权方式与物权有很大不同,它不是赋予技术创新者占有、控制其技术方案的权利,而是赋予在一定时期、一定地域、排他性地将其技术创新成果产业化、市场化的权利,专利权人的获益取决于其技术创新成果被市场认可的程度。这种赋权设计使政府必须承担一定责任,因为专利权客体的无形性决定了任何人都可以脱离权利主体的控制而将其工业化、市场化,因此,权利主体独占权的实现只有依靠政府对其他主体侵权行为的控制方能实现,政府就此具有不可推卸的管理责任。

通过上述分析可以看出,专利制度是特定生产方式的必然要求,鉴于其保护客体的特殊性,政府的参与必不可少。但在当时的制度环境下,政府的参与被限制在非常有限的范围内,如果将技术创新过程简化为研发、申请专利、市场化三个阶段,专利制度初创时期,政府对这三个阶段都不添加人为干预,只是根据权利人的申请从事一些诸如登记、维权等服务性事务。

3. 英国专利制度的困境及反思　初创的专利制度客观上促进了英国技术的引入和自主创新,史实表明,1624年《垄断法规》出台后的17世纪和18世纪,英国进入了发明创造的高峰期,终于在18世纪60年代英国迎来了第一次工业革命,但是,专利制度的危机也随之降临。

第一次工业革命期间技术创新空前活跃,专利申请和授权数量大幅增加,专利制度运行的效果真切地展现在世人面前,这种日益壮大的由国家授权并保护的市场垄断权形成了对贸易自由主义思想的巨大挑战,对其质疑之声也随之而起并愈演愈烈,19世纪爆发了专利发展史上最激烈的专利存废之争,欧洲一些国家取消了专利制度,英国上议院于

1872 年通过法案要求对专利制度进行重大改革,将专利保护期缩短到 7 年,若 2 年不实施就撤销专利,但这个提案英国下议院没有通过。实际上,专利存废之争是一种历史的必然,从某种意义上而言,农业经济是个体经济,工业经济则是以生产工具为纽带的需要分工合作的集体经济,人和自然、人和人开始通过生产工具有机地联系起来,这种联系也是代表新的生产方式的专利权客体潜在、固有或许是最重要的客观属性。经济发展方式的群体性决定了国家干预经济的必然性,这一点在初创的专利制度中初见端倪。随着新的生产方式的发展壮大,其固有的特性使放任自由与适当干预的经济管理模式的交锋成为不可避免,专利存废之争成为这种制度环境的一个缩影。当专利制度岌岌可危之际,19 世纪 70 年代欧洲一些国家发生经济恐慌,政府采取了关税保护政策和产业扶持政策并取得良好效果,这使人们认识到完全不受限制的自由贸易事实上并不可能。自由贸易主义经济理论逐步被政府干预理论取代,随着自由放任经济理论的淡出,初创的专利制度也因重获合理性而存活下来。

专利制度的胜利只不过说明反对者的批判对专利制度的启发意义更多是改革性的而非革命性的,经过第一次工业革命的洗礼并战胜自由贸易理论的专利制度仍然面临着巨大的挑战。工业革命后,科学技术的作用日益显著并越来越多地应用于工业,科学技术特有的社会性及工具性愈发凸显,技术创新需要由私人完成但却可以带来巨大社会效益的特质更加清晰地展现在世人面前,运用私权理论作为其哲学基础也因此显得不合时宜,但使专利制度得以发展并迸发出巨大的能量则不是有着深厚自由传统的古老国度所能胜任的,专利制度呼唤新的生机。

(二) 专利制度的发展

19 世纪中后期,各国逐渐认识到知识产权在促进本国经济、文化的发展和科学技术进步方面的重要作用,纷纷通过知识产权立法保护知识产权。继英国之后,美国于 1790 年、法国于 1791 年、荷兰于 1817 年、德国于 1877 年、日本于 1885 年先后颁布了本国的专利法,这一时期是专利制度长足发展并完善的关键时期,此时,渴望发展的美洲大陆承担起了对专利制度进行制度创新的历史使命,他们创造了以政府角色转换为核心的对世界发展进程产生重大影响的现代专利制度,本书以美国为例阐释专利制度趋于完善的进程。

1. 专利制度发展时期的制度环境 19 世纪以来,随着生产社会性的加深,资本主义由自由资本主义发展到垄断阶段,生产的社会性与管理的私人性的矛盾使作为自由放任的私人企业制度典范的英国迅速衰落,凯恩斯则以新的理论在致命危险威胁资本主义的时代里巩固了这个社会。凯恩斯主义坚持市场的不完善性,认为政府的干预是必要的,也是有益的。但凯恩斯主义不同于社会主义,他主张在发挥市场基础配置作用的基础上通过宏观的经济趋向制约个人的特定行为来实施政府的干预政策,市场和个人是经济增长的基础。在政治上,社会契约论是北美殖民地摆脱英帝国统治、建立民主制度的思想基础,这一学说强调在参与政治的过程中,只有每个人同等地放弃全部天然自由,转让给整个集体,人类才能得到平等的契约自由。在文化上,实用主义在 20 世纪是美国的主流思潮,它主张一个行为的合理与否应该取决于这个行为能否达成其预定的目标和欲望,无论这些目标欲望为何。实用主义较之其他西方哲学流派更为突出地反映了资产阶级所追求的实际利益和需要,体现了他们讲究实际功效的特性。上述环境造就了美国特色的现代专利制度。

2. 发展时期的专利制度设计　在现代专利制度中,国家不再把专利看做私人的事情,专利的申请不应该凭借个人的兴趣,而应与国家经济发展的总体利益相一致。被称为美国宪法之父的麦迪逊指出:"这种权利(专利权和著作权)的益处几乎是没有疑问的……在这两种情况中,公益与个人的要求完全吻合。"在上述理念指导下的专利制度设计有以下几个特点。

(1)专利权主体:随着人类科学技术水平的提高,在现代社会,人们所从事的技术创新活动与古代的单个发明者的发明不可同日而语,人们必须付出相当的劳动以及资金方能取得成果。到了 20 世纪,这一活动更多地涉及集体研究、大规模投资、市场以及发明成果的商业化,因此,这一时期专利制度将专利权授予技术创新的组织者和个人。

(2)专利权客体:第一次工业革命后,人们逐渐认识到,生产中依靠经验是有欠缺的,它不是普遍的、必然的,因而适用范围是有限的。惟一的普遍性和确实性是经验以上的一个境地,即理性的和概念的世界,于是在普遍有效、逻辑上确定的和可以亲自验证的科学理论指导下的技术创新成为主流,具有普世性、可以广泛推广的智力创造成果获得巨大发展,美国政府认识到了技术创新可能带来的巨大实践效用,并通过对专利权保护客体的引导保证这种效用的实现。美国宪法第一章规定"国会应享有权力……通过确保作者和发明人分别对其著作和发现在有限时间内的独占权以促进科学和实用技艺的进步。"这一时期专利制度保护的客体是符合公益的技术创新。主要表现:第一,政府对专利保护的客体根据公益的需要进行限定,以此引导发明创造的领域。对专利的客体强调具有新颖性、实用性及创新性。第二,政府对专利实行实质审查,以保证授权专利符合政府的导向。第三,私人获得对其发明创造的市场独占权的对价是公开其专利并在一定期限之后将其创造成果推入公知领域。

(3)专利权内容:这一时期专利权的内容是受到限制的市场独占权。美国的专利法规定了众多对专利权人的限制条款,一方面限制专利权人滥用专利权,另一方面当专利权与公益发生重大冲突时限制权利的行使,以保护公益及权利相对人的利益。

在美国专利制度中,政府代表公益以契约者身份在研发、申请专利阶段运用宏观调控手段对技术创新进行引导,但不干预创新主体的具体创新行为,在市场化阶段保护创新主体市场独占权的合法运用,但对市场主体的权利进行一定限制。

3. 美国专利制度的成功与隐忧　专利制度成熟于资本主义从自由竞争向垄断过渡时期,在这一时期,生产方式的社会化与个体为本位的制度模式相冲突,调整制度模式使之与生产方式相契合成为时代主题,美国没有选择以社会为本位从而走向社会主义的制度模式,而是坚持以个体为基础因素,但对个体的行为加以引导使其更具社会性的制度模式,在这种模式中,国家的作用被提升,它不再是被动的服务者,而是以契约者的身份实现对个体行为的对价交换。专利制度的设计充分体现了这一理念:只有为社会提供有价值服务的人方能得到社会的补偿,这是发现者与社会之间真正的契约或交换。前者凭借智力创新提供了好产品,而作为回报,社会授予他们对其技术创新在有限时间内的独占权。这种用社会需求引导个人发明旨趣的制度设计带来了巨大的社会效益,极大地促进了美国技术创新及工业化的发展,使这个年轻的国家依靠技术优势迅速赶超了老牌资本主义国家。

美国专利制度模式在带来经济高速发展的同时也伴随着两大隐忧:第一,功利主义因素侵袭了科学的自主性。默顿指出:"当官方政策开始关注科学研究的方向时,功利主义因素就成为最重要的了。"从某种意义上而言,科学精神体现为特有的世界观和方法论,它主张抛开人的主观因素,将对自然规律的探求放在严格的科学的基础之上,强调必须在大量观察和实验材料的基础上,进行归纳和演绎,进而得出正确的认识。但是,在现代社会,国家通过制度设计掌控科学技术的发展方向,人为地制定了科学有效性或评价科学价值的标准,这使科学技术逐步沦为满足单一的经济利益、军事利益或政治利益的工具。而且,随着科学技术的昌达,这种急功近利的标准形塑着我们的思维模式以及对世界的根本看法,从而带来深刻的社会问题。第二,依靠行政权力支持的垄断影响了技术市场的竞争。20世纪以来,大企业的垄断行为对经济发展的弊端逐步凸显,而专利作为合法的垄断也备受关注。专利是靠行政权力支持的垄断,时至今日,国际巨头以其雄厚的资金及技术优势在某一行业拥有大量专利,他们往往以专利为壁垒,阻止其他企业的发展。由于一些跨国公司滥用专利保护,专利已经逐渐成为扼杀创新、妨碍竞争的一种方式,成为阻碍技术创新的绊脚石。

在现代专利制度支持下的技术创新所向披靡,使人类的生产和生活方式发生了深刻变化,科学技术成为衡量一切的标准,当技术创新日益规模化并成为经济发展的最主要推动力时,人类步入知识经济时代,作为知识经济时代重要法律支柱的专利制度也在以美国为首的发达国家强力推动下成为通行的国际规则,而如何结合各国的具体国情,对这一制度趋利除弊成为世界各国共同面临的严峻挑战。

(三)专利制度的国际化

国内专利制度的产生,使专利成为依各国法律确定的一种私权,具有严格的地域性。这种地域性不利于整个人类科学技术与文化的发展。可以说国际专利法就是为了解决这一矛盾而形成的一种国际法律制度。

这种国际法律制度最初是以多边协定的形式出现的。例如1883年,在巴黎召开了一次外交会议。会议结束时,最终通过并签署了《保护工业产权巴黎公约》(以下简称《巴黎公约》),有11个国家在这个公约上签了字,1884年7月7日,公约正式生效时,英国、突尼斯和厄瓜多尔也加入进来,使得最初的成员国成为14个。《巴黎公约》是世界上第一个保护工业产权的国际公约。它的生效标志着工业产权保护国际协调的开始。公约所确立的国民优先待遇原则,是不同社会经济制度和不同发展水平的国家都能够接受的基本原则。这一原则既没有要求法律的一致性,也没有要求适用外国法,只是要求每个国家在自己的领土内适用本国的法律,不分外国人还是本国人。这种尊重各国法律有很大差异的原则大大促进了公约地域范围的扩大,促进了专利国际保护的发展。

为了实施《巴黎公约》,1883 年成立了保护工业产权巴黎联盟,1967 年,在斯德哥尔摩召开了一次外交会议,修改了《巴黎公约》以及其他联合国国际局管辖的多边条约的全部行政条款,并于同年 7 月 14 日签订了一个新的公约,即《建立世界知识产权组织公约》。这个公约于 1970 年 4 月 26 日生效,宣告世界知识产权组织正式成立。1974 年 12 月,该组织与联合国的协定生效,成为联合国组织系统当时的 15 个专门机构之一。世界知识产权组织的建立,使专利保护纳入了一个政府间国际组织的职能范围,各联盟的活动可以持续而协调地进行。该组织因成为联合国的专门机构而极大地提高了权威性,等于在专利领域内负起了发展有关国际法的责任。因此,世界知识产权组织作为联合国专门机构的产生是国际专利法发展史上的一块里程碑,这一组织化趋势,实际上是现代国际社会的组织化在专利领域的具体体现。随着专利制度的国际化,众多国家纷纷建立了专利制度,我国的专利制度也在这一时期建立起来。

二、我国专利制度发展历程

中国知识产权法律制度是在一种与西方截然不同的境况下产生的。大致来说,世界各国从封建专制进入法制乃至法治有两种路径:一是自然演进,一是政府推进。西方国家的法制化主要是其政治、经济、文化发展的自然结果,政府只是适应这种趋势并将其固定化;而中国是一个长期封建专制集权的国家,缺乏商品经济的发展,缺乏民主法制的传统,缺乏推进法制自然演进的本土资源和机制,因此,中国的法制化主要由于西方经济飞速发展的影响及压力,在政府的推进下启动和进行的,政府是法制化运动的主要动力,法制目标主要是在政府的指导下设计形成的,法制化进程及其目标任务主要是借助和利用政府所掌握的本土政治资源完成的,即"权力中心提供新的制度安排的能力和意愿是决定制度变迁的主导因素"。因此,在中国语境下,政府对专利的认知程度将直接决定专利制度的立法及实践,本书回顾我国政府对专利制度的认知进路及在其影响下的立法进程,以期对我国专利制度的理论探究及实践推进有所裨益。

(一)对药品专利不予保护时期

在发达国家,专利制度已运行几百年。这一制度在我国起步较晚,直到 20 世纪 80 年代,才逐步建立和完善。专利制度发轫于西方,其保护的对象——智力创造成果的绝大多数都掌握在发达国家手中,专利的国际化也是在发达国家的强力推动下得以实现的,我国专利制度的最初确立、实施也部分迫于经济全球化和发达国家的压力。因之,立法之初,我国缺乏自主性、积极性,在执法过程中也存在许多疏漏。

专利法是专利制度的核心,是实行专利制度的法律依据,制定和颁布专利法是实行专利制度的标志和前提。因此,要实行专利制度,必须有一部专利法。起草好一部符合我国国情的社会主义的专利法,就成为筹建专利制度的一项最重要的核心工作。1979年3月19日,国家科委就正式组建了专利法起草小组,负责起草专利法工作。有一个明确的指导思想是做好起草专利法工作的前提。经反复讨论,主要的指导思想归纳起来主要有以下四点:第一,坚持社会主义原则,要适合我国是发展中国家的国情。第二,要适应经济体制和科技体制改革的需要。第三,在维护国家利益的同时,遵循国际惯例。第四,条文简明,便于施行。从写出专利法的第一稿草案到全国人大常委会通过专利法,整整用了5年时间,主要的修改稿总共有25个。1983年11月25日—12月7日,第六届全国人大常委会第三次会议对专利法草案进行了第一次审议。时任中国专利局局长黄坤益在1983年12月2日在第六届全国人民代表大会常务委员会第三次会议上做了《关于〈中华人民共和国专利法(草案)〉的说明》。摘录如下:

一、起草经过

我国于1950年曾颁布了《保障发明权与专利权暂行条例》,该条例于1963年废止。

为适应社会主义现代化建设和实行对外开放政策的需要,我国从1978年起开始筹建专利制度。1979年3月着手草拟专利法。1980年1月,国务院批准了国家科委《关于我国建立专利制度的请示报告》,成立了中国专利局。中国专利局等单位在起草专利法的过程中,考察了各种类型国家的专利制度,参考了几十个国家的专利法资料,广泛征求了国内有关单位的意见。国务院于1982年9月再次作出了在我国实行专利制度的决定。赵紫阳总理在第五届人大五次会议上所作的《关于第六个五年计划的报告》中,提出了要"制定和施行专利法"。1983年8月国务院常务会议讨论并原则通过了《中华人民共和国专利法(草案)》。

二、建立专利制度的必要性

专利制度是国际上通行的一种利用法律的和经济的手段推动技术进步的管理制度。这个制度的基本内容是依据专利法,对申请专利的发明,经过审查和批准授予专利权,同时把申请专利的发明内容公之于世,以便进行发明创造信息交流和有偿技术转让。为了保护和鼓励发明创造,促进技术发明成果的推广,便于从国外引进新技术,加速我国的现代化建设,需要及早公布专利法,尽快把专利制度建立起来。

专利制度是在技术发明成果成为财富、成为商品的历史条件下产生和发展的。技术发明成果是劳动的产物,它凝结着发明人的创造性的脑力劳动,在许多情况下还凝结着试验研究仪器、设备和试验材料等物化劳动和一些辅助性的体力劳动,但起决定作用的是创造性的脑力劳动。技术发明成果运用到生产中去还可以转化为生产力,产生经济、技术和社会效果。因此,同其他商品一样,它也具有价值和使用价值,也应被作为财富加以保护。由于在社会主义条件下还存在着商品生产,为了社会主义现代化建设的需要,应当大力发展技术发明成果这样的商品的生产和交换。这就是我国建立专利制度的基本理论依据。

过去我们对技术发明成果强调国家所有，任何单位都可无偿使用，这样，发明人及其所在单位就不能从中得到经济利益。这是一种"吃大锅饭"的平均主义表现，不利于调动广大群众和各单位搞发明创造的积极性。进行经济体制改革以来，虽已开始实行技术有偿转让，但由于缺乏法律保护，不断出现产权纠纷及封锁保密现象。外国人也存在种种疑虑，不愿向我们转让有竞争能力的新技术，有时虽愿意转让，但索要高价。为了适应当前经济体制改革的需要，保护社会主义竞争，克服目前我国科技领域内存在的平均主义，打破技术封锁，发展国内外的经济技术交流，促进我国经济技术的进步，我国迫切需要建立专利制度。此外，在已经颁布的《中华人民共和国中外合资经营企业法》和《中华人民共和国商标法》中，对承认保护专利和商标的专用权都有明文规定。这是我国建立专利制度的实际依据。

建立专利制度对技术的交流推广和打破技术封锁是否有利？我们认为，从总体来讲是有利的。因为专利制度的一个最主要的特点就是它的"公开性"。申请专利的发明，必须将其主要内容写成详细说明，由专利局予以公布。这样做，有利于打破技术封锁。当然，这只是对申请专利的这部分发明而言。在我们国家内，要完全解决技术封锁的问题，还需要在其他方面采取相应的措施。

实行专利制度，也有束缚我们手脚的一面，这主要是指对于外国人来我国申请并取得专利保护的技术发明成果，今后不能任意仿制和无偿使用，如需使用，应同专利权人订立许可合同并支付使用费。有些技术发明成果通过有偿转让，可能比仿制更省时间、省钱。权衡利弊，从全局和发展的观点看，利将大于弊。因此，应该尽早颁布专利法，建立专利制度。

三、专利法（草案）的主要内容

专利法是国内法，也是涉外法，既要适合我国国情，又要考虑国际上通行的惯例。我国是一个发展中的社会主义国家，专利法必须考虑到这个特点，才能行之有效，并在激烈的国际竞争中保护自己的权益。

现就专利法（草案）中的几个主要问题说明如下：

（一）关于专利权

专利法的核心是专利权问题。专利权是一种财产权，是排他性的，即非经专利权人同意，其他人不得制造、使用和销售专利产品，或使用专利方法。为体现我国社会主义经济制度的特点，处理好国家、集体和个人对这种财产权的关系，草案规定：

工作人员因执行本单位的任务或主要是利用本单位的物质条件所完成的职务发明创造，申请并取得专利的权利属于该单位；非职务发明创造，申请并取得专利的权利属于发明人或设计人。

根据现代科学技术发展的实际情况，职务发明创造占发明创造的绝大多数。因此，我国绝大多数的专利权将归社会主义公有制单位所有。

草案还规定,根据国家计划的需要,我国全民所有制单位之间相互不能拒绝使用取得专利权的发明创造,但使用单位应支付使用费。草案还规定,全民所有制单位转让专利权时,需经其上级主管部门批准。这说明我国全民所有制单位所取得的专利权只具有相对的排他性。

对专利权作了这些规定,将保证不会产生像资本主义国家那样的独家垄断,也可避免不按国家计划对某些热门产品一拥而上的情况。

(二) 关于专利保护的对象

为充分调动发明创造的积极性,草案规定,专利保护的对象有三种:发明、实用新型和外观设计。

对申请专利的发明须经过严格的技术审查。审查的标准同美、日等工业发达国家的标准基本相同。这样我们批准的专利发明将是比较先进的。

为了保护和鼓励广大群众从事小发明(即实用新型)和外观设计的积极性,专利的保护范围包括实用新型和外观设计,这可以鼓励产品品种和花色的多样化,以满足人民生活和生产日益增长的需要,增强出口的竞争能力。

考虑到我国当前的科学技术和工业发展水平不高,加上实行专利制度还缺乏经验,草案对保护的技术领域的限制较严。这是大多数发展中国家的做法。我们准备在实施一段时间取得经验以后,再逐步放宽。目前暂不给予专利保护的范围主要是某些新物质,如药品、食品和各种化学合成物质的新品种,还包括不适于用专利保护的动物和植物新品种等。这是因为这些物质对人民生活、保健及加工工业的影响很深、很广,如给予专利保护,搞不好容易束缚手脚。但对生产这些物质的新方法包括新的化学配方,仍可授予专利权,以有利于进行技术改造及从国外引进新技术。

对科学发现、数学方法和疾病的诊断治疗方法,草案规定不授予专利权,因为它们不能直接用于工农业生产,不属于专利法保护的范围。这种规定是符合国际惯例的。

(三) 关于保密发明的专利保护

专利制度的重要特点之一是它的公开性,申请专利的发明经审查批准后,一般即由专利局予以公布。但出于对国家利益的考虑,大多数国家,对涉及国家安全和重大利益需要保密的发明虽给予专利权,却不予以公开。

为保护国家机密,并适应对外开放政策和实行专利制度的需要,草案规定,对涉及国家安全和重大利益需要保密的专利申请,应按国家有关规定办理。对国防专用发明的专利申请,由国防主管部门办理。对非国防专用的发明,不应不加区别地都列入保密范围,而且大部分发明,例如公开出售的产品和向国外转让的技术,一般是无法保密的;需要保密的发明,可以首先向专利局提出专利申请,然后在一定期限内,由有关主管部门提出保密审查意见,应该保密的,由专利局按保密专利处理。

(四) 关于对发明人的奖励和报酬

为了鼓励发明创造的积极性,对发明人应给予工资以外的一定的补偿。草案规定,取得专利权的单位应当根据发明创造的意义和实施后的经济效益,对作出发明创造的个人给予奖励和报酬。

奖励包括精神的和物质的两个方面,这是对发明人创造精神予以褒奖,以表彰革新。报酬是指取得专利权的单位在一定时间内,从实施或有偿转让专利发明所得的收益中提取一定的比例,对发明人的创造性脑力劳动给予一定的补偿。这是符合社会主义按劳分配的原则的。取得专利权的单位可以从实施或有偿转让的收益中收回一部分财力、物力和智力投资,国家也可以对这部分收益按规定收取税金,补偿一部分科研投资。这样,就兼顾了国家、集体和个人三者的利益。

这里要附带说明一点,专利法同我国现行的发明奖励条例,不是相互对立的,两者有区别又有联系,可以同时存在,相辅相成。专利法和发明奖励条例虽然都是鼓励发明的,但专利法指的发明是一种构思,是解决技术课题的方案,其中大部分还没有实施;发明奖励条例指的发明是已经实施,经过实践证明可以应用的重大科学技术新成就。取得专利的发明符合发明奖励条例规定的是不多的,因为取得专利的发明,自批准专利到商品化的实施一般需要几年或十几年的时间。有些发明虽然符合发明奖励条例规定,但不能申请专利。专利法和发明奖励条例所规定的审查、批准程序也很不同。特别值得提出的是,取得专利权的单位一般可以得到经济利益,它有利于科研工作的良性循环和新技术与生产的结合;而得到发明奖的发明人所在单位,一般得不到经济利益。当然,现行的发明奖励条例中有某些与专利法不协调的条款,这在颁布专利法之后,可作适当地修改。

（五）关于对外国人的专利保护

我国实行专利制度的主要目的之一是便于引进外国的先进技术,鼓励外国人来我国投资。为此,应鼓励外国人将其新的发明创造送来我国申请专利。出于维护主权和国家利益的考虑,草案规定,外国人来我国申请专利的,应依照其所属国和我国签订的协议或共同参加的国际条约,或依照互惠原则,依法办理。草案规定外国专利权人对在我国取得的专利发明享有专用权,同时又规定他们有义务在我国实施或许可他人实施其专利发明,不能以向我国输出产品代替实施。

有的同志认为,我们现在的科学技术水平比较低,发明不多,实行专利制度后,外国人的专利可能比本国人的多,因而主要是保护了外国人的利益,不如等到我国的科学技术有了较大发展之后再实行。由于我国有广阔的市场,许多外国人会被吸引来申请专利,但由于政治、经济等多种因素,也不会出现我国专利法一公布,外国的最新技术就会像潮水般地涌来的情况。何况我们实行专利制度的目的之一,就是为我国引进国外先进技术提供有利条件。所以,即使外国人来申请专利的数量多一些,也并不是坏事情。因为外国人来申请专利将向我国提供译成中文的最新技术情报,有一部分专利还将在我国实施,我们可以从中选择我们所需要的技术,这将有助于推动我国的技术进步。

有的同志还提出,实行专利制度以后,会不会束缚我们利用专利资料的手脚?这种担心是不必要的。迄今为止,世界上已有约 2 650 万件专利失效,它们已成为公共财富,任何人都可以无偿使用。而现在依然有效的 350 余万件专利,因都已公开,也就失去了新颖性,今后不可能在我国取得专利权,也就是不可能再取得我国法律的保护。我们不能随意利用或只有付了使用费才能利用的,只是来中国专利局申请,并经审查批准取得了专利权的那部分专利。从世界范围来讲,这部分比例极小。我国有潜力、有人才,利用引进先进技术去创造的财富将大大超过由于承担专利使用费而付出的代价。

(六)关于对侵犯专利权的处罚

侵犯专利权是一种侵犯财产权的行为,不少国家对此都规定给予民事赔偿和刑事处罚,也有的国家仅规定民事赔偿。为了有效地保护专利权人的权利,草案对侵权行为,除规定予以民事赔偿外,还对情节严重构成犯罪的,规定依法追究刑事责任。由于我国的刑法对侵犯专利权尚无具体规定,在刑法补充相应条款前,可以比照刑法第一百二十七条假冒商标罪论处。根据国外的情况,侵犯专利权的纠纷,多数由双方自行调解或仲裁解决,到法院起诉的为数不多,需要给予刑事处罚的更少。为了减少向法院起诉侵犯专利权的诉讼案件,各部门和地方各级科研成果管理部门可增加管理专利工作的职能,除负责对有关专利工作的指导外,经专利权人请求,还应负责调解有关专利的纠纷。

专利法不是一项孤立的法规,它的实施应同其他有关的法规及管理工作相互配合,相互制约。它也同思想工作的加强和各项经济管理体制的改革密不可分。建立专利制度是一项重要的经济和科技体制改革措施,它将有利于我国经济管理素质的改进和提高。

1984 年 2 月 29 日—3 月 12 日,第六届全国人大常委会第四次会议对专利法草案进行了第二次审议,在此次会议的一开始,就表决通过了《中华人民共和国专利法》。通过的时间是 15 时 04 分。这是一个历史时刻,从此,具有我国社会主义特点的一部崭新的专利法经过整整 5 年的孕育,冲破了种种阻力,终于诞生了。《中华人民共和国专利法》的诞生使我国筹建专利制度的进程走完了具有决定意义的一步,它标志着我们从法律程序上完成了我国专利制度的建立,并且开创了中华民族专利史上的一个新的篇章。时任中华人民共和国主席李先念,于 1984 年 3 月 12 日,专利法通过的当日,发布第十一号主席令,公布了《中华人民共和国专利法》。根据该法第六十九条规定,《中华人民共和国专利法》将于 1985 年 4 月 1 日起施行。

在我国知识产权立法进程中,药品领域始终是其中的薄弱环节,这一方面由于药品是一种极为特殊的重要商品,它直接关乎国民健康,与人权中居于首位的健康权乃至生命权关系密切;另一方面,制药产业又是我国极为薄弱的产业,它是典型的高技术依托产业,其行业最大的特点是产业的高度专利依赖性和发达国家对专利药品的高度垄断性,特别是发达国家对技术资源与技术创新渠道的强力垄断。有鉴于此,许多发展中国家对药品的知识产权保护都有所保留。当时,世界上有 160 多个国家和地区建立了专利保护制度,但对药品予以专利保护的只有 90 多个国家和地区。1984 年《专利法》第二十五条第五款规定对药品和用化学方法获得的物质不授予专利权。在 1993 年以前,由于中国对医药产业的定位是解决国内缺医少药问题,对国外的药品专利缺乏保护,我们只承诺对药品的发明创造给予方法专利保护。从某种意义上说,这是对国内企业仿制外国药品的一种变相鼓励。

(二)对药品专利承诺保护时期

迫于发达国家的强大压力,我国对专利法进行第一次修改。时任国家专利局局长高卢麟在1992年6月23日在第七届全国人民代表大会常务委员会第二十六次会议上,做了《关于〈中华人民共和国专利法修正案(草案)〉的说明》,摘录如下:

一、专利法修改的必要性

《中华人民共和国专利法》于1984年3月12日由第六届全国人民代表大会常务委员会第四次会议通过,1985年4月1日起施行。7年以来,专利法对鼓励发明创造,促进我国科技进步和经济发展以及对外科技交流和经贸往来,发挥了积极的、重要的作用。到今年4月底为止,中国专利局已累计受理专利申请23万余件(平均每年增长24%),其中国内申请近20万件,批准8万余件;国外申请3万余件,批准1万余件,来我国申请专利的国家和地区达66个。专利技术的实施取得了明显的经济效益和社会效益。仅据1991年获得中国专利金奖和优秀奖的86个项目的统计,就已新增产值75亿元,新增利税22.4亿元,创汇1.2亿美元。

同时,由于在制定专利法时缺乏实践经验,专利法在实施过程中也发现了一些缺陷和不完善之处,需要通过修改加以补充和完善。另一方面,由于专利制度在国际科技、经济合作和贸易往来中的地位日益重要,作用日益显著,专利法国际协调活动日益频繁,世界知识产权组织于1991年6月就保护工业产权巴黎公约有关专利部分的补充条约召开了第一阶段的外交大会。当前,我国已在积极争取恢复在关贸总协定中的缔约国地位。并参加了关贸总协定乌拉圭回合《与贸易有关的知识产权协议》的谈判。1992年1月中美政府签署了《关于保护知识产权的谅解备忘录》。为了使我国的专利保护水平进一步向国际标准靠拢,并且履行我国已经对外承诺的义务,也需要对专利法的部分规定作相应的修改。因此,为了进一步发挥专利制度在促进我国科技进步和经济发展中的积极作用,更好地贯彻深化改革和扩大开放的方针,在总结经验的基础上对专利法进行适当修改是必要的。

专利法修改的准备工作从1988年开始,在调查研究的基础上,中国专利局曾于1989年10月、1991年9月和1992年4月三次将专利法修改草案上报国务院,在征求国务院有关部门的意见之后,又与国务院法制局反复研究和论证,并经国务院常务会议通过,形成了现在提请审议的专利法修正案(草案)。

二、专利法修改的主要内容

(一)扩大专利保护的范围

现行专利法第二十五条规定,我国对"药品和用化学方法获得的物质"以及"食品、饮料和调味品"不授予专利权,只是对这些产品的生产方法可以授予专利权。这次修改,扩大了专利的保护范围，对上述产品也可以授予专利权。

关于对化学物质的保护。目前，我国化学工业整体水平还比较低，在相当程度上还是以仿制为主。为了振兴化学工业，推进化工技术进步，在吸收国外先进技术的基础上走创新的发展道路，鼓励化工科技人员发明创造的积极性，吸引外商投资和转让新技术，对化学物质给予专利保护是必要的。当然，对化学物质给予专利保护，当前也有不利的一面。为了尽快提高我国自主研究开发能力，需要有相当数量的投资用于研究开发、技术引进和产品进口。这样，势必会增加国家的财力负担。但是，从长远和全局看，给化学物质以专利保护，利大于弊，有利于从根本上改变我国化学工业的落后局面。

关于对药品的保护，特别是对西药的保护，与对化学物质的保护情况大体相似。但是，对中药的保护，情况有所不同。我国有丰富的中药资源，有运用中药防治疾病的悠久历史，有系统的中药理论和经验，对药品给予专利保护，可以鼓励从中药资源开发新药并取代部分西药，这对充分发挥我国的传统优势，尽快走上自主开发的道路，进一步增强中药在国际市场上的竞争能力，具有重要意义。此外，中西医结合是我国医疗保健制度的重要方针，对药品给予专利保护，有利于中西医更好地结合，提高我国制药工业和医疗技术的整体水平。

关于对食品、饮料和调味品的保护，问题比较少。一方面，我国有自己独特的饮食文化，不少中国食品、饮料和调味品在国际市场上具有竞争能力，需要专利保护。另一方面，新的食品、饮料和调味品专利产品只占人民生活必需品的很小部分，而且人们可以选择适合自己需要的非专利食品、饮料和调味品来代替专利产品。再有，在我国受理的专利申请中，与食品有关的申请数量并不多，大约只占化学方法专利申请总量的 1/10，而且 80% 是国内申请。此外，世界上大多数国家对食品是给予专利保护的，因此，对食品、饮料和调味品给予专利保护，不仅不会对我国人民生活产生不利影响，而且还会提高我国食品工业的技术水平。

（二）延长专利权的期限

现行专利法第四十五条规定，发明专利权的期限为 15 年；实用新型和外观设计专利权的期限为 5 年，届满可以申请续展 3 年。草案将上述规定修改为，发明专利权的期限为 20 年，实用新型专利权的期限为 8 年，外观设计专利权的期限为 10 年。

许多国家的经验表明，发明专利的平均寿命在 10 年左右，只有 3%～4% 的发明专利的寿命达 18 年以上。然而，有些技术领域的发明，例如药品、化学物质及生物技术等领域的发明，开发和研究的经费高，产品正式投放市场前，还要按照规定办理试验、登记、核准等手续，花费时间较长，由授予发明专利权到产品进入市场，专利权期限往往已经过去了好几年，甚至 10 年之久，发明专利权人没有足够的期限回收开发和研制所耗费的巨大投资。这就在相当程度上影响了这些技术领域发明创造的积极性，不利于这些技术领域科技水平的提高。因此，适当延长发明专利权的期限，不仅有利于调动科技人员发明创造的积极性，而且有利于这些领域的技术引进。

实用新型专利权的期限确定为 8 年,取消续展手续,将给实用新型专利权人带来方便。

外观设计专利权的期限延长至 10 年,可以鼓励外观设计专利申请,改变我国产品外观设计的落后状态,增强它们在国际市场上的竞争力。

(三)增加对专利产品进口的保护

大多数国家的专利法都把进口专利产品作为专利的一项内容。现行专利法对此未作规定,这对专利权的保护是不够充分的。因此,草案对现行专利法第十一条补充规定,未经专利权人许可,不得为生产经营目的进口其专利产品。这就是说,未经专利权人的许可进口其专利产品的行为属于侵犯专利权的行为。如果不作这样的补充规定,进口的专利产品流入市场后,虽然从理论上讲专利权人可以通过对专利产品销售权的保护提起诉讼,但是分散零售,难于控制。增加对进口专利产品的保护,可以消除外国专利权人的疑虑。

(四)将对方法专利的保护延及依该方法直接获得的产品

对于方法专利,大多数国家的专利法都规定,未经专利权人许可,不得为生产经营目的使用其专利方法以及使用、销售或者进口依该专利方法直接获得的产品。现行专利法第十一条仅规定对专利方法的使用提供保护是不充分的,因为专利方法是否已经被人使用,比较难于发现,也难于证明。另外,第三人可以在没有对专利方法给予保护的其他国家和地区使用专利方法,然后把依该方法生产的产品输入我国销售或者使用,专利权人虽然在我国享有方法专利保护,但因对该方法专利的保护不能延及依该方法直接获得的产品,也就不能请求对这类侵犯其专利权的行为采取措施。为了使方法专利得到充分有效的保护,草案对现行专利方法第十一条补充规定,未经专利权人许可,不得为生产经营目的使用、销售或者进口依该专利方法直接获得的产品。

(五)重新规定对专利实施强制许可的条件

现行专利法第五十一条和第五十二条规定,专利权人负有自己或者许可他人在我国制造其专利产品或者使用其专利方法的义务。自专利授权之日起满 3 年,如果专利权人无正当理由没有履行上述义务的,专利局就可以给予实施该专利的强制许可。为了与国际条约相协调,草案删去了现行专利法的上述规定,重新规定了对专利实施强制许可的法定条件。

(六)增设本国优先权

现行专利法第二十九条只规定了外国专利申请人先在外国提出申请后到我国提出申请的,享有优先权。这次修改为,在这种情况下,不论申请人是外国人还是中国人,都享有优先权。此外,草案还补充规定了本国优先权,即:申请人就同一发明或者实用新型在中国第一次提出专利申请之日起 12 个月内,又向专利局提出申请的,可以享有优先权。这样规定,申请人就可以在优先权期间进一步完善其发明或者实用新型,或者将发明与实用新型互相转换。目前,世界上一些国家的专利法也有本国优先权的规定或者类似的优惠规定。

（七）将授权前的异议程序改为授权后的行政撤销程序

现行专利法在专利授权以前设有异议程序,旨在给公众提供提出异议的机会,以帮助专利局纠正审查工作中的错误,防止对不符合法定要求的申请授予专利权。实践结果,公众提出异议的数量很小,而大多数已公告的专利申请却要推迟至少 3 个月才能授权,这段时间申请人的权利处于不确定状态,影响专利技术尽快转化为生产力。从专利法国际协调的趋势看,这种授权前的异议程序是被禁止的。因此,草案删去了授权前的异议程序,规定专利申请经审查没有发现驳回理由的,专利局应即授予专利权。同时,为了纠正可能出现的失误,草案又规定,自专利局授予专利权之日起 6 个月内,任何单位或者个人认为该专利权的授予不符合专利法规定的,都可以请求专利局撤销该专利权。

三、关于过渡条款

根据我国的实际情况和外国修订专利法的经验,过渡条款采用实体权利与程序分离的方案。就实体权利而言,在修正案施行以前提出的专利申请和根据申请授予的专利权,一律适用专利法修改以前的规定。就程序而言,在修正案施行以前提出的专利申请,尚未按照专利法修改前规定的程序公告的,其专利权的批准、撤销和宣告无效的程序适用修正案的规定。这样规定,既便于专利局对专利申请文件和其他专利文件的管理,又兼顾了专利申请人、专利权人和公众的利益。

1992 年 9 月 4 日第七届全国人民代表大会常务委员会第二十七次会议表决通过了《中华人民共和国专利法修正案(草案)》,1992 年 9 月 4 日中华人民共和国主席令第六十二号公布,自 1993 年 1 月 1 日起施行。

专利法第一次修改开放了药品的产品专利保护。但是,在这一时期,由于我国制药行业较为薄弱,缺医少药现象严重,我国政府始终将实现人民的健康权作为我国药品法律制度的首要目标。2001 年,对《中华人民共和国药品管理法》进行修订时,全国人大教科文卫委员会关于《中华人民共和国药品管理法修正案(草案)》的审议意见中提出,第一条立法宗旨应修改为:"为加强药品监督管理,保证药品质量,保障人体用药安全,维护受药人的合法权益,促进医药行业健康发展,特制定本法。"但经过讨论,最后通过的药品管理法的宗旨为:"为加强药品监督管理,维护人民身体健康,特制定本法。"删除了"促进医药行业健康发展"的字样,可见,在这一时期,我国对制药行业的制度定位是维护人民身体健康,还没有将促进医药行业健康发展作为立法目标,整个药品管理法就是围绕着这一主基调制定的。这一针对药品的特殊制度定位决定了我国对药品知识产权法律制度的立法理念,即通过对药品知识产权的弱保护来扶植幼稚的民族制药工业,以此保证人民健康权的实现。

这一时期,由于对药品知识产权执法缺乏主动性,我国药品知识产权法律制度还没有真正起到促进药品创新的作用。以中药为例,据统计,申报中药发明专利中只有 54% 申请了实质审查,其余 46% 的申请者未提出实质审查,即未计划取得专利权,仅仅公开了自己的发明。而申请实质审查的中药发明中只有56%获得了专利权,最终获得专利权的中药发明仅占申请量的30%。而同期我国专利授权量占申请量的平均比例为59%,由此可见,中药专利申请的成功率低于我国同期专利申请成功率平均值将近一半。虽然中药专利的申请量逐年增长,但是最终获得专利权的却占有很少的比例,如果去除获得专利后中止的中药专利,真正投入使用的中药专利更少。申请中药专利的主要技术类型是复方,占总申请量的91%,有效部位占约8%,有效单体仅占1%。这反映了我国中药专利整体水平较低,大多集中在中药配方方面的变化。但2001年后,即我国加入世界贸易组织后,运用现代技术、方法、手段对中药有效部位及有效成分研究的发明专利的数量急剧增加,说明我国中药研究水平正在提高,但是中药专利水平较低的局面没有从根本上得以改变。

从以上分析可知,21世纪初之前,我国对药品承诺知识产权保护,专利申请的数量有了很大提高,但是专利申请的质量没有实质性进展,知识产权法律制度激励中药创新的作用还没有得以完全体现。

(三) 对药品专利主动保护时期

进入21世纪后,国内外的政治、经济、文化环境发生了很大变化。新世纪新阶段,我们站在了一个前所未有的新起点上,在国际上,"科学技术发展日新月异,科技进步和创新愈益成为增强国家综合实力的主要途径和方式,依靠科学技术实现资源的可持续利用、促进人与自然的和谐发展愈益成为各国共同面对的战略选择,科学技术作为核心竞争力愈益成为国家间竞争的焦点"。在国内,我国人均国内生产总值已突破1 000美元,经济总量跃居全球第四,工业化、市场化、城镇化、国际化进程明显加快,科技研究开发能力显著提高,但与发达国家相比仍存在很大差距,我们仍将长期面对发达国家在经济科技等方面占优势的压力。"我国已进入必须更多依靠科技进步和创新推动经济社会发展的历史阶段。科学技术作为解决当前和未来发展重大问题的根本手段,作为发展先进生产力、发展先进文化和实现最广大人民群众根本利益的内在动力,其重要性和紧迫性愈益凸显"。正如党的十六届六中全会所指出:目前,"我们面临的发展机遇前所未有,面对的挑战也前所未有",为了抓住机遇,迎接挑战,我国政府作出了重大战略部署,把建设创新型国家作为面向未来的重大战略选择,把提高自主创新能力摆在全部科技工作的突出位置。

建设创新型国家、提高自主创新能力需要建立、完善相应的法律制度作为保障,实践证明,激励创新的最佳法律制度为知识产权制度。为此,我国政府制定了《保护知识产权行动纲要(2006—2007年)》及《2006'中国保护知识产权行动计划》,这两个文件的出台表明我国对知识产权保护的态度发生了根本转变:我们开始自觉、主动、积极地对待知识产权法律制度,并将其提升为建设创新型国家、提高自主创新能力的法律保障的高度来认识。

2000年,我国对专利法进行第二次修改。2000年4月25日在第九届全国人民代表大会常务委员会第十五次会议上,时任国家知识产权局局长姜颖在做了《关于〈中华人民

共和国专利法修正案(草案)〉的说明》,摘录如下:

《中华人民共和国专利法》(以下简称现行专利法)自 1985 年 4 月 1 日实施以来,对鼓励发明创造,引进外国先进技术,促进我国科技进步和经济发展,发挥了重要作用。1992 年 9 月 4 日,七届全国人大常委会对现行专利法部分条款作了修改,主要是扩大了专利保护范围,延长了专利保护期限,提高了我国对专利的保护水平。随着体制改革不断深化、对外开放逐步扩大,又出现了一些新情况、新问题,主要是:① 现行专利法的有些规定与国有企业改革和政府机构改革的精神不大适应;② 现实情况要求进一步完善专利保护制度;③ 专利审批和专利纠纷处理周期过长,影响专利申请人和专利权人及时获得保护;④ 我国已经加入《专利合作条约》,在处理专利国际申请问题上需要与条约有关规定相衔接。为了进一步发挥专利制度在技术创新和经济发展中的积极作用,对现行专利法进一步作适当修改是必要的。

国务院法制办、国家知识产权局在认真调查研究、总结现行专利法实施以来实践经验的基础上,从我国的基本国情出发,借鉴有关国际条约,起草了《中华人民共和国专利法修正案(草案)》(以下简称草案)。草案已经国务院第27次常务会议通过。

现就草案中几个主要问题说明如下:

一、修改与国有企业改革、行政管理体制改革精神不相适应的有关规定

现行专利法第六条规定:"执行本单位的任务或者主要是利用本单位的物质条件所完成的职务发明创造,申请专利的权利属于该单位;非职务发明创造,申请专利的权利属于发明人或者设计人。申请被批准后,全民所有制单位申请的,专利权归该单位持有;集体所有制单位或者个人申请的,专利权归该单位或者个人所有。""在中国境内的外资企业和中外合资经营企业的工作人员完成的职务发明创造,申请专利的权利属于该企业;非职务发明创造,申请专利的权利属于发明人或者设计人。申请被批准后,专利权归申请的企业或个人所有。""专利权的所有人和持有人统称专利权人。"上述规定中关于国有单位专利权归属的表述与国有企业改革的精神已经不相适应。根据党的十四届三中全会《关于建立社会主义市场经济体制若干问题的决定》和党的十五届四中全会《关于国有企业改革和发展若干重大问题的决定》,国有企业实行出资者所有权与企业法人财产权相分离;国有企业以其全部法人财产,依法自主经营,自负盈亏,照章纳税,对出资者承担资产增值、保值的责任,对外独立承担民事责任。因此,没有必要再按不同的所有制,规定国有单位对其专利权只是"持有人"(容易引起它没有处置权的歧义),其他单位对其专利权才是"所有人",而只需要明确谁是"专利权人"就可以了。按照这样的考虑,草案将现行专利法第六条修改为:"执行本单位的任务或者主要是利用本单位的物质条件所完成的职务发明创造,专利申请权属于该单位;申请被批准后,该单位为专利权人。非职务发明创造,专利申请权属于发明人或者设计人;申请被批准后,该发明人或者设计人为专利权人。"

现行专利法第十条第二款、第四款规定:"全民所有制单位转让专利申请权或者专利权的,必须经上级主管机关批准。""转让专利申请权或者专利权的,当事人必须订立书面合同,经专利局登记和公告后生效。"按照社会主义市场经济的要求和转变政府职能的原则,政府主管部门不必也不宜干预属于国有企业自主权范围内的转让专利申请权或者专利权的行为。因此,草案删去了现行专利法第十条第二款;将第四款改为第三款,修改为:"转让专利申请权或者专利权的,当事人必须订立书面合同。转让专利申请权,当事人应当向专利申请受理审查机构登记;转让专利权,当事人应当向国务院专利行政部门登记,由国务院专利行政部门予以公告。专利申请权或者专利权的转让行为自登记之日起生效。"

现行专利法第十四条规定:"国务院有关主管部门和省、自治区、直辖市人民政府根据国家计划,有权决定本系统内或者所管辖的全民所有制单位持有的重要发明创造专利允许指定的单位实施,由实施单位按照国家规定向持有专利权的单位支付使用费。""中国集体所有制单位和个人的专利,对国家利益或者公共利益具有重大意义,需要推广应用的,由国务院有关主管部门报国务院批准后,参照上款规定办理。"这一条是现行专利法中体现中国特色社会主义性质最为明显的规定,十分重要。草案在不改变这一条的实质的前提下,按照行政管理体制、计划体制改革的精神,修改为:"中国单位或者个人的发明专利,对国家利益或者公共利益具有重大意义的,国务院有关主管部门和省、自治区、直辖市人民政府报经国务院批准,可以决定在批准的范围内推广应用,允许指定的单位或者个人实施,由实施单位或者个人按照国家规定向专利权人支付使用费。"

二、进一步完善专利保护制度

(一)增加规定不经专利权人许可,他人不得"许诺销售"(offeringforsale)其专利产品的内容

"许诺销售"是以做广告、在商店货架或者展销会陈列等方式作出销售商品的许诺。《与贸易有关的知识产权协议》(TRIPS 协议)明确规定,专利权包括未经专利权人许可,他人不得"许诺销售"(offeringforsale)其专利产品的内容。因此,草案在现行专利法第十一条关于专利权内涵的规定中增加了"许诺销售"的内容。

(二)将专利侵权纠纷可以由专利管理机关处理明确为可以由省级人民政府管理专利工作的部门调解处理

现行专利法第六十条第一款规定:"对未经专利权人许可,实施其专利的侵权行为,专利权人或者利害关系人可以请求专利管理机关进行处理,也可以直接向人民法院起诉。专利管理机关处理的时候,有权责令侵权人停止侵权行为,并赔偿损失;当事人不服的,可以在收到通知之日起 3 个月内向人民法院起诉;期满不起诉又不履行的,专利管理机关可以请求人民法院强制执行。"根据民法的一般原则,专利侵权纠纷作为民事纠纷,原则上应当通过司法程序解决。但是,由于专利侵权纠纷涉及比较复杂的技术问题,专利管理机关又比较熟悉,从方便当事人考虑,省级人民政府管理专利工作的部门根据当事人的请求,

对专利侵权纠纷进行调解处理是可以的;如果当事人对调解处理不服,可以向人民法院起诉。因此,草案根据多年来的实践经验,将现行专利法第六十条第一款修改为:"未经专利权人许可,实施其专利,即侵犯其专利权,引起纠纷的,由当事人协商解决;不愿协商或者协商不成的,专利权人或者利害关系人可以向人民法院起诉,也可以请求省、自治区、直辖市人民政府管理专利工作的部门调解处理。省、自治区、直辖市人民政府管理专利工作的部门调解处理时,认定侵权行为成立的,可以责令侵权人立即停止侵权行为,并就赔偿额调解处理;当事人不服的,可以自收到调解处理书之日起15日内依照民事诉讼法向人民法院起诉;侵权人不起诉又不履行的,专利权人或者利害关系人可以申请人民法院强制执行。"

(三)增加规定发明专利申请公布后、专利权被授予前使用该发明未支付适当使用费引起争议的诉讼时效

现行专利法第六十一条规定了专利权被授予后专利侵权纠纷的诉讼时效,没有规定发明专利申请公布后、专利权被授予前使用该发明未支付适当使用费引起争议的诉讼时效。为了更好地保护专利权,草案规定:"发明专利申请公布以后、专利权授予前使用该发明未支付适当使用费的,专利权人要求支付使用费的诉讼时效为2年,自专利权授予之日起计算。"

(四)增加规定实用新型专利权人在主张权利时,法院或者省级人民政府管理专利工作的部门可以要求权利人出具由专利申请受理审查机构作出的检索报告

按照现行专利法的规定,专利申请受理审查机构对实用新型专利申请不进行实质审查。为了维护公众利益,防止不法分子恶意申请实用新型专利,妨碍他人正常的生产、经营活动,草案借鉴一些国家的有效做法,规定:专利侵权纠纷涉及实用新型专利的,权利人主张权利时,"人民法院或者省、自治区、直辖市人民政府管理专利工作的部门可以要求专利权人出具由专利申请受理审查机构作出的检索报告。"

(五)增加规定确定专利侵权赔偿额的计算方法

民法通则和现行专利法没有关于确定专利侵权赔偿额的规定。司法实践中,一些案件虽能认定为侵权,但难以确定赔偿额。为了切实保护专利权人的合法权益,草案规定:"对侵犯专利权的行为,人民法院应权利人或者利害关系人的请求,按照权利人在被侵权期间因被侵权所受到的损失或者侵权人在侵权期间因侵权所获得的利益确定赔偿额。"

(六)增加规定对假冒他人专利尚不构成犯罪行为的行政处罚

刑法第二百一十六条规定:"假冒他人专利,情节严重的,处3年以下有期徒刑或者拘役,并处或者单处罚金。"假冒他人专利的行为,情况千差万别,并不一定都构成犯罪,但又不能因此而不受任何处罚。因此,草案与刑法上述规定相衔接,规定:"假冒他人专利的,由省、自治区、直辖市人民政府管理专利工作的部门责令改正并予公告,没收违法所得,可以并处违法所得2倍以下的罚款,没有违法所得的,可以处2万元以下的罚款;情节严重,构成犯罪的,移送司法机关依法追究刑事责任。"

三、简化、完善有关程序

（一）在发明专利已经在外国提出申请的情况下，将申请人应当提供该国有关审查资料改为专利申请受理审查机构可以要求其提供该国有关审查资料

现行专利法第三十六条第二款规定："发明专利已经在外国提出过申请的，申请人请求实质审查的时候，应当提交该国为审查其申请进行检索的资料或者审查结果的资料。"当年这样规定，主要是因为当时我国专利申请受理审查机构检索资料欠缺，需要借助国外的审查资料。经过十几年的积累，我国专利申请受理审查机构已经有了比较丰富的检索资料，不需要一律要求申请人提交该国的审查资料；只是在个别情况下，专利申请受理审查机构才有必要要求申请人提交该国的审查资料。因此，草案将现行专利法第三十六条第二款修改为："发明专利已经在外国提出过申请的，专利申请受理审查机构可以要求申请人在指定的期限内提交该国为审查其申请进行检索的资料或者审查结果的资料；无正当理由逾期不提交的，该申请即被视为撤回。"

（二）取消撤销程序

现行专利法第四十一条规定："自专利局公告授予专利权之日起 6 个月内，任何单位或者个人认为该专利权的授予不符合本法有关规定的，都可以请求专利局撤销该专利权。"现行专利法第四十二条规定："专利局对撤销专利权的请求进行审查，作出撤销或者维持专利权的决定，并通知请求人和专利权人。撤销专利权的决定，由专利局登记和公告。"现行专利法第四十四条规定："被撤销的专利权视为自始即不存在。"现行专利法第四十八条规定："自专利局公告授予专利权之日起满 6 个月后，任何单位或者个人认为该专利权的授予不符合本法有关规定的，都可以请求专利复审委员会宣告该专利权无效。"现行专利法规定的撤销程序与无效程序都是为了纠正专利行政部门的不当授权而设置的。实践证明，撤销程序的作用完全可以通过无效程序来实现。因此，为了进一步简化程序，避免因程序重复导致专利权长期处于不稳定状态，草案取消了撤销程序，只保留无效程序，将现行专利法第四十一条、第四十二条、第四十四条以及第五十条第四款关于撤销程序的规定删去，并将现行专利法第四十八条修改为："自国务院专利行政部门公告授予专利权之日起，任何单位或者个人认为该专利权的授予不符合本法有关规定的，可以请求专利复审委员会宣告该专利权无效。"

（三）增加规定请求宣告发明专利权无效程序的对方当事人作为第三人参加诉讼

在发明专利权无效诉讼中，请求宣告发明专利权无效程序的对方当事人与诉讼有利害关系。为了保护对方当事人的正当利益，草案增加规定："人民法院应当通知无效宣告请求程序的对方当事人作为第三人参加诉讼。"

四、就处理专利国际申请问题与《专利合作条约》相衔接

我国已于 1994 年加入《专利合作条约》，中国专利局是《专利合作条约》的受理局、国际检索单位和国际初步审查单位，应申请人的申请，可能成为专利合作条约所称的指定局或者选定局，因而，我国需要就处理专利国际申请问题与条约有关规定相衔接。因此，草

案增加规定:"中国单位或者个人可以根据《专利合作条约》提出专利国际申请。""国务院专利行政部门作为《专利合作条约》所称的指定局或者选定局,其处理专利国际申请的程序由国务院规定。"

五、根据政府机构改革精神,完善专利行政执法体制

现行专利法第三条规定:"中华人民共和国专利局受理和审查专利申请,对符合本法规定的发明创造授予专利权。"1998年国务院机构改革中,原中国专利局更名为国家知识产权局,成为国务院主管专利工作和统筹协调涉外知识产权事宜的直属机构;原中国专利局对专利申请的受理、审批、复审工作和专利权的无效宣告业务,委托国家知识产权局下属事业单位承担。据此,草案将现行专利法第三条分为两款,修改为:"国务院专利行政部门负责管理全国的专利工作。""国务院专利行政部门所属的专利申请受理审查机构受理和审查专利申请。"相应地,将现行专利法涉及专利授权和其他专利行政管理事项条文中的"专利局",全部改为"国务院专利行政部门";其他涉及受理和审查专利申请条文中的"专利局"全部改为"专利申请受理审查机构"。此外,从目前地方政府机构设置的实际情况和专利管理工作需要出发,草案还规定:"省、自治区、直辖市人民政府管理专利工作的部门负责本行政区域内的专利管理工作。"

从专利法的第二次修改可以看出,随着我国国力的增强以及经济发展模式的转变,知识产权保护的环境日益成熟,知识产权法律制度的立法及执法都有了长足进步。但是,药品知识产权保护始终是薄弱环节,如前所述,其症结主要在于基于药品的特殊性,我国始终将维护人民健康作为制药产业的主基调,更多关注药品的可及性,将促进制药产业发展,提高其对经济和社会发展的贡献率放在次要位置,这使我国制药产业的技术创新缓慢,严重制约了这一产业的发展,制药产业的发展已经到了岌岌可危的境地,以至于2006年爆发了关于中医药存废的大讨论,经过广泛的争论,我国政府对制药产业的定位发生了根本改观。

在十七大报告中胡锦涛总书记提出了"中西医并重",在讨论中,卫生部副部长、国家中医药管理局局长王国强代表在小组发言中提出,在中医药面临困局与发展的关键时期,仅提"中西医并重"并不足够,建议增加"扶植中医药和民族医药发展"的内容,将"中西医并重"落到实处。他的这项建议被采纳,"扶植中医药和民族医药发展"被写入十七大报告的定稿中。2008年"两会"期间,温家宝总理在政府工作报告中,首次提出"要大力扶持中医药和民族医药发展,充分发挥祖国传统医药在防病治病中的重要作用"。在随后的3月21日,国务院十六个部门在北京联合发布实施《中医药创新发展规划纲要(二〇〇六——二〇二〇年)》。这是中国政府全面推进中医药发展的一项重大举措,旨在促进中医药创新和中医药事业健康发展。《纲要》指出,中医药创新发展的总体目标是:通过科技创新支撑中医药现代化发展,不断提高中医药对我国经济和社会发展的贡献率,巩固和加强我国在传统医药领域的优势地位;重点突破中医药传承和医学及生命科学创新发展

的关键问题,争取成为中国科技走向世界的突破口之一;促进东、西方医学优势互补、相互融合,为建立具有中国特色的新医药学奠定基础;应用全球科技资源推进中医药国际化进程,弘扬中华民族优秀文化,为人类卫生保健事业做出新贡献。《纲要》提出了未来15年我国中医药要在继承发扬中医药优势特色的基础上,通过技术创新和知识创新,加快中医药现代化和国际化进程。与此同时,政府通过各种手段扩大城镇及农村的医疗保险制度,以此促进药品可及性的实现。

（四）对药品专利精保护时期

2008年,我国启动对专利法的第三次修改。2008年8月25日在第十一届全国人民代表大会常务委员会第四次会议上,时任国家知识产权局局长田力普做了《关于〈中华人民共和国专利法修正案（草案）〉的说明》,摘录如下:

《中华人民共和国专利法》（以下称现行专利法）于1985年4月1日起施行,1992年9月4日和2000年8月25日曾进行过两次修订。现行专利法实施以来,对鼓励和保护发明创造,促进科技进步和创新,推动我国经济社会发展,发挥了重要作用。随着国内、国际形势的发展,需要进一步完善我国专利法律制度:一是党的十七大报告提出了提高自主创新能力、建设创新型国家的目标,国务院制定了《国家知识产权战略纲要》。为此,需要通过修改、完善专利法,进一步加强对专利权的保护,激励自主创新,促进专利技术的实施,推动专利技术向现实生产力转化,缩短转化周期。二是世界贸易组织多哈部长级会议通过了《关于〈与贸易有关的知识产权协定〉与公共健康的宣言》（以下简称《宣言》）,世界贸易组织总理事会通过了落实《宣言》的《修改〈与贸易有关的知识产权协定〉议定书》（以下简称《议定书》）。《宣言》和《议定书》允许世贸组织成员突破《与贸易有关的知识产权协定》的限制,在规定条件下给予实施药品专利的强制许可。据此,需要对现行专利法做必要修改。《生物多样性公约》对利用专利制度保护遗传资源做了规定,我国作为遗传资源大国,需要通过修改现行专利法,行使该公约赋予的权利。

知识产权局在认真总结现行专利法实施经验的基础上,起草了《中华人民共和国专利法（修订草案送审稿）》（以下称送审稿）,于2006年12月27日报请国务院审批。收到此件后,法制办两次征求了72个中央部门和单位、35个地方人民政府、14个地方法院、20多个企事业单位、50多位专家学者的意见,还收到了有关外国政府机构、企业协会和国际组织的意见;到广东等地对企业专利工作情况、地方政府专利行政执法情况和地方法院专利审判工作情况进行了调研;多次召开专家论证会,两次召开国际研讨会,就利用专利制度促进创新型国家建设、专利法修订与国际公约的一致性等重大问题进行研讨;会同知识产权局与全国人大教科文卫委员会、全国人大常委会法工委、高法院等反复沟通、协调,在此基础上,对送审稿进行了反复研究、修改,形成了《中华人民共和国专利法修正案（草案）》（以下称草案）。2008年6月27日,法制办、知识产权局向全国人大教科文卫委员会做了汇报,之后根据委员的意见对草案做了进一步修改。草案已经2008年7月30日国务院第 19 次常务会议讨论通过。现就草案的主要内容说明如下：

一、根据激励自主创新、提高自主创新能力的要求，对现行专利法所做的修改

为了实现建设创新型国家的目标，2007 年国务院提请全国人大常委会审议修订的科学技术进步法，已经从加大科技投入、整合科技资源、激发科研机构与科技人员的积极性、促进企业技术进步等方面，规定了一系列制度、措施。草案主要从利用专利制度激励自主创新的角度，对现行专利法做了以下修改：

（一）在立法宗旨中增加了"提高自主创新能力""建设创新型国家"的内容

将现行专利法的立法宗旨修改为：为了保护专利权，鼓励发明创造，推动发明创造的管理、应用，提高自主创新能力，促进科学技术进步和经济社会发展，建设创新型国家，制定本法。

（二）提高专利授权标准

现行专利法关于专利授权条件采用的是"相对新颖性标准"，即规定申请发明、实用新型专利权的发明创造没有在国内外公开发表过，也没有在国内公开使用过或者以其他方式为公众所知；申请外观设计专利权的设计没有在国内外公开发表过，也没有在国内公开使用过。根据该规定，一些没有公开发表过的技术，虽然在国外已经被公开使用或者已经有相应的产品出售，只要在我国国内还没有人公开使用或者没有相应的产品出售，就可以在我国授予专利，从而导致我国专利质量不高。这既不利于激励自主创新，也妨碍了国外已有技术在我国的应用。为此，草案采用了"绝对新颖性标准"：规定授予专利权的发明创造在国内外都没有为公众所知。为进一步提高外观设计专利的质量，草案规定：对平面印刷品的主要起标识作用的设计不授予专利权。

（三）删除了向外国申请专利须先申请中国专利的规定

现行专利法规定，在我国国内完成的发明创造向外国申请专利，须先申请中国专利。为鼓励向外国申请专利，提高我国国际竞争力，草案规定，任何单位或者个人可以将其在中国完成的发明创造向外国申请专利，这样就取消了必须先申请中国专利的限制；同时，考虑到一些专利申请可能涉及我国国家安全，需要进行保密审查，草案规定：在中国完成的发明创造向外国申请专利的，应当事先经国务院专利行政部门进行保密审查。

（四）赋予外观设计专利权人许诺销售权

许诺销售是以做广告、在商店货架或者展销会会场陈列等方式做出的销售商品的许诺。现行专利法在外观设计专利权中没有规定许诺销售权。考虑到外观设计是我国的优势领域，提高外观设计专利权保护水平对我国有利，草案在外观设计专利中增加了许诺销售的权利。这样修改后，外观设计专利权人可以制止他人未经其许可，以做广告、在商店货架或者展销会会场陈列等方式许诺销售该专利产品。

（五）明确侵犯专利权的赔偿应当包括权利人维权的成本，加大对违法行为的处罚力度，并增加了法定赔偿的规定

从专利保护工作的实践来看，如果专利权人维权的成本得不到赔偿，就不能弥补权利

人因侵权所受到的损失。为更有效地保护专利权人的合理利益,草案增加规定:侵犯专利权的赔偿应当包括权利人为制止侵权行为所支付的合理开支。同时,为打击专利违法行为,将假冒他人专利的罚款数额从违法所得的 3 倍提高到 4 倍;没有违法所得的,将罚款数额从 5 万元提高到 20 万元,并将冒充专利行为的罚款数额从 5 万元提高到 20 万元。此外,为提高司法保护的效率,草案还规定:在诉讼活动中,权利人的损失、侵权人获得的利益和专利许可使用费均难以确定的,人民法院可以根据专利权的类型、侵权行为的性质和情节等因素,确定给予 1 万元以上 100 万元以下的赔偿。

（六）增加诉前证据保全的规定

为防止侵权人在专利权人起诉之前转移、毁灭证据,草案增加规定:为制止专利侵权行为,在证据可能灭失或者以后难以取得的情况下,权利人可以在起诉前向人民法院申请证据保全。

二、根据促进技术推广应用的需要,对现行专利法所做的修改

（一）规定专利权共有人可以单独实施或者以普通许可方式许可他人实施该共有专利

为既保障共有人对共有专利的合法权利,又促进共有专利的实施,草案规定:专利申请权或者专利权由两个以上单位或者个人共有,共有人对权利的行使有约定的,从其约定。没有约定的,共有人可以单独实施或者以普通许可方式许可他人实施该专利;许可他人实施该专利的,收取的使用费应当在共有人之间分配。除前款规定的情形外,行使共有的专利申请权或者专利权应当取得全体共有人的同意。所谓普通许可,就是在被许可人实施专利技术的同时,共有人也可以实施或者许可他人实施该专利技术。

（二）规定实施的技术如果属于现有技术,不构成侵犯专利权

根据现行专利法的规定,在专利侵权案件中,被告认为专利权无效,必须向专利复审委员会提出无效宣告请求;在专利复审委员会宣告专利权无效后,法院才可以判决被告不构成侵犯专利权。为防止恶意利用已公知的现有技术申请专利,阻碍现有技术实施,帮助现有技术实施人及时从专利侵权纠纷中摆脱出来,草案增加规定:在专利侵权纠纷中,被控告侵权人有证据证明自己实施的技术属于现有技术的,不构成侵犯专利权。据此,被控告侵权人无需向专利复审委员会提出无效宣告请求,法院可直接判定被控告侵权人不侵权。

（三）增加规定不视为侵权的情形

借鉴美国、加拿大、澳大利亚等国的做法,草案在不视为侵权的情形中增加一项:为提供行政审批所需要的信息,拟制造药品或者医疗器械的单位或者个人制造专利药品或者专利医疗器械的。

三、根据国际条约的规定特别是我国加入世界贸易组织后国际条约的新规定,对现行专利法所做的修改

一是《修改〈与贸易有关的知识产权协定〉议定书》规定,为了公共健康目的,可以给

予制造并出口专利药品到特定国家或者地区的强制许可。所谓强制许可,是指国家行政机关在法定条件下做出的,允许具备条件的单位、个人实施他人发明或者实用新型专利的许可。根据《议定书》的规定,草案增加规定:为公共健康目的,对在中国取得专利权的药品,国务院专利行政部门可以给予制造并将其出口到下列国家或者地区的强制许可:① 最不发达国家;② 不具备该药品的制造能力或者制造能力不足,并依照中华人民共和国参加的世界贸易组织有关条约已经履行了相关手续的成员。此外,《与贸易有关的知识产权协定》规定,对专利权人排除、限制竞争的行为,可以通过实施强制许可,保障申请人的合理利益。据此,草案还增加规定:对经司法、行政程序确定为排除、限制竞争的行为,国务院专利行政部门可以给予申请人强制许可。

二是《生物多样性公约》规定,遗传资源的利用应当遵循国家主权、知情同意、惠益分享的原则,并明确规定,专利制度应有助于实现保护遗传资源的目标。目前,印度、巴西等遗传资源丰富的发展中国家和瑞士、挪威、丹麦等发达国家,已经通过专利法律制度保护遗传资源。我国是遗传资源大国,为防止非法窃取我国遗传资源进行技术开发并申请专利,草案增加规定:依赖遗传资源完成的发明创造,申请人应当在专利申请文件中申明该遗传资源的直接来源和原始来源;无法申明原始来源的,应当说明理由。并明确:遗传资源的获取或者利用违反有关法律、行政法规的规定的,不授予专利权。

近年来,政府不断释放的政治信号显示:我国对制药产业的定位已经由解决缺医少药问题向发展制药产业转变,政府将大力扶植制药产业的发展,而扶植制药产业的切入点是我国在世界范围内绝对拥有技术优势的中药产业。具体路径是:通过科技创新支撑中药产业现代化发展,不断提高其对我国经济和社会发展的贡献率,因此,促进科技创新的药品知识产权制度将不断完善并严格实施。

(五)对药品专利全面保护时期

根据国务院 2012 年立法工作计划,专利法将进行第四次修正,国家知识产权局研究起草了《中华人民共和国专利法修改草案(征求意见稿)》,发布《关于专利法修改草案(征求意见稿)的说明》,摘录如下:

一、修改背景和主要过程

进入新世纪以来,随着我国经济社会的快速发展,知识产权成为提高我国自主创新能力、建设创新型国家的重要支撑。加强知识产权保护、提高自主创新能力,成为贯彻落实科学发展观、加快转变经济发展方式的内在要求。党中央和国务院高度重视和关心知识产权保护工作,党和国家领导人多次在相关场合指出,要加强知识产权保护,加大知识产权执法力度。

2011 年 11 月 13 日,国务院下发《关于进一步做好打击侵犯知识产权和制售假冒伪劣商品工作的意见》,指出打击侵权和假冒伪劣是一项长期、复杂、艰巨的任务,要建立健全长效机制,研究修订相关法律法规和规章,加大惩处力度,为依法有效打击侵权和假冒伪劣行为提供有力法制保障。

为了落实前述要求,国家知识产权局从 2011 年 11 月开始启动了修改《中华人民共和国专利法》(以下简称专利法)的准备工作。经各方努力,专利法的修改列入了国务院 2012 年立法工作计划。

2012 年 2 月,国家知识产权局召开局长办公会,研究专利法的修改工作,讨论通过了修改工作方案,确定了修改工作指导思想以及加大保护力度的重点修改内容。此后,国家知识产权局相关部门根据分工开展了实地调研、讨论等系列工作。2 月下旬,国家知识产权局贺化副局长带领条法司、专利管理司等部门的负责同志赴杭州和温州召开专利法修改调研会。浙江省内各产业领域的数十家企业代表,浙江省知识产权局以及杭州、温州、嘉兴和义乌等市的执法人员,行业协会、代理机构负责人和高校专家等参加了调研会。参会代表反映了专利维权取证难、周期长、成本高、赔偿低等突出问题。此外,国家知识产权局管理司等相关部门还赴深圳、镇江等地进行实地调研,其他省(区、市)知识产权局也按照要求组织了本地的调研工作。调研结束后,汇总形成了 30 个省份的调研情况与典型案例。调研反映,30% 的专利权人遇到了侵权纠纷,其中仅有 10% 的权利人采取维权措施,很多权利人因为专利权难以得到保护已经丧失了对专利制度的信心。同时,国家知识产权局条法司在各部门调研和讨论的基础上,组织相关部门人员多次召开会议,讨论形成专利法修改建议和说明稿。

5 月中旬,国家知识产权局再次召开局长办公会,听取专利法修改工作进展情况的报告,明确了相关工作思路。此后,国家知识产权局条法司与相关部门就专利法修改建议及说明进行了反复沟通,形成了征求意见稿提请局务会议审议。6 月中旬,国家知识产权局局长田力普主持召开局务会议,进一步明确了本次专利法修改以"加强专利保护、加大执法力度"为核心内容,审议并原则通过了征求意见稿及其说明。

二、专利法修改的指导思想

本次专利法修改的指导思想是:以邓小平理论和"三个代表"重要思想为指导,贯彻落实科学发展观,针对我国专利制度运行中保护不力的突出问题,提出有针对性的解决措施,设立符合中国国情的制度,充分发挥行政执法和司法保护两种途径各自的优势和作用,有效维护专利权人的合法权益并最大限度地节约当事人的成本和社会资源,充分激发全社会的创新活力,为加快转变经济发展方式、建设创新型国家提供有力的制度支撑。

三、主要修改建议

专利侵权行为具有隐蔽性强、取证难等特点,尤其随着互联网技术和物流行业的迅猛发展,专利侵权产品的制造和扩散速度也在不断提高,专利维权难度日益加大,维权收益往往低于维权成本,故意侵权、反复侵权、群体侵权、跨地区链条式侵权等恶性侵权现象时有发生,大大挫伤了专利权人的创新积极性,扰乱了市场秩序,破坏了创新环境,阻碍了创新型国家的建设。

为了解决前述突出问题,建立健全打击专利侵权的长效机制,进一步完善具有中国特色的专利保护制度,围绕加强专利保护、加大执法力度,征求意见稿对专利法的部分条款提出了修改建议,主要如下:

(一)赋予司法机关和行政执法机关调查取证权,解决专利维权"举证难"的问题

与有形财产权的客体由权利人占有、侵权行为易于被发现不同,专利侵权行为具有很强的隐蔽性,侵权证据主要由侵权人控制,权利人在维权过程中常常处于无法取证、无力取证的困难境地。为解决这一问题,征求意见稿提出了如下方案:

一方面,对专利侵权民事诉讼,根据《民事诉讼法》的相关规定,进一步明确受案人民法院调查取证的权力,即规定:对于由被控侵权人掌握的涉嫌侵权的产品以及账簿、资料等证据,人民法院应当根据原告或者其诉讼代理人的申请依法调查搜集;被控侵权人不提供或者转移、伪造、毁灭证据的,人民法院依法采取妨害民事诉讼的强制措施;构成犯罪的,依法追究刑事责任。

另一方面,为充分发挥行政执法机关在处理专利侵权纠纷中的作用,征求意见稿借鉴《商标法》相关规定,建议赋予管理专利工作的部门对专利侵权案件的调查取证手段,以解决权利人在侵权纠纷行政处理中的"取证难"问题。

此外,目前专利行政执法人员普遍反映在执法工作中经常出现当事人拒不配合、拒绝、阻挠执法人员行使职权,甚至暴力抗法的情况。这不仅影响办案效率,更损害了法律威严,甚至严重危及执法人员人身安全。为此,征求意见稿建议按照相关法律规定,明确妨碍专利行政执法人员执行公务的责任。

(二)增加管理专利工作的部门对侵权赔偿额的判定职能,解决专利维权"周期长"的问题

依据现行专利法,管理专利工作的部门处理专利侵权纠纷时,可以应当事人请求就侵权赔偿数额进行调解,调解不成的,当事人可以依照《民事诉讼法》向人民法院起诉。实践中,由于关于赔偿额的行政调解协议没有强制执行力,侵权人在事实清楚、结果显而易见的情况下,仍然就赔偿问题另行提起民事诉讼,人为制造诉累,使权利人的利益难以得到有效维护。这既不利于尽快定纷止争,也浪费了行政执法和司法审判资源。因此,在不减少当事人后续救济途径的前提下,赋予管理专利工作的部门在处理侵权纠纷过程中对赔偿数额的判定职能,有利于维护权利人的合法权益,减少诉累,节约公共资源,并与各级人民法院正在推行的知识产权民事、行政、刑事"三审合一"的做法相协调。为此,征求意见稿提出相应修改建议。

(三)明确无效宣告请求审查决定的生效时间及相关后续程序,解决专利维权"周期长"的问题

专利复审委员会宣告专利权无效或者维持专利权的决定(简称无效宣告请求审查决定)的生效时间问题直接影响专利侵权纠纷审理或者处理的效率。目前,专利法及其实施细则对于无效宣告请求审查决定的生效时间未作明确规定,实践中有不同理解和操作,导

致许多侵权纠纷出现"周期长"的问题。例如,维持专利权有效的决定作出后,无效宣告请求人为逃避侵权责任,往往会提起行政诉讼。在行政诉讼期间(一般为6个月至2年),人民法院或者专利管理机关往往会继续中止审理或者处理,许多专利侵权案件因此久拖不决。

为了使公众及时获知专利权的法律状态,征求意见稿建议规定国务院专利行政部门应当及时登记和公告宣告专利权无效或者维持专利权的决定,并明确该决定的生效时间。同时,为了提高专利纠纷解决效率,解决专利侵权案件因无效宣告程序而周期过长的问题,征求意见稿建议规定,宣告专利权无效或者维持专利权的决定生效后,人民法院和管理专利工作的部门应当根据该决定及时审理和处理侵权纠纷。

(四)增设对故意侵权的惩罚性赔偿制度,解决专利维权"赔偿低"的问题

当前,知识产权侵权赔偿与其他民事侵权赔偿一样,实行"填平"原则或者"补偿性原则",即权利人获得的赔偿是用来补偿权利人的实际损失。但是,由于知识产权的客体是无形的,知识产权保护比有形财产的保护成本更高、难度更大,侵犯知识产权比侵犯有形财产风险更小、代价更低,从事知识产权侵权活动的收益远远大于其风险、代价,因此,从实践来看,"填平"原则不仅无法补偿权利人因侵权所遭受的全部损失,而且对侵权行为无法产生任何遏制作用。严格的"填平"原则在一定程度上无异于纵容侵权。这也是知识产权侵权屡禁不止的原因之一。为了充分保护专利权人的合法权益,有效遏制故意侵权行为,征求意见稿建议引入惩罚性赔偿,以鼓励专利权人积极行使权利,实现专利法保护和激励创新的立法宗旨。

(五)赋予管理专利工作的部门查处和制止恶性侵权行为的职能,解决专利维权"成本高,效果差"的问题

针对故意侵权、反复侵权、群体侵权等恶性侵权行为,专利权人逐一向侵权人维权成本很高,收效甚微,很多权利人因此而丧失了对专利制度的信心。这些恶性侵权行为不仅直接侵害了专利权人的合法权益,而且扰乱了市场秩序,损害了专利制度的权威,打击了全社会的创新活力,具有严重的社会危害性。为了有效查处和制止这些恶性侵权行为,重塑创新主体对专利制度的信心,维护专利制度的权威,征求意见稿参照《商标法》等相关法律的规定,建议赋予管理专利工作的部门对涉嫌扰乱市场秩序的侵权行为主动查处权以及相应的行政处罚权。

同时,考虑到一些在全国有重大影响、涉及多个省份的专利侵权案件,查处过程中需要国家层面的统一指导和协调,征求意见稿建议明确国务院专利行政部门对全国有重大影响的专利侵权案件的组织查处职能。

专利法第四次修改后,我国已经形成专利立法、行政、司法为一体的专利保护机制,可以说迄今为止,我国已经基本具备了保护知识产权的政治、经济、文化环境。

三、专利制度的意义与作用

自从专利制度从欧洲起源开始,专利制度的发展,促进了各行各业的科技、经济发展,推动了人类社会的进步。在专利制度产生以前,人们为保护自己的发明创造,仅能采取商业秘密的方式,这使很多先进的技术不能供给大众使用,对于社会和科技的进步是极其不利的。实行专利制度则能使发明者和社会公众共同获益,用公开技术作为取得专利保护的前提,用保证一定的垄断来促使技术公开,专利制度的意义和作用主要体现在以下几个方面。

1. 有利于调动发明创造的积极性,推动技术创新 专利制度具有高度的独占性,正是由于此优势,使得更多的发明人愿意申请专利,以使其发明创造获得高额的回报,调动发明者的积极性,促使技术得以创新和发展。

2. 有利于节约资源 专利制度的制定,促使更多先进的技术得以公开,从而使后人可以在前人的基础上更新和提高技术,节约诸多人力、物力、财力,并让技术尽快转化成为生产力,使得发明者获得预期的高额收益,进一步促进发明的动力。

3. 有利于促进国际上的技术交流与合作 优秀的发明创造必然会进入国际市场,故无论出口技术、引进技术、技术合作,都会遇上专利问题,此时专利制度起到了极其重要的调节作用,从而保护各国的专利权人的合法权益。

第二节　我国专利制度基本内容

专利制度作为知识经济的核心要素,是为全世界所公认与接受的。通过上一节对于专利制度发展史的梳理,可知专利制度是科技进步和商品经济发展的产物。专利制度可以极大程度上促进企业技术创新与市场竞争力的同步提升,故完善专利保护制度是提升国家在世界中的竞争力非常必要的手段。下面从我国专利审查制度、专利保护期限、专利优先权制度、专利所赋权利 4 个方面来介绍我国专利制度。

一、我国的专利审查制度

(一) 专利审查类型

专利审查是指国家专利管理机关对专利申请进行必要的查验、核实,决定是否授予专利权的活动。我国对专利申请采用的专利申请审查制度归纳起来有以下两种类型。

1. 专利的形式审查制或登记制或初步审查制 该制度是指专利行政部门在受理申请后,对专利申请文件是否符合专利法的形式要求进行审查。对于申请材料的真实性、合法性不作审查。这种制度从申请到批准的周期短,节省了大量人力、物力和财力,但此种专利审查制度所授予的专利质量不高。我国的实用新型和外观设计目前采取此种审查制度。《中华人民共和国专利法》(以下简称《专利法》)第四十条规定"实用新型和外观设计专利申请经初步审查没有发现驳回理由的,由国务院专利行政部门作出授予实用新型专利权或者外观设计专利权的决定,发给相应的专利证书,同时予以登记和公告。实用新型专利权和外观设计专利权自公告之日起生效。"

2. 专利的早期公开与延迟审查制　专利行政部门收到专利申请后,对申请案进行形式审查,然后将形式审查合格的申请案公开,并规定一定的期限,允许申请人在此期间选择适当的时机提出实质性审查请求,专利行政部门据此对申请进行实质审查的一种制度。这是针对实质审查申请积压而从审批程序上作了改进后的一种审查制度。这一制度有效地解决因审查滞后而造成的信息公开不及时的问题,减少了专利行政部门的实质审查工作量,同时,也为专利申请人提供了一定的方便。专利审查制度主要适用于发明专利,发明专利申请人递交申请书,并通过实质审查后,发现专利技术不可以广泛实施的,即可以不提出实质审查,减低专利行政部门的实质审查的工作量。

为了体现专利审查制度的公平公正,以及防止专利行政部门的专利审查人员的疏忽。我国《专利法》第四十五条规定"自国务院专利行政部门公告授予专利权之日起,任何单位或者个人认为该专利权的授予不符合本法有关规定的,可以请求专利复审委员会宣告该专利权无效。"当一项专利被授予之后,若有其他人对于专利授予提出异议,则要进行必要的异议审查,从而决定该项专利是否撤销。

(二)专利审查程序

根据上述审查制度的不同,发明专利的审查程序与实用新型和外观设计也均不同。

1. 发明专利的审查程序　根据发明专利采取早期公开与延迟审查制度,其审查程序可以划分为六个过程(图1-1):① 初步审查。② 公布。③ 实质审查。④ 授予专利权。⑤ 撤销程序。⑥ 无效宣告程序。

2. 实用新型和外观设计审查程序　根据两者均采取形式审查制度,其审查程序可以划分为四个过程(图1-1):① 初步审查。② 授予专利权。③ 撤销程序。④ 无效宣告程序。

目前,我国的专利审查制度还存在许多问题有待完善,最突出的问题要数实用新型的专利审查制度。作为对于发明专利的补充,实用新型专利因其成本小、价值大且仅需进行初步审查即可获得授权等优点而广受大众的青睐,成为我国一项重要的知识产权。然而,过量的申请实用新型易造成创新力度不足、垃圾专利及专利行政部门审查人员滥用权力等弊端,严重扰乱了公平有序的竞争秩序。据中华人民共和国国家知识产权局公布的数据,2015年,我国三种类型专利受理总量为263.9万件,其中实用新型专利的受理量为112万件,面对如此庞大的实用新型专利受理量,若更改制度,对于实用新型逐一进行实质审查也是不大可能的。在现今我国的整体环境下,最有效的解决措施便是学习国外的有益经验,并不断完善我国审批程序,以便提高实用新型的专利质量,减少其在实施和诉讼过程中的问题。

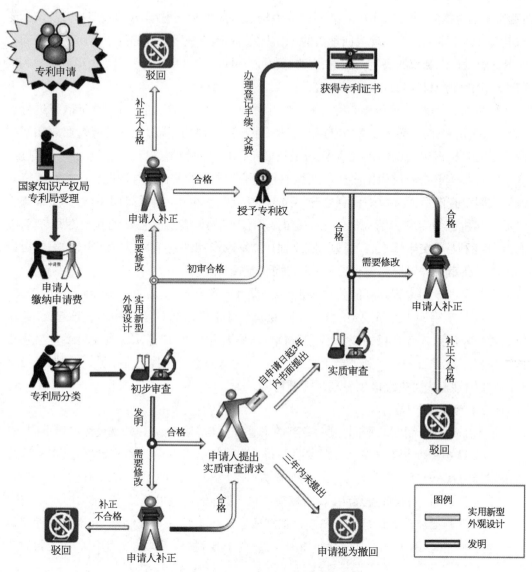

图1-1 我国专利审查制度

二、我国专利的保护期限

根据 2008 版《专利法》第四十二条规定"发明专利权的期限为 20 年,实用新型专利权和外观设计专利权的期限为 10 年,均自申请日起计算"。下面分别介绍发明专利、实用新型专利、外观设计专利的专利保护期限。

1. **发明专利** 发明专利申请实行早期公开、延迟审查制度、保护期限为 20 年,自申请日起算。发明专利从申请到授权在 2~3 年,审查制度较为严格,因此一般有较大创新性的产品或者制造产品的方法、产品的控制方法、使用方法的发明申请发明专利。

2. **实用新型专利** 实用新型专利申请实行初步审查制度,保护期限为 10 年,自申请日起算。实用新型专利从申请到授权在 8 个月左右,申请实用新型专利一般为产品的形状、构造及其组合的小改进。

3. 外观设计专利 外观设计保护期限为 10 年,自申请日起算。外观设计实行初步审查制度,从申请到授权在 6 个月左右。

虽然,法律明确规定了专利权的期限,但并不代表在期限内,专利权就一定受到保护。根据《专利法》第四十三条规定:"专利权人应当自被授予专利权的当年开始缴纳年费。"第四十四条规定"有下列情形之一的,专利权在期限届满前终止"。

(1) 没有按照规定缴年费:专利行政部门发出缴费通知书,通知专利权人补缴本年度的年费及滞纳金后,专利权人在专利年费滞纳期满仍未缴纳或者缴足本年度年费和滞纳金的,自滞纳期满之日起 2 个月内,最早不早于 1 个月,专利行政部门作出专利终止通知,通知专利权人,专利权人未启动恢复程序或恢复未被批准的,应在终止通知书发出 4 个月后,在专利登记簿和专利公报上分别予以登记和公告。之后,将专利申请案卷存入失效案卷库。专利权终止日应为上一年度期满日。

(2) 专利权人以书面声明放弃其专利权:符合规定的放弃专利权声明被批准后,专利行政部门将有关事项在专利登记簿上和专利公报上登记和公告,该声明自登记、公告后生效。

我国专利权的期限目前是争议较大的一个问题。专利制度作为对一项新技术进行全方位保护的法律,很多人认为其带有垄断色彩,实则不然,专利的产生实际上是为了更好地促进企业或者个人的发明创造。因此多数专利权人尤其是新药研制的专利权人认为现行的专利保护期限过短,一个具有创造性的新药从研发到上市需要经历大约 10 年的周期,并且其中投入的经费十分巨大,不是普通的发明创造所能比较的,同时,会受到市场准入审批等程序的影响,专利保护有效期减损严重,这也就是提出药品延长专利保护期限,以激励新药研发的重要原因。

三、我国的专利优先权制度

专利优先权是指专利申请人就其发明创造第一次在某国提出专利申请后,在法定期限内,又就相同主题的发明创造提出专利申请的,根据有关法律规定,其在后申请以第一次专利申请的日期作为其申请日,专利申请人依法享有的这种权利,就是优先权。专利优先权是《保护工业产权巴黎公约》的基本原则之一,它为国际专利申请提供了便利。专利优先权实施的目的在于,排除在其他国家抄袭此专利者,有抢先提出申请,取得注册之可能。下面分别从国际和本国两方面介绍优先权制度的具体内容。

（一）国际优先权制度

1. 申请对象和期限 根据《专利法》第二十九条规定"申请人自发明或者实用新型在外国第一次提出专利申请之日起 12 个月内,或者自外观设计在外国第一次提出专利申请之日起 6 个月内,又在中国就相同主题提出专利申请的,依照该外国同中国签订的协议或者共同参加的国际条约,或者依照相互承认优先权的原则,可以享有优先权。"可知,国际专利优先权申请对象包括发明专利、实用新型和外观设计。其中发明专利和实用新型的优先权期限为 12 个月,外观设计为 6 个月,从首次申请日(优先权日)起算。

2. 申请主体的规定 我国法律规定申请人第一次申请所在国同中国签订的协议或者共同参加的国际条约或者依照相互承认的优先权原则享有优先权。

(二)本国优先权制度

根据《专利法》第二十九条第二款规定"申请人自发明或者实用新型在中国第一次提出专利申请之日起 12 个月内,又向国务院专利行政部门就相同主题提出专利申请的,可以享有优先权。"可知,本国专利优先权仅仅包括发明专利和实用新型,而不包括外观设计,保护期限与国际优先权规定相同,为 12 个月。同时,根据《专利法实施细则》第三十二条第二款规定,"提出后一申请时,在先申请的主题有下列情形之一的,不得作为要求本国优先权的基础:第一,已经要求外国优先权或者本国优先权的;第二,已经被授予专利权的;第三,属于按照规定提出的分案申请的。申请人要求本国优先权的,其在先申请自后一申请提出之日起即视为撤回。"且要求在先申请必须是有效申请。

四、专利制度所赋权利

研究专利制度,重点研究专利制度所赋予一项专利的权利,而所赋予的权利除了最为明显的独占权之外,还另外包括转让权、许可实施权和标识权。但是,在任何国家,专利赋予其权利人的独占权并非是绝对的、无限的,而是相对的、有限的,故专利权保护也有其例外,下面从多个视角来看专利权,以便更加全面了解专利制度。

(一)专利权的内容

1. 独占权(排他权) 《专利法》第十一条规定,发明和实用新型专利权被授予后,除本法另有规定的以外,任何单位或者个人未经专利权人许可,都不得实施其专利,即不得为生产经营目的制造、使用、许诺销售、销售、进口其专利产品,或者使用其专利方法以及使用、许诺销售、销售、进口依照该专利方法直接获得的产品。这是从制度上保障了专利权人"独占性"或者"排他性"地享有实施其发明创造的权利,能够通过自己实施其发明创造或许可他人实施其发明创造回收创新的成本获得预期的经济利益。

(1)产品发明专利和实用新型的独占权:产品发明专利和实用新型专利权被授予专利权后,除专利权的限制以及专利权的强制许可使用等情况外,任何单位或者个人未经专利权人许可,都不得实施其专利,即不得为生产经营目的制造、使用、许诺销售、销售、进口其专利产品。禁止他人未经许可,以生产经营目的制造的产品,不管如何制造、制造多少;禁止他人未经许可,以生产经营目的使用专利产品;禁止他人未经许可,以盈利为目的的许诺销售专利产品;禁止他人未经许可,以盈利为目的销售专利产品;禁止他人未经许可,以生产经营目的进口专利产品。

(2)专利方法的独占权:未经方法专利权人的许可,任何单位或者个人不得使用其专利方法,也不得以生产经营为目的,使用、许诺销售、销售、进口依照该专利方法直接获得的产品。

（3）外观设计专利的独占权：外观设计专利权被授予后,任何单位或者个人未经专利权人许可,都不得实施其专利,即不得为生产经营目的制造、许诺销售、销售、进口其外观设计专利产品。

2. 转移权

（1）专利权属于财产权：有些国家的专利法明文规定,专利权是财产权,因此就和普通财产权一样是可以转移的。专利权的转移既可以因为法律事件的发生而依照有关法律的规定直接发生。例如,在自然人死亡,法人或非法人组织分立、合并等情况下,专利权依《继承法》转移给继承人,或者依照有关法律转移给有权继受其权利的单位或者组织。在这种情况下,继承人和继受人应当向专利行政部门说明理由,附具有关证件,请求进行权利转移的登记。

专利权的转移还可因权利主体的法律行为而发生,例如转让、赠与等。专利权作为一种财产权,权利人理应享有予以转让的权利。这是权利人对其专利权行使处分权的基本方式。《专利法》第十条规定,专利权可以转让。这就明确赋予了权利主体转让专利权的权利。

（2）向外国人转让专利权：专利权作为民事权利,根据尊重当事人意思自治的原则,其转让原则上不受限制,只要当事人达成协议即可。但是,根据《专利法》第十条第二款的规定,中国单位或者个人向外国人、外国企业或者外国其他组织转让专利权的,应当依照有关法律、行政法规的规定办理手续。这些"法律、行政法规",分别是指《对外贸易法》和《技术进出口管理条例》。

（3）专利权转让合同的订立：我国专利法规定专利权转让合同应当采用书面形式。是因为作为专利权客体的发明创造是无形的,专利权人和受让人无法如同对有形财产那样,对发明创造进行实际占有和转移占有,专利权的归属只能以专利行政部门的登记簿为准。如果允许以口头方式订立专利权的转让合同,任何人都有可能自称是受让人而要求国家知识产权局对登记簿记载的专利权人进行变更。由于专利行政部门对其主张很难进行查证,如果不予变更会导致很多争议纠纷;如果允许变更又有可能损害专利权人的合法权利;为了避免这样的困境,专利法规定转让专利权的,当事人应当订立书面合同。

专利权是国家主管部门经过审查而授予的权利,其存在与否、期限长短、权利人是谁等法律状态是由专利行政部门负责登记,因此专利权的转让不仅涉及双方当事人的利益,也涉及公众的利益。参照《物权法》中物权变动的公示原则,专利权作为一种类似于物权的财产权,其变动也需要进行公示。由于专利权的客体是一种无形财产,无法像有形财产那样被占有和交付,因此专利权的变动只能如同不动产的变动那样采用登记的公示方式,而不能如同动产的变动那样采用交付的公示方式。

《专利法》第十条第三款规定,转让专利权的,当事人应当订立书面合同,并向国务院专利行政部门登记,由国务院专利行政部门予以公告。国家知识产权局予以登记和公告的事项是专利权的转让这一民事法律行为,而不是专利权转让合同。转让专利权的,应当规定办理著录事项变更手续,手续合格的,国家知识产权局才能予以登记和公告。

3. 许可实施权 专利权人享有许可他人实施专利的权利,《专利法》第十二条规定:任何单位或者个人实施他人专利的,应当与专利权人订立实施许可合同,向专利权人支付专利使用费。被许可人无权允许合同规定以外的任何单位或者个人实施该专利。

应当指出,依据实施专利的许可合同,被许可人对合同涉及的发明创造仅享有实施权,而不享有所有权。因此,被许可人无权允许合同约定以外的任何单位或者个人实施该项专利。但是,这一规定不应当被理解为法律禁止专利权人授权被许可人许可第三方实施其专利。如果合同约定被许可人许可第三方实施的权利,则被许可人可以在合同约定的范围内许可第三方予以实施。

专利权人可以允许被许可人在专利权的整个有效期限内以及在专利权效力所及的全部地域内从事各种类型的实施专利行为,即制造、使用、许诺销售、销售、进口专利产品,使用专利方法以及使用、许诺销售、销售、进口依照专利方法直接获得的产品;也可以对被许可人的实施行为施加种种限制,例如限定实施的行为仅仅是上述行为中的某些行为,而不一定包括所有的实施行为;限定实施的地域仅仅是国内某一地区,而不一定包括全国;限定实施的时间期间仅仅为若干年,而不一定是自订立合同之日起的整个专利权有效期。专利实施许可合同可以约定,在被许可人超越这些限制条件的情况下,专利权人保留控告被许可人侵犯其专利权的权利。

专利实施许可的类型和内容按照被许可人取得的实施权的范围,可以将专利实施许可分为以下几种类型:第一,独占实施许可,简称独占许可,是指在一定期间以及专利权的有效地域范围内,专利权人只许可一个被许可人实施其专利,而且专利权人自己也不得实施该专利。第二,排他实施许可,简称排他许可,也称独家许可,是指在一定期间以及专利权的有效地域范围内,专利权人只许可一个被许可人实施其专利,但专利权人自己有权实施该专利。排他许可与独占许可的区别就在于许可合同不排除专利权人自己实施其专利的权利,而独占许可中的专利权人自己也不能实施该专利。第三,普通实施许可,简称普通许可,是指在一定期间以及在专利权的有效地域范围内,专利权人许可他人实施其专利,同时保留许可第三人实施该专利的权利。这样,在同一地域内,被许可人同时可能有若干家,专利权人自己也可以实施。普通许可是专利实施许可中最常见的一种类型。第四,交叉实施许可,简称交叉许可,也称作互换实施许可,是指两个专利权人互相许可对方实施自己的专利。订立这种许可的,两个专利的价值大体是相等的,所以一般可以彼此免交许可使用费,但如果二者的技术效果或者经济效益差距较大,也可以约定由一方给予另一方以适当的补偿。第五,分实施许可,简称分许可,是针对基本许可而言的,即基本许可的被许可人依照与专利权人的约定,再许可第三人实施同一专利,被许可人与第三人订立的这种实施许可就是分许可。基本许可的被许可人签订这种分许可合同必须得到专利权人的同意。

4. **标识权** 专利标识权是指表明专利身份的标记、记号的权利。标注专利标识的,应当标明下述内容:① 采用中文标明专利权的类别,例如中国发明专利、中国实用新型专利、中国外观设计专利。② 国家知识产权局授予专利权的专利号。

除上述内容之外,可以附加其他文字、图形标记,但附加的文字、图形标记及其标注方式不得误导公众。

专利权被授予前在产品、该产品的包装或者该产品的说明书等材料上进行标注的,应当采用中文标明中国专利申请的类别、专利申请号,并标明"专利申请,尚未授权"字样。

在产品或包装上标识专利是专利权人的权利。专利权人可以不标识,不标识不影响专利权受到保护。

(二)专利权保护的例外

专利是一种独占权,在某种意义上,也可说是垄断权。但是,这仅仅是事情的一面。在任何国家,专利赋予其权利人的独占权又总是相对的、有限的,而不是绝对的、无限的。首先,专利权的地域有限性和时间有限性就是对专利权的两种限制,这在各国立法中都是普遍认可的。除此之外,我国专利法规定了五种不视为侵犯专利权的实施专利行为,这也是对专利权的必要的限制。

1. **"权利用尽"原则** "权利用尽"又称为"专利权穷竭"(Exhaustion of Patent),是指专利权人制造、进口或者经其许可而制造、进口的专利产品或依其专利方法直接获得的产品,一经在市场上第一次售出后,专利权人的权利即为用尽,他人再使用、许诺销售或者销售该产品的,不需再经专利权人许可,不视为侵犯专利权,例如买方合法买下一台取得专利的医疗器械后,专利权人无权禁止他用这台医疗器械去做经营性使用;买方不准备再使用这台医疗器械时,专利权人也无权禁止他转售给第三方。这种对专利实行的限制是合理的。如果没有这种限制,专利权人将无限地控制着已经出售的产品,必定妨碍他人的生产与消费活动。这条原则在国际贸易中也很重要。不了解这条原则,如果自己作为专利产品的买方,就会在实际已不受专利权人控制时还自愿受人控制;如果作为卖方,则会不合法地去控制别人。

实行这条原则时需要注意,一是并非所有的国家都承认这一原则,所以在与有关国家进行商品或技术贸易而打算援用这一原则时,应先了解一下该国专利法;二是专利产品进入流通领域后,专利中的"制造权"并没有穷竭,而仅仅是使用权与销售权宣告穷竭,如果买方未经许可而照自己买下的产品进行仿制,仍然构成侵权。

2. **"在先使用"原则** 专利制度的目的是保护发明创造人的利益,但这种保护并非是以损害公众中的其他人为代价的。因此专利的独占权不应使专利权人禁止在他获得专利前已在使用着相同技术的其他人的活动。在许多国家的专利法中,都有专门条款来限制专利权人对"在先使用人"行使权利,即规定在先使用人仍有权在原有范围内继续使用有关成果,不受专利权人独占权的影响,但在先使用人无权转让他的使用权,也不能超过原有的范围内制造和使用。如果在国际贸易活动中遇到在先使用人,绝对不能贸然同他们谈判许可证协议,他们一般没有这种权利。唯一的例外是:只有在先使用人要转让自己的企业,而他使用的有关发明成果又是企业生产经营活动不可缺少的一部分,他才有权将这种使用权连同企业一道转让。

先用权是对专利权的又一种限制,这种限制可以消除实际生活中存在的已经投入人力、物力完成的发明创造的单位或者个人,因没有先申请专利而带来的不能再实施自己的智力成果的不"公平"结果。不过在实践中,专利权人与在先使用人发生冲突的情况并不多。这是因为,如果在先使用人原先就在公开使用某一发明成果,则这个事实就足以使有关专利因丧失新颖性被判为无效;如果在先使用人一直秘密使用着某一发明成果,则永远不会与专利权人冲突。真正的冲突一般只是在先使用人原先秘密使用着该成果,在专利权人申请专利后则转入公开使用的场合下才会发生。

3."临时过境"原则 《巴黎公约》第五条中规定,临时进入其他国家领土(包括领水、领空)的交通工具上,如果为交通工具的运转而使用了该国的专利产品或专利技术,不必经专利权人许可,不必交使用费,也不视为专利侵权。此条原则为各国在跨国运输活动中使用他国专利提供了免责依据。需要注意的一是使用的他国专利必须是交通工具的组成部分而不能是它装载的货物,二是临时通过的国家必须是《巴黎公约》的成员国。

4."非商业性使用"原则 专利的独占性不能影响其他人以非商业性的方式使用有关专利技术,这在大多数国家的专利法中都有明文规定。如果专利权人有权禁止某些科研活动(仅限于不是为了生产经营,不以营利为目的的科研活动),那就会妨碍科学技术发展,也就与专利制度的目标不相符了。所以,非商业性的科学研究,无需取得专利权人的许可,也无需向他支付使用费。

5. Bolar例外 为提供行政审批所需要的信息,制造、使用、进口专利药品或者专利医疗器械,以及专门为其制造、进口专利药品或者专利医疗器械不视为侵权。

对允许进行的行为包含两种情况:一种是仿制药品的研究试验者本人为获取行政审批所需要的信息而进行的行为;另一种是他人为研究试验者获取行政审批所需要的信息而进行的行为。

前者包括制造、使用、进口专利药品或者专利医疗器械的行为。其中,允许进行制造、进口行为是为了使研究试验者获得有关专利药品或者专利医疗器械,否则就谈不上进行研究试验活动,因此制造、进口行为应当在允许之列;如果仅仅允许获得有关专利药品或者专利医疗器械,而不许予以使用,同样无法进行研究试验活动,因此使用行为也应当在允许之列。需要注意的是,研究试验者在专利权保护期限之内不得进行许诺销售、销售且获得的专利药品或者专利医疗器械的行为,例如在在展会上展出、显示其拟仿制的专利药品或者专利医疗器械。因为这些行为与研究试验者获取行政审批所需要的信息无关。

后者包括制造、进口专利药品或者专利医疗器械的行为,需要明确的是制造,进口的目的应当仅仅限于专门为研究试验者提供,而不能自己为生产经营目的予以使用,也不能向除研究试验者之外的其他单位或者个人许诺销售或者销售。之所以规定允许他人专为研究试验者制造、进口专利药品或者专利医疗器械，是因为研究试验者常常不具有制造、进口的能力，若是规定他人只能免费向研究试验者提供其制造、进口的专利药品或者专利医疗器械，实际上会在很大程度上杜绝无制造、进口能力的研究试验者获得所需专利药品或者医疗器械的可能。

需要强调指出的是，无论是在上述哪种情况下，允许进行的行为都只能是为了提供行政审批所需要的信息。所称"信息"的含义和范围，应当适用《药品管理法》《药品管理法实施条例》和《药品注册管理办法》的规定。

第三节 药品专利制度的法理探析

一、专利激励机制

（一）现行专利激励机制

作为心理学术语，"激励"指持续激发人的动机的心理过程。张维迎教授在分析法律的激励机制时指出："我们任何一种行为带来的后果分成两部分，内部性的和外部性的。我们每一个人的决策只考虑给自己带来什么，这就是说个人的最优行为和社会最优的行为是不一样的。社会要解决的问题就是如何使个人能够对自己所有的行为负责任。如果他对所有的行为负责任，个人最好的东西也是对社会最好的东西，我们怎么样让他外部性的东西都内部化，这就是激励机制的一个核心问题，如何对一个行为的外部后果内部化，这就是我理解的法律作为激励机制的核心观点。"张维迎教授关于法律激励机制的基本观点得到一些学者的认可，将专利激励机制界定为：通过一套理性化的制度激发主体进行技术创新的动机，刺激主体投入资金以及智力劳动进行研发、专利申请、技术创新成果产业化、市场化等一系列活动，以此达到促进专利增长，提升自主创新能力的目的。为了研究的便利，将激励机制的过程模式表述为：内部性←激励制度←外部性，内部性指行为为主体带来的个人利益，外部性指行为为社会带来的公共利益，激励制度指将外部性转化为内部性的制度设计，它是连接内部性和外部性的中介和桥梁，一个设计良好的激励制度应以最佳方式最大限度地使主体从技术创新中获益。

专利制度是迄今为止人类设计的激励技术创新的最佳机制，它通过对劳动者和投资者利益的保护，促进技术合理有偿地扩散，增加社会知识存量，促进经济发展。现行专利激励机制的过程模式为：内部性指主体从事技术创新的个人收益，外部性指技术创新带来的社会效益，激励制度指通过赋予权利的方式鼓励人们投入劳动及资金从事技术创新活动。由于技术创新成果具有不同于有体物的特点，专利制度的激励方式与物权有很大不同。物权是一种直接的财产权，而专利权仅仅是一种获益的预期，拥有专利权就拥有一种在一定时期、一定地域、排他性地将其技术创新成果产业化、市场化的权利。专利权人的获益取决于其技术创新成果被市场认可的程度。

（二）现行专利激励机制的成因

1. 专利激励机制的内部性是人的求利本性的客观反应　随着人类科学技术水平的提高，在近代，人们所从事的技术创新活动与古代的单个发明者的发明不可同日而语，人们必须付出相当的劳动以及资金方能取得成果。到了 20 世纪，这一活动更多地涉及集体研究、大规模投资、市场以及发明成果的商业化，这些特点决定了技术创新活动大大地依赖于预期的投资回报。因此，一种有效的激励机制，必然是可以给人们带来利益的机制，其带来的利益愈大，激励性愈强。专利制度明确技术创新成果的权属并加以保护，被授予市场垄断权的技术在一定时期内往往给权利人带来超出平均利润之上的利润，劳动及资本对于专利带来利润的追逐也就成为必然。在追逐超额利润的规律支配下，劳动及资本越来越多地投入到技术产品的生产中去，同时，投资主体利用市场反馈信息及投资回报进行技术再创新的积极性大大提高。专利制度以利益为核心的激励机制使创新主体形成了创新——高额投资回报——再创新——再高额投资回报的技术创新良性循环。美国总统林肯对专利制度做的著名评论即说明了这一点，他认为："发明者从其发明中没有得到特别的优待（根据 1624 年以前的英国法），专利制度改变了这一点，它是在发现新产品和有用的事物中的天才之火添加了利益的柴薪。"美国的判例也认为，授予专利权人对发明的专有权的目的是鼓励发明，从而使公众从科学的发展中受益。

2. 专利激励机制的外部性是人类生产方式发展的必然要求　专利权的客体并不是从人类产生之日起就受到保护的，它是随着专利制度保护的客体——技术创新成果在人类发展中拥有重要地位之后才受到保护的。中世纪之前，人类的社会生产力水平低下，人的体力劳动作用于大自然是人类生存的最主要方式，人作用于大自然的具体劳动是赋权的主要依据。启蒙运动之后，人类通过工业化创造了一种可以脱离人自身、具有某种独立性、其效率大大强于人类体力劳动的生产方式，而这种生产方式的主要支撑力量——独立于人自身的生产工具就成为社会生产的关键因素，而通过智力创造对生产工具、生产方式进行创新逐步成为人类劳动的重要方式，并越来越成为经济发展的主要推动力。由此，保护技术创新的专利制度应运而生。进入 21 世纪以来，人类进入了知识经济时代，如果说工业经济时期经济发展方式的重要进步在于机械力逐步取代人力、畜力成为经济发展的最主要支撑力量，那么，知识经济时期经济发展方式的重要进步则在于智力逐步取代机械力成为经济发展的最主要支撑力量，这种新型经济以高技术产业为第一产业支柱，人类的智力创造成果成为经济发展最重要的动力，技术创新成为国家竞争力的重要体现，激励创新的专利制度成为促进经济发展的重要法律制度，也是当代科技与经济合作的基本环境条件之一。

3. 专利激励机制的激励制度是专利客体本质特征的体现　专利权在性质上属于"无形财产权"，专利权保护客体的本质属性是无形性，所谓"无形性"，是指专利权客体的非物质性,专利权客体是智力成果,或称为知识产品,它是一种没有形体的、非物质性的财富。当人们制造有体物时,劳动结束,有体物的使用价值就已具备,它可以直接为人们所用,但专利权的客体是一种新的技术方案,如果它仅仅停留在知识形态,并不必然导致社会财富的增加,只有经过产业化、市场化,它才能由非物质形态转化为物质形态,实现其使用价值。基于专利保护客体的上述特征,法律在设计其激励机制时所采取的赋权方式与物权有很大不同。一般来讲,技术创新包括研发、申请专利、产业化和市场化三个阶段,专利制度对这三个阶段的保护有很大不同,在第一个阶段,专利制度赋予创造者、投资者的权利非常有限,他们只是对其技术创新成果享有署名权等人身权利。在第二阶段,法律开始给予申请者有限的保护,比如,专利公布后授权前的临时保护。第三阶段,法律给予全方位保护,专利权人垄断权利客体的产业化、市场化,并享有由此带来的全部收益。专利制度在研发阶段给创造者、投资者的保护几乎处于空白状态,如果研发成果不能进入第二、第三阶段,创造者、投资者的所有付出将无以回报。专利制度就是通过这种制度设计激励权利人亲自或授权他人完成技术创新的全过程,使专利保护的客体转化为具有物质载体的财富,以促进社会总财富的增值。

（三）中国语境下专利激励机制的特质及对策

1. 专利激励机制内部性的特质及对策　专利制度用利益吸引劳动和资金投入技术创新活动,这是专利激励机制取得成效的重要因素,但是,我们也应意识到,经济主体利己动机的合道德性并不能掩盖经济人的非完全理性,如果不对经济主体的逐利行为加以限制,他们往往会超越权利的限制滥用权利。发达国家的实践证明,专利权滥用是技术进步和市场竞争的一大障碍,该行为不仅侵犯了国家和公众的利益,而且不可避免地给竞争者的正常生产经营和交易活动造成损害,许多发达国家通过严格的立法予以抵制。与发达国家相比,我国正处于专利发展的初期,在学术界关于对专利权滥用的限制有两种意见,一种认为近年来滥用专利权的现象在我国逐渐增多,有些企业的实际利益受到了很大影响,因此,要求对滥用专利权的行为加以规制;另一种认为在保护和防止滥用之间,要有一个平衡,现在我国主要的问题还是保护不够的问题,其次才是防止滥用的问题。2008年12月27日我国对专利法进行第三次修订,此次修订并没有在专利法中明确写上"防止专利权的滥用",这表明立法者在当下更希望通过专利制度促进技术创新。但是,我们必须意识到,完善的法律制度应是权利授予、保护和对权利行使适当限制共同构成的完整体系,缺失对权力滥用限制的法律会使人的趋利本性无限放纵,会给权利相对人以及社会利益带来巨大隐患。随着我国专利事业的发展,必须逐步加强对专利权行使的限制,以使专利制度更加完善,保证我国专利事业健康发展。

2. 专利激励机制外部性的特质及对策　就专利制度激励机制的外部性而言,发达国家是因为技术创新成果发展到一定程度,需要有法律保障,才有专利制度,而我国专利制度的目标在很大程度上是根据我国经济发展的需要人为设计,并由行政权利加以推进的。20多年来,具有中国特色的政府推进型专利制度取得了令世人瞩目的成就,在回顾世界知识产权组织与中国合作 20 年的历史时,该组织前总干事阿帕德·鲍格胥博士指出:"在知识产权史上,中国用 20 年的时间能完成这一切的速度是独一无二的。"但是,我们也应意识到:目前,我国对专利制度中行政权力的约束几乎处于空白状态,而我国专利机制中行政权力的介入要比国际惯例广泛和深入的多,这自然可以带来效率和巨大成就,但如果政策发生偏差,其带来的后果也将是全局性的、灾难性的。另外,越是权力集中的地方,越容易滋生揽权和腐败,尤其是在一种绝对权力缺少有效约束的情况下。这对专利事业的发展显然极为不利,我国应尽快制定对公权力规制的法律法规,以使我国政府的专利行为纳入法制轨道。

3. 专利激励机制中激励制度的特质及对策 如上所述,在国际惯例中,专利制度的激励主要是市场激励,权利主体的收益来自于其市场盈利,行政权力只是在申请阶段对客体进行技术性审查,在研发及市场化阶段基本依靠权利主体的自主选择以及市场的自发调节,政府的直接扶持或支助并不多见。在我国,由于实施专利制度的背景与发达国家不同,专利激励制度也具有中国特色,在研发阶段为解决科技、经济与社会发展中的关键技术问题,国家实施了一系列科技发展计划,通过财政资金支持科技创新活动。在市场化阶段,国家也采取了一系列积极措施,促进专利转化实施与产业化。比如启动了全国专利技术产业化示范工程、国家专利产业化工程试点,建立全国专利技术展示交易平台等。政府对研发和市场化的行政激励,大大缓解了我国企业研发资金有限,承担风险能力差,专利转化市场不太成熟等现实压力,必然大大激发主体进行技术创新的积极性,是基于我国国情的必然选择。但是,国家对科技创新的大规模投入以及对其市场化的行政扶持,改变了专利制度只靠市场获益的激励机制,激励机制的多元化必然导致技术创新目标的多元化,影响技术创新全过程的顺利实现。因此,在积极发挥政府以行政手段进行协调、引导的同时,要充分发挥市场机制对于配置创新资源、激励创造的基础性作用,完善专利发展动力机制。

二、药品专利立法理念

最早提出并详尽阐释"理念"含义的人,当属西方哲学的奠基人柏拉图,他相信在人的感官世界之外存在一个不以人的意志为转移的"理念"世界,理念世界按照其自身规律即"理性"或曰"逻各斯"运转,无论是逻各斯还是理性,才是世界的真正本体,它按照一定的目的,井然有序地、能动地推动着世界万物。他的这一思想对西方文化产生极为深远的影响,探求人类感官之外的抽象规律并以其指导实践成为西方文化的重要特色。从某种意义上说,现代意义的法律起源于西方,西方学者以其惯有的思维方式对立法理念进行了较为深入的探讨。在我国,改革开放之后,在非常短的时间内创制了大批法律,当时,我们无暇对这些法律条文背后的理念进行深入探究,以至于有些法律缺失贯穿于立法过程及法律运行始终的价值取向,有些法律的价值取向已不适合当下的实际,这严重制约了我国的法治进程,也为我国社会、经济的发展带来众多隐患。本书尝试对药品专利立法理念进行法理分析,以期对法条背后的理念予以探究,使我们对这一法律有更为深入的了解。

立法理念是立法者创制法律时对法的本质、原则及其运作规律的理性认识,它是法律的灵魂,是其基本精神最凝练的表达,集中体现了法律的基本价值判断准则,直接决定着法律的价值及其在实践中的作用,是立法过程中必须建构的观念基础。任何一项法律的创制都必然受制于一定的立法理念,不过,立法者并不会对这些理念进行清晰表述,它们蕴含于具体的法律规定之中,法律条文是立法理念在现实层面的延伸。

从法理来看,立法"既是一个对诸种利益进行衡量,对利益进行界定、分配并以权利的形式予以保护的过程,也是一个对冲突着的诸价值进行目的判断的价值选择过程。可以说,利益衡量和价值选择是立法思维的主要形式,只有在进行了利益衡量和价值选择之后,才能进行逻辑演绎式的、技术性的操作,进一步将衡量和选择的结果精细化、明确化"。我国对药品专利中诸多利益进行衡平的过程就是我国专利法律发展的进程,本书将对药品专利领域我国主要衡平的利益进行阐释。

(一) 衡平发展制药产业与国民健康权

总体来说,各个法域都有着需要立法者进行衡量和价值判断、选择的各种利益,就药事法域而言,利益的冲突最主要体现在公众的健康权和制药产业之间,原研药公司与仿制药公司之间,立法者对法律的制定和修改意味着对各方利益的衡量及调整。鉴于这一问题是药事立法领域中的核心问题,而美国在这一领域进行了有益的探索,因此,本书将通过中美两国的比较来分析中美两国制药产业中各方的利益是如何分配的,这种分配格局经历怎样的变化,这种变化又给制药产业带来怎样的影响。

就美国而言,近半个世纪以来,制药业在科研开发和市场销售上保持着举足轻重的世界领先地位,而这一地位的取得主要得益于其强大的原研药公司,因之,美国的大型原研药制药公司在药事法制定过程中拥有绝对发言权,其药事法一直倾向于强大的原研药公司的利益。Hatch-Waxman 法案通过之前,仿制药的审批程序与原研药相同,这使生产仿制药几乎无利可图,1984 年通过 Hatch-Waxman 法案的时候,仿制药仅占美国处方药市场的 18%,这导致市场药物价格居高不下,严重影响了国民健康权的实现,这一现实要求美国政府重新审视原研药企业、仿制药企业以及国民健康权的平衡,Hatch-Waxman 法案承担了这一历史使命,它通过"Bolar 例外"等条款鼓励仿制药企业的发展,同时也对原研药企业进行了有效补偿,对美国药事领域的利益分配进行了重要调整,对美国制药产业的发展以及国民健康权的实现产生了极为深远的影响。

我国的制药产业有着与美国完全不同的生存环境,我国制药产业起步晚、底子薄,中华人民共和国成立初期,为了解决严重缺医少药的现实,并基于以最低的代价、最快的速度发展制药产业的思路,将制药产业定位为公益事业,其主要的职责是解决公民健康权问题,由此,我国选择了大力发展仿制药的策略,这在特定时期不失为明智选择。

随着时间的推移,原来对药品领域利益分配的原则已逐步丧失了合理性,目前,我国西药中仿制药高达 98%,这在世界制药产业中是少有的,制药企业自主创新能力差已成为我国制药产业发展的瓶颈,转换制药产业的发展模式,促进具有自主知识产权的原研药的发展已成为我国药事法的价值追求。但是,在具体操作层面却陷入令人尴尬的两难境地:一方面我国在新药研发领域远远落后于发达国家,如果加大药品专利保护力度,实际受益的将是国外的跨国制药公司;另一方面如果对药品专利继续实施弱保护,又不利于我国制药企业开展原研药物研究,不利于制药产业的长远发展。在此情况下我国推出"Bolar 例外"等条款就是我们面对这种两难选择作出的权宜之计,这预示着我国将在药事领域启动利益调整,它与其他相关规定一起构筑了我国制药产业发展新的制度环境。

如上所述,中美均通过"Bolar 例外"等条款对制药产业的利益分配进行调整,但其产生的效果却存在差异。

1. 对原研药企业的影响　众所周知,制药产业是典型的高技术依托产业,发达国家凭借药品专利对世界医药市场强力垄断,美国则是药品专利制度最大的受益者。Hatch-Waxman 法案规定了药品专利期补偿制度,对因临床试验和新药申请时间过长而在实际中专利期较短的原研药给予专利期补偿,促进了原研药生产商研究开发新药的动力,也为美国制药产业注入巨大的发展动力。

在我国,2008 专利法的修改,在没有增加药品专利保护期的情况下,加入"Bolar 例外"条款,这等于进一步削减了原研药品在我国的利润空间,虽然这一举措可以削减国外制药企业在我国市场的份额,但这种利益划分的变动显然不利于激发我国制药企业研发原研药品的积极性。

2. 对仿制药企业的影响　值得注意的是,美国的立法者为了促进仿制药企业的发展,并没有将削减原研药企业的利益作为首选,他们选择了修改仿制药的审批制度和流程这一路径,通过简化审批程序,仿制药企业节省了大量资金,这使仿制药企业有利可图。同时,"Bolar 例外"条款的引入,有利于仿制药企业在专利到期后以最短时间上市销售仿制药,这极大地拓展了仿制药企业的利润空间,促进了美国仿制药企业的发展,2004 年仿制药占 57%的处方药市场,2007 年占 65%,2009 年占 75%。

就我国目前的情况看,绝大多数制药企业还不具备新药创制能力,仿制药的研发依然是国内众多药企的必然选择。而最近几年是大型跨国制药企业专利到期的高峰期,据统计,2007—2010 年,大概有 110 种药品相继失去专利保护,它们现在一年的销售额高达500 亿美元,而 2011—2015 年间将有 770 亿美元销售额的专利药到期。这对我国制药企业来说,无疑是一个良机,我国抓住这一契机,适时推出"Bolar 例外"条款,将极大地拓展我国仿制药企业的利润空间。

3. 对公共利益的影响　Hatch-Waxman 法案在维护原研药企业对于专利药的合理权益的同时,拓展了仿制药的利润空间,激发了制药企业生产仿制药的积极性,这些举措使得药品整体价格明显回落,在 2006 年,仿制药的平均零售价格是 32.23 美元,而原研药的平均零售价格却高达 111.02 美元,由于仿制药的存在,每年为患者和经销商节省了数百亿美元的花费。

近年来,我国医药产业广受"诟病"的就是仿制药大行其道,由于对仿制药监管的宽松,使其几近泛滥,这一方面导致企业重复建设严重,同质化竞争加剧,另一方面也导致药价虚高,给国民健康权的实现带来重大隐患。新《药品注册管理办法》希望通过提高对仿制药质量的要求遏其低水平重复生产、减少恶性竞争,但这无形中增加了企业的负担,而此时推出"Bolar 例外"条款则为我国仿制药企业拓展了利润空间,对从根源上降低药价有着重要意义。

通过以上分析,我们可以看出:由于中美两国有着不同的产业环境,因此,从形式上看内容几乎相同的"Bolar 例外"条款却产生了非常不同的效果。对美国而言,其面临的产业环境是:过于强大的原研药企业遏制了仿制药企业的发展,由此引发了国民健康权的危机。在此种境况下,Hatech-Maxman 法案可谓美国法律的经典之作,它平衡了公众与制药企业之间的利益,也平衡了原研药企业与仿制药企业之间的利益,即鼓励了新药的研发,也激励了仿制药物的尽快上市。可以说,美国的药事法是美国制药企业长盛不衰的重要保障。

在我国,我们面临的产业环境是:我国自身的原研药非常薄弱,仿制药虽然众多,但其低水平重复现象严重,无法与国外大型原研药企业竞争,"Bolar 例外"条款及其相关法律规定对于整顿我国仿制药企业,促进其发展提供了有益思路,同时,它对我国仿制药企业抓住国外大型企业专利到期的高峰,抢仿其产品提供了制度激励,但是,我们也应看到,它使我国本已步履维艰的原研药企业的发展更为艰难,不利于我国制药产业实现向自主创新的战略转型,因此,进一步完善"Bolar 例外"条款的相关规定,构筑具有中国特色的激励药品自主创新的制度机制已势在必行。

（二）衡平行政干预与市场调控

医疗卫生与群众切身利益息息相关,是人生存发展的基本要求,是现代公民应当享有的基本权利,而如何利用有限的资源最大限度地满足国民的医疗卫生需求,则成为长期困扰世界各国尤其是发展中国家的难题,为了解决这一世界性难题,各国政府纷纷根据自身的政治、经济、文化境况构架制度体系,希冀通过制度设计为国民提供医疗卫生保障。对于人口众多、人均医疗卫生资源极其有限的中国来说,政府通过制度设计对医疗卫生资源进行分配则显得至关重要,它既关乎国民健康权益的实现,也关乎制药等相关产业的发展,但是如何衔接政府和市场的关系就成为诸如中国这样发展中国家面临的重要理论及现实问题,本书对我国处理这一问题的思路进行梳理,以探究处理这一问题的中国式解决方案。

1. 计划经济时期（1949—1978 年）行政全面干预的尝试　中华人民共和国成立初期,由于历经长年战乱,卫生医疗严重缺失,疟疾、血吸虫病、天花、白喉、肺结核等民间传染病、寄生性疾病肆虐,严重危害国民健康乃至生命,而当时的中国医疗服务水平低下,80%为个体中医,几乎没有现代意义上的制药企业,根本无法应付随时可能爆发的传染性疾病,更谈不上有计划地进行疾病预防和治疗。

面对中华人民共和国成立初期严峻的医疗卫生形势,加之当时计划经济的总体思路,我国确定了四项医疗卫生发展方针:第一,医疗卫生体系为工农兵服务;第二,预防为主;第三,中西医相结合;第四,卫生工作与群众运动相结合。本书认为,这一方针体现了以下理念:第一,政府主导医疗卫生体制,医疗卫生具有公益性质;第二,以预防、基础医疗为先导,强调针对群体的公共卫生,将针对个体的医疗服务放在次要地位;第三,强调医疗卫生的可及性,基础医疗卫生服务几乎覆盖全体城乡居民。

中国在计划经济体制下的医疗卫生体制及其附属的药物制度,从中华人民共和国成立初期沿用至改革开放后解体,这一方针是我国国情与计划经济理念相结合的产物,它奠定了我国医药制度的基石,形塑着我国医药卫生体制的发展。这一时期重公平、低水平、广覆盖的药物制度被证明是行之有效的,在整个经济发展水平相当低的情况下,通过有效的制度安排,用 GDP 的 3%左右的卫生投入,大体上满足了社会成员的基本医疗卫生服务需求,国民健康水平迅速提高,平均寿命从 1949 年的 35 岁增加到了 80 年代早期的 70 岁。这一时期取得的成就在世界范围内得到了广泛认可,被一些国际机构评价为发展中国家医疗卫生工作的典范,被世界卫生组织和世界银行誉为"以最少投入获得了最大健康收益",世界银行的一份报告对于中国卫生部分的成功直接称呼为"中国第一次卫生保健革命"。

毋庸讳言,计划经济时期医疗卫生领域巨大的成功背后也伴随着隐忧,靠行政手段将有限资源面向社会成员公平分配固然可以缓解燃眉之急,但这种体制由于抽掉了激励机制而带来的效率低下、发展缓慢则随之而来,当改革开放大潮席卷中国的时候,以计划经济为依托的药物制度的基础不复存在,与新的经济基础相适应的药物制度的艰辛求索历程随之展开。

2. 转轨时期(1979—2006 年)市场调控全面启动　本书将转轨时期界定为 1979—2006 年。1978 年十一届三中全会后,市场经济逐步成为我国经济发展的主导模式,卫生部门也开始探索从计划经济向市场经济转轨。1979 年,当时的卫生部长钱信忠在接受采访时提出"运用经济手段管理卫生事业"。本书认为,这一时期医疗卫生制度的核心问题在于:在市场经济的总体环境下,如何处理医疗卫生的公益性质与市场的关系,这对于我国政府来说,近乎是一个全新的课题,或许"摸着石头过河"是当时的最佳选择。改革开放初期,鉴于计划经济时期的努力,基本消除了各类大规模传染性疾病,基础医疗的重要性逐渐下降。针对普通群体的基础性公共卫生服务发展缓慢,而拥有市场前景的高端医疗迅速发展。在城市里各大医院很快地建立起来,医疗水平也随着大中型医院的建立以及人才的增多慢慢提高。市场经济条件下新型医疗卫生制度的探索在这一背景下展开,"二十多年来,伴随着整个国家的转型,我国医疗卫生部门也在不断改革。一方面,包括财政体制改革的各项改革措施,使得我国各级政府对于医疗部门的支持力度大幅下降。这一点对于公立医院表现得格外明显,自 1999 年起,政府拨款在卫生部门所需综合医院总收入中比重不足 10%。另一方面,我国政府对于医疗服务的价格一直采取管制措施,压低了医生提供医疗服务的价格。这两方面因素相结合,使得医院无法在新的环境下维持生存。这一情况迫使政府出台政策,允许医院通过药品加价15%出售,提高医疗检查费用等措施来弥补成本支出。由此造成了所谓以药养医、以设备养医的问题。"

这一时期,我国的药物制度逐步自成体系,政府的管理主要集中在对药品质量等问题的管理上,药品生产的准入和新药的审批成为药品管理制度中的重点。1978年国务院颁布《药政管理条例》,1979年卫生部组织制定《新药管理办法》。1984年我国颁布了《药品管理法》,这部法律被看做是中国药品管制制度的雏形。我国在药品企业的准入机制、药品价格管理体制、药品流通体制(集中招标、医药分家)、药品分类管理体制、基本药品目录的形成机制等方面都进行了一定程度的改革,取得了一定进展。

总而言之,这一时期的药物制度只是适应了改革开放以来的总体政策趋势,将药品的生产流通推入市场,政府对市场准入、药品质量等问题进行监控,这种政策促进了制药产业的快速发展,但由于忽视了药品的特殊性以及政策的独特引导作用,其弊端逐渐显现:第一,从某种程度来说,重效益、靠市场、精覆盖的药物制度助长了医疗卫生领域的不公平分配;第二,这种急功近利的药物制度在带来规模增大和销售额上升的同时,也造就了中国制药产业的积弊——行业整体极弱的药品研发创新能力;第三,在计划经济向市场经济的转变过程中,中华人民共和国成立初期医疗保障体制的制度背景开始经历重大变化,传统的医疗保障制度逐步失去了自身存在的基础,在市场化机制下,针对贫困群体的医疗保障逐步瓦解,这使看病难、看病贵现象日渐尖锐。

2003年SARS事件是对卫生体系的一次严峻的考验,这一事件直接暴露出了公共卫生领域的问题,促使人们反思现行卫生政策,客观上影响和推动了卫生体制的改革。2005年7月28日《中国青年报》刊出的由国务院发展研究中心负责撰写的最新医改研究报告,报告通过对历年医改的总结反思得出结论:目前中国的医疗卫生体制改革基本上是不成功的。2005年9月,联合国开发计划署驻华代表处发布《2005年人类发展报告》,指出中国医疗体制并没有帮助到最应得到帮助的群体,特别是农民,所以结论是医改并不成功。这一结论印证了国务院发展研究中心课题组的研究结果。因此,这一阶段的改革从总体上讲是不成功的,体制变革所带来的消极后果,主要表现为医疗服务的公平性下降和卫生投入的宏观效率低下,这不仅影响到国民的健康,也带来了诸如贫困、公众不满情绪增加、群体间关系失衡等一系列社会问题,长此以往,不仅影响经济发展,而且危及社会的稳定以及公众对改革的支持程度,中国医疗卫生体制及其重要组成部分的药物政策的深入改革迫在眉睫。

3. 步入成熟市场经济时期政府干预与市场调控相结合的探索　本书将步入成熟市场经济时期界定为2007年至今。2007年召开的党的十七大将民生提到了前所未有的高度,十七大报告将医疗卫生作为六大民生问题之一,明确提出了到2020年要建立一个"人人享有基本医疗卫生服务"制度的目标,并且强调这项制度要覆盖城乡全体居民,而要实现这一目标必须重新审视我国的医疗卫生体制,十七大报告中首次明确提出卫生医疗领域的"四大体系",即"覆盖城乡居民的公共卫生服务体系、医疗服务体系、医疗保障体系、药品供应保障体系"。"四大体系"的提出不仅系统总结了以前的研究成果,还为今后的改革构建了崭新的框架。2009年3月17日中共中央国务院发布《关于深化医药卫生体制改革的意见》,3月18日发布《医药卫生体制改革近期重点实施方案(2009—2011年)》,具体部署实施新的医疗卫生体制。在新医改中,新的药物政策既独立成体系,又与其他三项体制相互衔接,新的药物政策的核心和亮点在于引入基本药物制度,这一制度为成功探索药物制度中市场与政府关系提供了中国式的全新视角。

(三)衡平发展现代医药与传统医药

2008年12月27日,十一届全国人大常委会对专利法进行第三次修订。此次修订增加了关于遗传资源和传统知识保护的内容,这是我国知识产权法发展里程碑式的标志,表明我们开始尝试对我国拥有绝对优势的遗传资源和传统知识予以专利保护,体现了我国对知识产权制度的创新,我们开始主动利用这一制度保护自身具有优势的知识利益,而不仅仅是迫于压力被动地满足发达国家的要求。但是,我们也应看到,我国对遗传资源和传统知识的保护刚刚起步,此次修正案中有两个地方涉及遗传资源和传统知识,该两项规定只是对遗传资源和传统知识的利用进行一定限制,并未涉及利用专利制度激励遗传资源和传统知识的创新,因此,在遗传资源和传统知识领域,知识产权制度应有的激励创新作用尚未发挥,而这正是我国知识产权法下一步发展的方向。

中药与西药是基于完全不同的文化而形成的药物。西方文化认为世界是由不同因素按逻辑组成的,因而他们强调使用分析的方法对各个成分进行精准分析,并说明其逻辑结构,西药的创新主要是在实验室通过物理、化学等实验完成的,其原始表达方式就是抽象的数学、物理、化学等语言,这正符合专利申请的要求,因而可以得到专利的当然保护。中国文化认为世界是由不同因素相互作用而构成的,按中医理论,中药作为天然药物,其在人体中起到一定的药效作用并不是某一味中药,或单个化学成分,而是各种不同的成分共同起作用,其药效来自多种活性成分之间的协同作用,并不等于单味药化学成分的加和,对指标性成分含量的测定难以有效保证中药功效。因而,中药并不追求分析每味药的成分及其逻辑结构,而致力于通过经验把握各种药物综合作用后的效果,而现行专利法规定,只有能够用物理、化学语言准确表达其结构的药物才可以授予专利,按照这一标准,中药很难获得专利,这使中药专利申请陷入困境。

晚近以来,随着科学权威在全世界的确立,奠基于近代科学基础之上的药物——西药凭着其疗效确切、见效快、服用方便等特点风靡世界,一时之间,中药等传统药物大有被取代之势。在我国,自近代以来,关于中医药存废的争论从未停止,前不久爆发的中医药存废之争至今硝烟未散。废除中医药的代表人物张功耀教授在其引发广泛争议的文章《告别中医中药》中指出:"凡是科学的东西,都应该自觉地寻求自身的进步。然而,遗憾的是,中医一直没有寻求到一条可以使其进步的道路。"中医药不能通过创新而不断进步是主张废除中医药论者的一个重要依据。众所周知,药物的创新投资大、周期长、风险高,如果没有制度激励是很难实现的,美国著名经济学家曼斯菲尔德的研究表明,"如果没有专利保护,60%的药品难以问世,65%不会被利用"。

然而,如上所述,由于文化的差异,专利制度为西药提供了完备的保护,中药等传统药物却很难获得专利的保护,那么,中药如何跨越文化障碍获得保护呢?

本书认为,要解决上述问题,需要通过对东、西方文化的分析来完成。实际上,东、西方哲学都基于对人类生存、发展的关注,其孜孜以求的目标是同一的,即如何使人类更好地生存发展,但所采取的手段、路径不同。西方人强调通过对自然规律的认识去征服自然、创造更多的物质财富。西方哲学确实带来了科学发达、物质昌盛,但过于关注对自然规律的探求,以至于将自然规律极度膨胀、彰显,掩盖了人自身的属性。20世纪是西方文化特色淋漓尽致地发挥作用的时期,它所创造的物质文明是前人无法企及的,但它也是人类经历的最血腥、最具破坏力的时期,两次世界大战使全世界尸横遍野、全球生态失衡、核武器扩散,人类面临着被自身文明毁灭的危机,西方文明走入困境。

中国哲学强调"天人合一",认为人和宇宙是融为一体的,人的幸福不是去征服自然,从而获得物质的满足,而是通过内心的修养去达到精神的满足,所以中国哲学一直有忽视人的物质利益的倾向。奠基于东方哲学的制度显然不能创造与西方相媲美的物质财富,当被西方的坚船利炮击败之后,东方文明亦陷入困境。

东、西方文明经过几百年的冲突与较量,进入21世纪之际,人类发现自身的需求是双面的,既要求满足人的物质需求,又要满足人的精神需求,过度强调任何一方都会造成人类的畸形发展,从而走向我们目的地的反方向。东、西方文明是人类在几千年中不断积淀而成,它们反映了人类的需求,但是,由于地理环境、生产方式、社会构成的不同,它们都仅仅反映了人类需求的一个方面,东、西方文化都无法单独承载人类文明的全部,但它们却各富特色,互为补充。经济全球化使得生产力及生产方式可以在技术和理念上超越自然环境和资源的地域性限制,从而弱化了民族分工和地域性生产的绝对性。作为意识形态的文化自然要求构建起一种新的、与之对应的认知模式,也就是个性与共性、民族性与世界性辩证统一的"进步"文化观。它既不同于以西方文化霸权为哲学基础的文化观,也不同于过分夸大文化差异,从而导致文化对话障碍的文化观。它是博采众长、求同存异、开放平和的文化新观念,也是融合东、西方文化精粹、承载人类共同利益的文化新模式。这一文化新模式包含两层含义:第一,合乎客观事物的本性和规律,以现代科学态度、理性精神、探求、遵循客观规律,充分利用自然资源,创造更多的物质财富;第二,合乎人类的本性和规律,充分认识人异于自然的独特属性,尊重人类自身的规律,造福于人类。这一理念将有助于保持人的理性的完整之美,实现人的全面发展。

本书认为,21世纪文化发展趋势为中药专利申请走出文化困境提供了有益的思路。一方面,中药作为中华民族的文化瑰宝,它的理念中充满了对生命、自然的尊敬,希望通过人与自然的和谐达致身心健康,它不是一种纯粹的技术,而是一种在信念驱使下对生命的探索与思考。中药所体现的救死扶伤、宣德济世的理念,正弥补了机械、刻板的西药所欠缺的人文关怀,因此,奠基于东方文化的中药不应被废弃,其文化精华应发扬光大;另一方面,令中药生生不息的文化源泉也是其致命弱点,因为过于关注人自身对药物的直观感受,并强调因袭,使中药缺乏理智的分析与创造,不能及时吸收现代科技的最新成果而落伍于时代,因此,中药应充分吸收西药的合理内核,实现自身的现代化。与此同时,专利制度也会随着人类新型文化的建立而不断完善,成为包容多种文化的制度载体,奠基于新型文化基础之上的专利制度必将为现代化的中药提供制度保障。

三、药品专利制度设计

(一)药品专利的法律体系

20多年来,经过不断的修改、完善,我国药品专利法律体系已基本形成,本书将其归纳为三个层次:① 我国制定的专利基本法律。② 专门针对药品的专利法律法规。③ 我国参加的专利国际公约以及签署的双边或多边专利保护协议。

1. 我国制定的专利相关基本法律

(1)《中华人民共和国宪法》:《宪法》(1982年12月4日通过)第二十一条规定:"国家发展医疗卫生事业,发展现代医药和我国传统医药。"此外,《宪法》中,直接与专利法相关的条款主要有第十三条:公民的合法的私有财产不受侵犯。第十四条:国家通过提高劳动者的积极性和技术水平,推广先进的科学技术,完善经济管理体制,实行各种形式的社会主义责任制,改进劳动组织,以不断提高劳动生产率和经济效益,发展社会生产力。第二十条:国家发展自然科学和社会科学事业,普及科学和技术知识,奖励科学研究成果和技术发明创造。第四十七条:中华人民共和国公民有进行科学研究、文学艺术创作和其他文化活动的自由。国家对于从事教育、科学、技术、文学、艺术和其他文化事业的公民的有益于人民的创造性工作给以鼓励和帮助。这些条款确立了药品专利保护的宪法地位,为药品专利法律保护体系确立了基本原则。

(2)《中华人民共和国科学技术进步法》:于1993年7月2日由全国人大常委会通过,于1993年10月1日起施行。第三条:国家保障科学研究的自由,鼓励科学探索和技术创新,使科学技术达到世界先进水平,国家和全社会尊重知识、尊重人才、尊重科学技术工作者的创造性劳动,保护知识产权。第四条:国家根据科学技术进步和社会主义市场经济的需要,改革和完善科学技术体制,建立科学技术与经济有效结合的机制。第五条:国家鼓励科学研究和技术开发,推广应用科学技术成果,改造传统产业,以及应用科学技术为经济建设和社会发展服务的活动。此法确立了国家促进科学技术进步的基本思路,适用于制药行业促进科技进步。

(3)《中华人民共和国专利法》:于1985年4月1日实施,开始对药品领域的发明创造给予方法专利保护,并在修订后于1993年1月1日开放了药品的产品专利保护。

(4)《中华人民共和国刑法》:于1979年7月1日第五届全国人民代表大会第二次会议通过,1997年3月14日第八届全国人民代表大会第五次会议修订,现行《中华人民共和国刑法修正案（十）》（发布日期：2017 年 11 月 4 日第十二届全国人民代表大会常务委员会第三十次会议通过）第三章第七节为侵犯知识产权罪，对侵犯知识产权的刑事处罚予以详细规定。

（5）《中华人民共和国知识产权海关保护条例》：于 2003 年 11 月 26 日国务院第 30 次常务会议通过，2004 年 3 月 1 日起施行。规定海关对与进出口货物有关并受中华人民共和国法律、行政法规保护的商标专用权、著作权和与著作权有关的权利、专利权（以下统称知识产权）实施的保护。

2. 我国制定的药品知识产权法律、法规、规章

（1）法律：《中华人民共和国药品管理法》于 1984 年 9 月 20 日由全国人大常委会通过，并在 2001 年修改后于 12 月 1 日起施行。《中华人民共和国药品管理法》第四条：国家鼓励研究和创制新药，保护公民、法人和其他组织研究、开发新药的合法权益；第三十六条：国家实行中药品种保护制度，具体办法由国务院制定。《中华人民共和国药品管理法》规定了药品知识产权保护的基本方式。

2016 年 12 月 25 日，我国首部《中华人民共和国中医药法》（以下简称《中医药法》）出台，2017 年 7 月 1 日正式实施，该法涵盖了中医药服务、中医药保护与发展、中医药人才培养、中医药科学研究、中医药传承与文化传播以及保障措施、法律责任等多个方面，并就建立健全中医药管理体系、保护中药知识产权、社会力量举办中医医疗机构、中药材质量全程监控作出明确规定。

（2）行政法规：《中药品种保护条例》《野生药材资源保护管理条例》《中华人民共和国植物新品种保护条例》《医疗器械监督管理条例》《药品行政保护实施条例》《医疗器械监督管理条例》《中华人民共和国专利法实施条例》《中华人民共和国药品管理法实施条例》《中华人民共和国知识产权海关保护条例》等对药品专利保护作了具体规定。

（3）部门规章：《药品注册管理办法》《地理标志产品保护规定》《医疗机构制剂注册管理办法》《中药材生产质量管理规范》等规定了药品知识产权保护的具体措施。

此外，我国大部分省（自治区、直辖市）政府都根据本省（自治区、直辖市）具体情况制定了地方发展中医药条例。国家食品药品监督管理局、卫生部、国家中医药管理局等部门还发布了几百个关于药品知识产权保护的规范性文件。

3. 我国参加的专利国际公约以及签署的双边或多边专利保护协议　当下，还没有关于药品专利保护的国际公约、双边或多边保护协议。但是，药品专利国际保护可以参照我国参加的知识产权国际公约以及签署的双边或多边知识产权保护协议。比如《与贸易有关的知识产权协定》《保护工业产权巴黎公约》《专利合作条约》《国际专利分类斯特拉斯堡协定》《国际承认用于专利程序的微生物保存布达佩斯条约》《建立世界知识产权组织公约》《保护植物新品种国际公约》《生物多样性国际公约》《保护非物质文化遗产公约》等。

（二）药品专利的权利配置

1. 专利的权利主体　专利权的主体为专利权人，对于专利权人的规定，多数国家的情况与我国相同，我国专利权的主体包括：当发明人或设计人自己出资时，专利权归发明人或设计人；发明人或设计人受聘于出资人，专利权归出资人；两个以上单位或者个人合作完成的发明创造、一个单位或者个人接受其他单位或者个人委托所完成的发明创造，除另有协议的以外，专利权属于完成或者共同完成智力创造成果的单位或者个人；相同发明创造，即两个以上的申请人分别就同样的发明创造申请专利的，专利权授予最先申请的人。

2. 专利的权利客体　专利保护的客体是智力创造活动成果。智力是与体力相对的，指主要依靠人的思维进行抽象劳动。智力创造活动成果有着与有形物不同的特征，其一，无形性。智力创造成果的价值不在于其物质载体，而在于物质载体中承载的无形知识，这意味着对它的占有具有非竞争性和非排他性，即一个人拥有智力创造物并不排除其他人可以同时拥有，这使智力创造物较之有形物具有极为广阔的使用空间，与此同时，也使创造者依靠自身力量对其控制极为困难。其二，非损耗性。智力创造成果与有形物不同，其使用并不能对产品造成损耗。"用经济学的术语来说，将一个知识产品提供给额外的用户使用的边际成本是零。这也与有形财产不同，因为使用者的多方面的使用没有增加利用知识产品的成本。知识产品的流转虽然有交易成本，现代技术却可以使知识产品以很低的成本被获取。""基于这样的特点，从静态经济学的角度来看，知识产品应当不受限制地为任何可能利用的人打开方便之门。"其三，独创性。独创性是智力创造成果成为知识产权客体的重要条件之一，不过不同形式的知识产权对客体独创性的要求不同，"专利权中的发明创造所要求的创造性最高，一般必须是该项技术领域中前所未有的、先进的、实用的科学技术成就，通常称之为非显而易见性。著作权法中的作品要求的独创性一般要求作品的表现形式必须是作者创造性的独立构思和创作，通常称之为原创性。而商标标记所要求的创造性仅达到易于区别程度，一般称之为易于区别性。可见，知识产品只有具备独创性、先进性或新颖性，才有可能成为知识产权法律关系的客体，而抄袭的、落后的、仿造的东西则不能成为知识产权法律关系的客体"。其四，可复制性。智力创造成果在首次创造时付出非常大，但其重复使用却较为容易。有形物的每次生产付出很接近，但对于智力创造成果来说，其首次研制需要经过大量的抽象劳动，而一旦成功之后，实施其思路却要容易得多，这就使人们更趋向于使用别人的智力创造成果，而自己不去创造。

智力创造成果的这些特性致使保护有形物的制度无法全面地保护它，而仅仅依靠市场的自发调节，也无法达致既鼓励、支持智力创造活动又使智力创造成果能够最大限度地发挥其作用的目的，因而创设保护智力创造活动的制度就成为必需。

综上所述，专利保护的客体是通过抽象劳动而创造、制作的新的技术方案。

3. 专利的权利内容　专利从性质上说主要是财产权。郑成思先生认为："过去有的文章、专论，在述及知识产权时，往往有一种共同的误解，认为任何类型的知识产权均由人身权与财产权两部分组成，并把这归纳为知识产权的特点之一。不过，至今也还没有人顺理成章地讲清楚商标权中的人身权究竟指的是什么。至于一些论述中确曾提到的专利权中的人身权，其实指的是发明人就其发明享有的署名权等人身权。而这些论述忘记了：专利权是经行政审查、批准、授予后方产生的一种知识产权。而发明人就其发明享有的署名权，一是产生在根本无专利可言的获专利之前，二是即使专利申请被驳回，发明人就其发明所享有的人身权依然存在着。这表明这些论述中所谈的人身权并非专利权的一部分，只是在版权领域，由于版权在绝大多数国家是作品一经创作完成即依法自动产生的，故作者就其作品享有的人身权，与作为版权之一部分的人身权方才合为一体。这一点与发明专利领域及商标领域有本质上的不同。所以，只有在版权中（更确切些讲，在作者权中），才谈得上人身权，或称精神权利。"

专利主要是一种财产权，但是专利和物权有很大不同，物权是一种直接的财产权，而专利权仅仅是一种获益的预期，并不是直接收益，获益的多少与创造智力成果付出劳动的多少没有直接关系，而与智力创造成果的市场效益直接相关。专利法律制度设计的权利是一种受限制的市场垄断权，拥有专利就拥有一种在一定时期、一定地域、排他性地将智力创造成果工业化、市场化、商业化的权利，这种权利可以由权利人自己行使，也可以转让或赠予他人行使，在某些情况下，怠于行使权利将受到制裁。权利人财产上的收益要经过两个过程才能实现，第一个过程是通过抽象劳动进行创造、制作活动，而后将这一活动的收获用特定的语言进行表述，使其成为有一定物质载体的知识形态；第二个过程是将处于知识形态的智力成果通过工业化的形式实物化、市场化、商业化，其收益就是专利的获益。专利属于智力创造活动的劳动者或投资者，他们可以自己直接进行第二个过程，也可以将权利完全或部分转移给受让人进行第二个过程，专利法律制度并不关心由谁来进行第二个过程，只关注经济利益的最大化。同时专利的实现是受限制的，最主要的限制是对时间和地域的限定。权利人只能在特定时间、特定地域内实现其对智力创造成果的市场垄断权，超过特定时间、地域，权利即告消失，其智力创造成果即进入公共知识领域。

综上所述，专利法律制度通过对智力创造活动的劳动者、出资者、运作者赋予市场垄断权，以激励具有市场前景的智力创造物的创造。这种制度通过构设，引导资金、劳动等稀缺资源的流向，以促进智力创造活动的繁盛。

参考文献

[1] 毛克盾.西方专利制度发展历程简论[J].重庆三峡学院学报,2015,31(6)：69-73.
[2] 梁兵兵.新中国专利制度演进探究[D].重庆：重庆大学,2015.
[3] 袁红梅,杨舒杰.药品知识产权以案说法[M].北京：人民卫生出版社,2015.
[4] 袁红梅,金泉源.药品知识产权全攻略[M].北京：中国医药科技出版社,2013.

第二章
中药专利制度

第一节　中药专利保护的法律规定

中药作为中华民族与疾病长期斗争的实践产物，经过历代医家不断发展创新，总结提高，逐渐形成独特的理论体系。《中医药法》第二条对中医药进行了权威界定：本法所称中医药，是包括汉族和少数民族医药在内的我国各民族医药的统称，是反映中华民族对生命、健康和疾病的认识，具有悠久的历史传统和独特理论及技术方法的医药学体系。

伴随着改革开放的深入，我国在中药专利保护方面取得了长足的进展。根据国情和国际发展趋势制定和完善各项专利法律、法规，我国已经初步形成了有中国特色的社会主义中药专利保护法律体系。中药专利的保护范围和保护水平逐步同国际惯例接轨，对中药专利实施了较高水平的保护。本节对于第一章所述的药品专利保护内容不做过多的赘述，我们主要运用文献研究的方法，归纳中药专利保护中热点问题，通过《专利法》中的规定以及从专利数据库中所获得的信息，从法律规定角度对中药专利保护相关问题进行解读，并提出合理化建议。

一、中药专利制度概述

我国《专利法》于1985年4月1日实施，此时仅对药品领域的发明创造给予方法专利保护，并规定"药品和用化学方法获得的物质不授予专利权"。为了使我国的《专利法》与国际知识产权制度接轨，1993年1月1日我国开始实施新修改后的《专利法》，扩大了专利保护的范围，对于药品产品开始实施专利保护。

根据我国现行的专利法，我国的中药专利保护的客体包括发明、实用新型、外观设计，重点为发明专利。中药发明专利按其具体的保护类型还可分为产品发明、方法发明和用途发明。中药产品发明专利包括中药复方制剂、中药材、中药相关产品和从中药材当中提取获得的单体或者有效部位。中药复方制剂是中药当中数量最多的药物产品,其特点是药物的原料药是由多个中药按照君臣佐使的传统中药组方理论,合理配伍,制备成药物。这类药物申请专利的核心目的在于保护其药物配方。而根据专利保护的规则是:专利特征越多,其保护范围越窄。例如,申请一个由五十味中药组成的复方专利,其保护范围就很窄,这种专利保护缺乏实际价值。因为其他申请人只要将该复方精简为 20 味,就不构成侵权。因此,申请中药复方专利时,其味数越少越好,不仅保护范围大,而且可以隐藏技术诀窍。另外,一般的中药材属于已知物质,不具备新颖性,获得专利的可能性较小。方法发明专利包括中药活性成分的提取、分离和纯化方法;中药制剂的制备方法及其工艺步骤;中药材的加工和炮制工艺方法和中药的检测方法。用途发明专利是指对已知药物的新用途的专利保护。

二、中药专利主体

药品专利的主体包括发明人或设计人、专利申请人、专利权人。同样,中药专利的主体也主要是这三类,专利由发明人或者设计人进行发明或设计,再由专利申请人就此专利提出申请,而专利权人有可能就是专利的申请人,也有可能是由专利申请人进行转让活动中的受让人。

发明人或者设计人,是指对发明创造的实质性特点做出创造性贡献的人。在完成发明创造过程中,只负责组织工作的人、为物质技术条件的利用提供方便的人或者从事其他辅助工作的人,不是发明人或者设计人。发明人或设计人,只能是自然人,不能是法人。发明人或设计人对于发明创造过程的实质性特征做出了创造性贡献。

专利申请的主体即专利申请人是有权提出专利申请的人,如发明人或发明人的单位、发明人的申请权受让人、发明人单位的申请权受让人,都可能是有权申请专利的人。

专利权的主体即专利权人,是指有权申请专利并取得专利权,并承担与此相应义务的单位或个人。在允许专利权转让的国家(如我国),专利权人可能是有资格申请并获得专利的人,也可能是专利转让活动中的受让人,获得专利权后即成为专利权的主体——专利权人。

我国《专利法》第六条是关于职务发明创造和非职务发明申请专利的权利及其专利权的归属的特殊规定。职务发明创造是指执行本单位的任务或者主要是利用本单位的物质技术条件所完成的发明创造,职务发明创造申请专利的权利属于该单位,申请被批准后,该单位为专利权人。利用本单位的物质技术条件所完成的发明创造,单位与发明人或者设计人订有合同,对申请专利的权利和专利权的归属作出约定的,从其约定。

对于非职务发明创造,申请专利的权利属于发明人或者设计人;申请被批准后,该发明人或者设计人为专利权人。对发明人或者设计人的非职务发明创造申请专利,任何单位或者个人不得压制。

两个以上单位或者个人合作完成的发明创造、一个单位或者个人接受其他单位或者个人委托所完成的发明创造,除另有协议的以外,申请专利的权利属于完成或者共同完成的单位或者个人;申请被批准后,申请的单位或者个人为专利权人。

两个以上的申请人分别就同样的发明创造申请专利的,专利权授予最先申请的人。

再者,根据《专利法实施细则》中的规定:"专利法第六条所称执行本单位的任务所完成的职务发明创造,是指:在本职工作中作出的发明创造;履行本单位交付的本职工作之外的任务所作出的发明创造;退休、调离原单位后或者劳动、人事关系终止后一年内作出的,与其在原单位承担的本职工作或者原单位分配的任务有关的发明创造。专利法第六条所称本单位,包括临时工作单位;专利法第六条所称本单位的物质技术条件,是指本单位的资金、设备、零部件、原材料或者不对外公开的技术资料等。"

医药产业关系着百姓健康和国计民生,而中药产业是目前我国在世界上极少数具有明显优势的产业之一,由于中药产业高速成长和特殊的战略意义,国家对中药产业正给予前所未有的关注。我国是中医药专利大国,近年来中药专利申请量都位居世界前列,随着当前中药市场的不断发展,中药产业化发展需求越来越大,在中药产业化发展进程中中药专利是保障其高速发展的关键,然而,数量无法替代质量,在新的历史时期,加强对中药的专利信息的分析,推动企业和科研院所对中药的研究,增加中药领域职务发明的数量,具有非常重要的意义。

随着国外制药公司对中药开发的重视,要保护我们的传统中药,必须提高专利保护意识。知识产权部门应建立中药专利技术、市场信息发布平台,加强对非职务发明人的培训和指导,让中药专利申请的技术含量不断提高。另外,随着当前中药市场的不断发展,中药产业化需求越来越大,制药企业、高校、科研机构应采取灵活措施引进民间中医药人才来充实研发队伍,保护参与者的合法权益,尽量提高中药产业专利的产业化程度。

三、中药专利客体

知识产权所要保护的客体是指人们在科学、技术、文化等知识形态领域中所创造的精神产品,即知识产品。故推知,中药专利所要保护的对象是一切与中药产业有关的发明创造和智力劳动,其中最重要的授权条件是新颖性、创造性和实用性。

根据《专利法》第一章第二条和第二章第二十二条规定,对于发明专利和实用新型专利来说,该客体需要是具有新颖性、创造性、实用性的非现有技术,另外,外观设计仅要求具有新颖性即可。确定专利保护的客体范围主要依赖于对新颖性、创造性、实用性的"三性"要求的界定,故对于授予传统中药的专利保护权的条件,我们也从这三方面入手,分析可纳入专利保护客体的中药品种。

(一) 新颖性

同样根据《专利法》第二章第二十二条规定,"新颖性,是指该发明或者实用新型不属于现有技术;也没有任何单位或者个人就同样的发明或者实用新型在申请日以前向国务院专利行政部门提出过申请,并记载在申请日以后公布的专利申请文件或者公告的专利文件中。"药品专利保护的要求是世界范围内最新的、付出了创造性的劳动后方才开发出来的药品或制备工艺，而所有填补国内空白的仿制药则不具有专利法意义上的新颖性，是不能得到专利保护的，这种要求显然高于中药品种保护等与中药相关的行政法规。

从法律规定中可以看出，"现有技术"作为一个衡量发明是否具有新颖性的客观参照物而存在。表明了我国现行专利制度对于公知技术不给予保护，以至我国大量记载在医药书籍中的方剂，中药材加工炮制技术，已在国内公开使用的经方、验方，均不能得到专利的保护。与此同时，发达国家利用它们在资金和技术上的优势大量开发传统知识，包括我国在内的经济相对落后的发展中国家，在肩负保护发达国家知识产权义务的同时，又被他们无偿利用并占有自己世代传承的知识资源而得不到任何回报。例如，日本在我国传统六神丸的基础上研发出救心丸，年销售额达上亿美元。韩国人在中国申请了"牛黄清心微型胶囊及其制造方法"的专利，给我国中药企业生产这一传统中药带来了限制。

综上所述，对于大多数记载于典籍中的中药经典古方来说，其已经被动落入了现有技术的网络，无法得到实质的专利保护，而西方的资本主义国家，利用其资本优势，大力开发植物药有效成分等可专利项。对此种情形，国家行政部门应针对传统中药的特性，为中药的新颖性作出重新界定，使我国传统的中药专利保护在与世界的知识产权制度接轨的同时，又能够根据传统药物的特点给予特殊保护。面对我国古代大多数典籍中的经典古方落入现有技术范畴，无法得到适当保护的严峻形势，黎东生、许少英等人针对中药专利保护制度提出建议，他们认为我国的《专利法》应对经典古方作出时间界定，在该时间点以前，中药典籍中所记载的方剂，只要其未被产业化生产，即可列入"新颖性"行列，时间点以后所载的方剂则依照普通药物的《专利法》要求进行"新颖性"界定。其次，只允许自主研发应用于临床的医院制剂，申请专利时，应该判断其核心技术是否被众人掌握，若仍然是秘密，则可以被认定其具有新颖性。

（二）创造性

根据《专利法》规定，"创造性，是指与现有技术相比，该发明具有突出的实质性特点和显著的进步，该实用新型具有实质性特点和进步。"各个国家的专利法中往往用不同的术语来表达"创造性"，但归根结底，都是想要表达，一项技术是否能够被专利保护，取决于其与现有技术对比，能否比现有技术更加的先进。传统的中药可分为单方和复方两大类，简单重复的单方必然不具有创造性，并且中药大部分来源于自然界，其单方制剂意味着其属于"自然界的产物"，即可以归类到知识产权保护中的科学发现类别，不属于专利的范畴，故不能够给予专利保护。综上所述，对于企业中的单方制剂的专利申请，可以通过在原有生产工艺和方法上进行改进，从而提高单味药的可专利性。

（三）实用性

根据《专利法》规定，"实用性，是指该发明或者实用新型能够制造或者使用，并且能够产生积极效果。"即发明的主题必须能够在产业上制造或者使用，并且能够产生积极效果。按照这一法律规定，如果申请的是一种产品，那么该产品必须在产业中能够制造，而且具有所述性能。如果申请的是一种方法，那么这种方法必须在工业中能够使用，并且能够解决技术问题。

对于中药产品专利申请而言，申请人发明一种药物，所要解决的技术问题是提供能够治疗疾病的产品。因此，要求这种药物一方面能够在工业化生产中制造出来，同时也应当具有治疗疾病的作用，从而再现其发明目的。从这一意义上说，再现性应当包括技术方案和治疗效果的再现。

以上"三性"要求基本上是各国专利立法的通行规定，属于判定专利保护对象的"实质条件"。至于判定专利保护对象的"形式条件"，即专利权审查批准的具体程序以及专利的撤销或宣告无效程序，由于各国行政管理体制有较大差别而有较大不同。但是，专利权不能自动获得，而必须由国家机关通过法定程序授予，这一点是相同的。

另外，根据《专利法》第二十五条规定，以下六项不得授予专利。

1. 科学发现　科学发现是指对自然界中客观存在的现象、变化过程及其特性和规律的揭示。科学理论是对自然界认识的总结，是更为广义的发现。它们都属于人们认识的延伸。这些被认识的物质、现象、过程、特性和规律不同于改造客观世界的技术方案，不是专利法意义上的发明创造，因此不能被授予专利权。中药里面存在大量的单体药物，而这些单体药物大多来自自然界，属于"自然界的产物"，故不能明确其是否属于"科学发现"的范畴中，若落入科学发现的范畴，则不能得到有效的专利保护。

2. 智力活动的规则和方法　智力活动是指人的思维运动，它源于人的思维，经过推理、分析和判断产生出抽象的结果，或者必须经过人的思维运动作为媒介才能间接地作用于自然产生结果，智力活动的规则和方法是指导人们对信息进行思维、识别、判断和记忆的规则和方法。由于其没有采用技术手段或者利用自然法则，也未解决技术问题和产生技术效果，因而不构成技术方案。它既不符合专利法实施细则第二条第一款的规定，又属于《专利法》第二十五条第一款第（二）项规定的情形，因此，指导人们进行这类活动的规则和方法不能被授予专利权。

3. 疾病的诊断和治疗方法　疾病的诊断和治疗方法是指以有生命的人体或者动物体为直接实施对象，进行识别、确定或消除病因或病灶的过程。

出于人道主义的考虑和社会伦理的原因，医生在诊断和治疗过程中应当有选择各种方法和条件的自由。另外，这类方法直接以有生命的人体或动物体为实施对象，无法在产业上利用，不属于专利法意义上的发明创造。因此疾病的诊断和治疗方法不能被授予专利权。

但是，用于实施疾病诊断和治疗方法的仪器或装置，以及在疾病诊断和治疗方法中使用的物质或材料属于可被授予专利权的客体。

（1）不属于诊断方法的发明：并非所有与诊断有关的发明方法都不给予专利保护。有些发明方法看起来与疾病诊断有关，或者终极目的仍然是诊断疾病，但是它们的直接目的不是诊断疾病，则不能依据《专利法》第二十五条第一款第（三）项的规定拒绝授予其专利权,以下三类发明方法就属于这种情况。

第一,直接目的不是获得诊断结果或健康状况,而只是从活的人体或动物体获取作为中间结果的信息的方法,或处理该信息(形体参数、生理参数或其他参数)的方法。

第二,直接目的不是获得诊断结果或健康状况,只是对已经脱离人体或动物体的组织、体液或排泄物进行处理或检测以获取作为中间结果的信息的方法,或处理该信息的方法。(对第一、第二需要说明的是,只有当根据现有技术中的医学知识和该专利申请公开的内容从所获得的信息本身不能够直接得出疾病的诊断结果或健康状况时,这些信息才能被认为是中间结果。)

第三,在已经死亡的人体或动物体上实施的病理解剖方法。

(2)不属于治疗方法的发明:如果一种以人体或者动物体为实施对象的方法本身的目的不是治疗,或者其直接目的不是治疗,则不得依据《专利法》第二十五条第一款第(三)项的规定拒绝授予其专利权。例如以下七类方法。

第一,为治疗肢体或器官残缺目的而制造假肢或者假体的方法,以及为制造该假肢或者假体而实施的测量方法。如一种制造假牙的方法,该方法包括在病人口腔中制作牙齿模具,而在体外制造假牙,虽然其最终目的是治疗,但是该方法本身的目的是制造出合适的假牙。

第二,通过非外科手术方式处置动物体以改变其生长特性的畜牧业生产方法。例如,通过对活羊施加一定的电磁刺激促进其增长、提高羊肉质量或增加羊毛产量的方法。

第三,动物屠宰方法。

第四,对于已经死亡的人体或动物体采取的处置方法。例如解剖、整理遗容、尸体防腐、制作标本的方法。

第五,单纯的美容方法,即不介入人体或不产生创伤的美容方法,包括在皮肤、毛发、指甲、牙齿外部可为人们所视的部位局部实施的、非治疗目的的身体除臭、保护、装饰或者修饰方法。

第六,为使处于非病态的人或者动物感觉舒适、愉快或者在诸如潜水、防毒等特殊情况下输送氧气、负氧离子、水分的方法。

第七,杀灭人体或者动物体外部(皮肤或毛发上,但不包括伤口和感染部位)的细菌、病毒、虱子、跳蚤的方法。

(3)外科手术方法:这是指使用器械对有生命的人体或者动物体实施的剖开、切除、缝合、文刺等创伤性或者介入性治疗或处置的方法,这种外科手术方法不能被授予专利权。但是,对于已经死亡的人体或者动物体实施的外科手术方法,只要该方法不违反《专利法》第五条,则属于可授予专利权的客体。

以治疗为目的的外科手术方法,属于治疗方法,根据《专利法》第二十五条第一款第(三)项的规定不授予其专利权。

4. 动物和植物品种 动物和植物是有生命的物体。根据《专利法》第二十五条第一款第(四)项的规定,动物和植物品种不能被授予专利权。

专利法所称的动物,是指不能自己合成,而只能靠摄取自然的碳水化合物及蛋白质来维系其生命的生物。专利法所称的植物,是指可以借助光合作用,以水、二氧化碳和无机盐等无机物合成碳水化合物、蛋白质来维系生存,并通常不发生移动的生物。动物和植物品种可以通过专利法以外的其他法律保护,例如,植物新品种可以通过《植物新品种保护条例》给予保护。

根据《专利法》第二十五条第二款的规定,对动物和植物品种的生产方法,可以授予专利权。但这里所说的生产方法是指非生物学的方法,不包括生产动物和植物,主要是生物学的方法。

一种方法是否属于"主要是生物学的方法",取决于在该方法中人的技术介入程度;如果人的技术介入对该方法所要达到的目的或者效果起了主要的控制作用或者决定性作用,则这种方法不属于"主要是生物学的方法",可以被授予专利权。例如,采用辐照饲养法生产高产牛奶的乳牛的方法;改进饲养方法生产瘦肉型猪的方法等可以被授予发明专利权。所谓微生物发明是指利用各种细菌、真菌、病毒等微生物去生产一种化学物质(如抗生素)或者分解一种物质等的发明。微生物和微生物方法可以获得专利保护。

5. 原子核变换方法和用该方法获得的物质　原子核变换方法以及用该方法所获得的物质关系到国家的经济、国防、科研和公共生活的重大利益,不宜为单位或私人垄断,因此不能被授予专利权。

6. 对平面印刷品的图案、色彩或者二者的结合作出的主要起标识作用的设计　我国每年受理的外观设计专利申请量已经位居世界第一,但在受理的外观设计申请和授予的外观设计专利中,有相当数量涉及的是瓶贴、平面包装袋等的主要起标识作用的平面图案设计。这既不利于提高我国对产品本身外观的创新水平,促进我国品牌产品的形成,提高我国产品的国际竞争力,也会增大外观设计专利权与商标专用权、著作权之间的交叉与冲突。为了鼓励设计人将其创新能力更多地集中到产品本身外观的创新上,本次修改将"对平面印刷品的图案、色彩或者二者的结合作出的主要起标识作用的设计"排除在授予外观设计专利权的客体之外。

四、中药专利侵权判定的法律规定

(一)专利权保护范围的确定

《专利法》第五十六条指出"发明或者实用新型专利权的保护范围以其权利要求的内容为准,说明书及附图可以用于解释权利要求。"也就是说,如果一项中药发明获得了专利权,判断别人的制造、使用、销售、许诺销售和进口的行为是否侵犯了其专利权,不是只看发明名称,也不是只看其专利说明书及摘要的描述,而是要以所批准的权利要求书为准,必要时可以用说明书及附图来解释权利要求。最高人民法院《关于审理专利侵权纠纷案件若干问题的规定》第十七条规定:《专利法》第五十六条第一款所称的"发明或者实用新型专利权的保护范围以其权利要求的内容为准,说明书及附图可以用于解释权利要求。"是指专利权的保护范围应当以权利要求书中明确记载的必要技术特征所确定的范围为准,也包括与该必要技术特征相等同的特征所确定的范围。等同特征是指与所记载的技术特征以基本相同的手段,实现基本相同的功能,达到基本相同的效果,并且本领域的普通技术人员无需经过创造性劳动就能够联想到的特征。可见,我国在确定专利权保护范围时,既不是将其解释为由权利要求的严格字面含义所限定,也不将其扩展到所属领域的技术人员通过阅读说明书及附图而理解的专利权人所期望的保护范围,而是采取一种折中的解释原则。

(二)专利侵权诉讼中的判定原则

在中药专利侵权诉讼中经常会用到以下几种判定原则。

1. 全部技术特征原则 全部技术特征原则是指被控侵权物包含了权利要求记载的全部技术特征,法院可以认定被控侵权物落入专利权保护的范围,被控侵权人构成专利侵权。被控侵权物在包含了与权利要求记载的全部技术特征相同或者等同的技术特征之外,又增加了其他技术特征,不论增加的技术特征本身或者与其他技术特征相结合产生的功能和(或)效果如何,法院可以得出构成专利侵权的结论。

2. 等同侵权原则 等同侵权原则是指被控侵权物的个别或者某些技术特征虽然与权利要求记载的相应技术特征不同,但实质上等同的,法院也应当认定被控侵权物落入专利权保护范围,被控侵权人构成专利侵权。与权利要求记载的技术特征相等同的特征,是指以基本相同的手段,实现基本相同的功能,达到基本相同的效果,并且所属领域的技术人员在侵权行为发生时通过阅读说明书、附图和权利要求书,无需经过创造性劳动就能够联想到的特征。

3. 禁止反悔原则 禁止反悔原则是指专利申请人或者专利权人在专利授权或者维持程序中,为满足《专利法》及其实施细则关于授予专利权的实质性条件的要求,在专利文件中或者通过书面声明或者记录在案的陈述等,对专利权保护范围所作的具有限制作用的任何修改或者意见陈述,对权利人有约束作用,在专利侵权诉讼中禁止反悔。

第二节 中药保护形式比较分析

一、中药知识产权保护形式研究回顾

2006 年陈凤龙等人对《中药品种保护条例》和《专利法》两种制度的差异进行定性的比较分析,分别对已有国家药品标准的中成药(即不可专利项)和中药新药(可专利项)提出了保护建议,认为两种制度相互取长补短方可达到最佳的保护状态;2009 年汤瑞瑞等人发现利用中药品种保护和专利保护两者相结合的方式,能够最大程度保护中医药知识;2011 年米岚等人通过比较中药品种保护与专利保护之间的优缺点,发现二者的不协调性,并提出可以借鉴《中药品种保护条例》推行《中药专利保护条例》,并逐步淡化中药品种保护,以专利保护作为中药现代化的表现形式及有效工具;2012年杨相玉等人分析2005—2010年专利申请量与首次获得中药品种保护资格的品种数量,提出我国中药企业已经不再仅仅依靠中药品种保护制度来对其知识产权进行保护,而更多的是通过专利的手段来进行保护;2013年吴洁霞等人分析中药品种保护制度和中药专利保护制度的优劣势,提出使用单一方法进行保护不够,要两种制度相互结合方可达到最佳效果;2013年杨莉等人发现专利制度与药品数据保护制度是平行并存的,并针对两者平行并存所产生的负面效应提出应对措施;2016年郭越等人通过分析发现专利制度对于中药保护的可操作性更强,效果更好,但我国中药专利保护制度仍存在侵权认定局限、专利转化率低等问题,并对此提出改进建议。

二、法律法规简介

(一)《中药品种保护条例》对中药品种的保护

由于中药成分复杂,应用上的经验性和复方上的变化性,使其不能完全纳入专利法的保护范围,而只能通过专门的法律法规进行特别保护。因此,为了提高中药品种的质量和产品标准,保护中药生产企业的合法权益,促进中药事业的发展,国务院根据《中华人民共和国药品管理法》第三十六条的规定和授权,于1992年10月14日发布并于1993年1月1日起实施了《中药品种保护条例》,标志着中药品种保护制度在我国的施行。它在一定程度上促进了我国中药事业的发展,改善了中药品种的低水平重复生产问题,促进了中药企业间的有序竞争,加速了中药行业的现代化和规模化,造就了一批著名中药品牌和企业。

《中药品种保护条例》规定国家鼓励研制开发临床有效的中药品种,对质量稳定、疗效确切的中药品种实行分级保护制度。受保护的中药品种,必须是列入国家药品标准的品种;受保护的中药品种分为一级、二级。保护期限为:中药一级保护品种分别为30年、20年、10年,中药二级保护品种为7年。中药一级保护品种因特殊情况需要延长保护期限的,由生产企业在该品种保护期满前6个月,依照条例第九条规定的程序申报。延长的保护期限由国务院卫生行政部门根据国家中药品种保护审评委员会的审评结果确定,但是,每次延长的保护期限不得超过第一次批准时的保护期限。中药二级保护品种在保护期满后可以延长7年。被批准保护的中药品种,在保护期内限于由获得《中药保护品种证书》的企业生产,国务院卫生行政部门批准保护的中药品种如果在批准前是由多家企业生产的,其中未申请《中药保护品种证书》的企业应当自公告发布之日起6个月内向国务院卫生行政部门申报,由国务院卫生行政部门指定药品检验机构对该申报品种进行同品种的质量检验。国务院卫生行政部门根据检验结果,可以采取以下措施:① 对达到国家药品标准的,经征求国家中药生产经营主管部门意见后,补发《中药保护品种证书》。② 对未达到国家药品标准的,依照药品管理的法律、行政法规的规定撤销该中药品种的批准文号。

《中药品种保护条例》是我国对中药实施保护最有力的行政措施之一。中药企业在不能获得专利保护的前提下,可通过中药品种保护来维护自己的知识产权。

(二)《专利法》对中药专利的保护

专利作为知识产权保护制度中最为有效、保护力度最大的一种技术创新保护形式,其根本的思想是通过公开发明创造的技术来获得特定时间的垄断权,以此达到鼓励创新,推动社会发展的双重效果。这一法律制度于17世纪便被西方发达国家所采用,我国也于1985年4月1日开始实施《专利法》,但基于我国当时制药行业的新药研发能力落后及公民基本用药得不到满足的情形,1985年《专利法》中对于药品产品的技术方案不授予专利权,仅对药品的制造方法授予专利。而后随着社会的进步和发展,立法者发现,我国药品基本全部是仿制药品,制药行业技术创新少,发展缓慢,同时,不授予药品产品专利权,导致药品科研人员积极性低下,企业不具有国际竞争的能力,因此为达到发展国家整体实力、激励制药行业创新发展的目的,我国于1993年1月1日起正式实施的新《专利法》对药品产品进行专利保护。

我国对于专利的保护期限根据申请专利的类型不同划分为20年和10年,且对于专利的保护对象要求必须具有新颖性、创造性和实用性,西方发达国家主张我国大多数中药已属于现有技术,不具有新颖性,以此阻截了专利对于我国大部分中药的保护,而将我国的中药品种推入公知领域,造成我国中药被其他国家无偿使用的局面。

(三)数据保护对中药实验数据的保护

数据保护全称叫作药品实验数据保护,又名药品实验数据独占权,是一种行政性的知识产权保护制度。20世纪80年代,医药生产大国开始为药品数据构建保护层。1984年,美国通过Hatch-Waxman法案,对制药企业在新药上市前所提交的试验数据给予保护,在保护期内仿制药企业未经授权,禁止使用这些数据提出相似的药物审批申请。1986年,欧盟理事会制定了87/21/EEC.指令,采取了与Hatch-Waxman法案类似的措施鼓励新药研发,规定的数据保护期限为新药上市批准后的6年或10年。1994年《与贸易相关的知识产权协议》(《TRIPS协议》)签订,其中第39.3款要求其成员国进行数据保护,并规定"当成员国以要求提交未披露过的试验数据或其他数据作为批准使用了新化学实体的药品或农用化工产品上市的条件,如果该数据的原创活动包含了相当的努力,则该成员国应对该数据提供保护,以防止不正当的商业使用。"《TRIPS协议》是专门针对WTO契约国的义务性条约,即该条约为各契约国提供知识产权保护最基本的标准,成员国需在此基础上完善自己国家与知识产权相关的各项规定。

我国药品试验数据保护起步相对较晚,影响因素多,有关药品试验数据保护方面的立法大致为:反不正当竞争法和刑法里关于未披露信息保护或者是商业秘密保护的条款。具体实施的法规文件,主要是《药品管理法》及其实施细则赋予药品监督管理部门对含有未披露的药品试验数据及其他数据法定的保密义务。2002年《药品管理法实施条例》(国务院令第 369 号）第三十五条规定："国家对获得生产或者销售含有新型化学成分药品许可的生产者或者销售者提交的自行取得且未披露的试验数据和其他数据实施保护，任何人不得对该未披露的试验数据和其他数据进行不正当的商业利用。"第七十二条对监管部门提出了要求："药品监督管理部门及其工作人员违反规定，泄露生产者、销售者为获得生产、销售含有新型化学成分药品许可而提交的未披露试验数据或者其他数据，造成申请人损失的，由药品监督管理部门依法承担赔偿责任；药品监督管理部门赔偿损失后，应当责令故意或者有重大过失的工作人员承担部分或者全部赔偿费用，并对直接责任人员依法给予行政处分"。2005 年《药品注册管理办法》（局令第 17 号，已失效）第十四条及2007 年《药品注册管理办法》（局令第 28 号）第二十条再次明确："对获得生产或者销售含有新型化学成分药品许可的生产者或者销售者提交的自行取得且未披露的试验数据和其他数据，国家食品药品监督管理局自批准该许可之日起 6 年内，对未经已获得许可的申请人同意，使用其未披露数据的申请不予批准；但是申请人提交自行取得数据的除外"。

根据我国《药品管理法》的规定，药品试验数据保护期限应为获得生产或者销售含有新型化学成分药品许可证后的 6 年时间内，简单来说药品试验数据的独占期为药品注册上市后的 6 年内。其所谓的"新"是指注册意义上的新，故其受保护的主体应为第一个提交"数据"申请药品上市许可的申请人。对于中药的注册管理而言，受到保护的原创性研究数据首先应包括新处方、新剂型、新给药途径等研发出的新产品，其中新处方中药是中药保护的核心，其为了注册上市而进行的研究和试验所耗费的人力、物力、财力，并不少于一个 NCE 药品。另外，还应包括基于药品注册补充申请进行的原创性研究数据，如新适应证、新服用剂量或用法、新工艺、新疗程、新的作用机制、现代临床证据（包括中、西药联合应用临床数据）等需要进行新临床研究的药品研究数据。目前，我国对于药品实验数据的保护并未形成完整的、可参考的体系，其一试验数据保护记录无从查证；其二数据保护到期后，该数据仍然处于不可获得状态，这就相当于变相延长了数据保护的时间，这两个问题仍有待立法机关考量。

中国虽然已将药品试验数据保护制度纳入法规，但一直没有出台相应的实施细则，申请人无法得知提交的试验数据如何被保护，容易导致创新药物研发过程中由于对法规理解的不同产生差异性和盲目性的行为。

三、中药品种保护、专利保护、数据保护现状

（一）中药品种保护现状

根据国家食品药品监督管理局数据查询系统可以得到至 2017 年 3 月 1 日为止仍处在中药品种保护期内的共有 265 个品种，其中有 2 个为申请延期成功的一级保护品种，分别为云南白药和云南白药胶囊，延长保护期限均为 10 年；有 263 个二级保护品种，其中延长保护期限的品种有 128 个，初次获得品种保护的有 135 个。另外，延长保护期限的中药品种中，被多个企业共同生产的有 20 个品种。

本书整理了 1994—2016 年(我国从 1993 年开始实施中药品种保护制度,从 1994 年开始有官方数据)受保护的中药品种的数量,将数据分为两部分,第一部分是未延期保护的中药品种数据,这部分数据包括申请初次保护、申请同品种保护以及申请其他事项保护的中药品种数目,第二部分是申请延期保护的中药品种数据。具体的数量分布情况如表 2-1 所示。

表 2-1　1994—2016 年的中药保护品种分布

年　份	初次保护品种数	延期保护品种数	年　份	初次保护品种数	延期保护品种数
1994	231	0	2006	132	282
1995	145	0	2007	39	68
1996	149	0	2008	49	145
1997	153	0	2009	27	7
1998	191	0	2010	28	95
1999	343	0	2011	25	49
2000	219	76	2012	23	48
2001	304	131	2013	17	14
2002	349	101	2014	27	29
2003	255	80	2015	7	21
2004	173	118	2016	22	12
2005	223	195			

为了更清晰直观地看出中药品种保护强度历年来的变化趋势,我们绘制了折线图,如图 2-1 所示。无论是延期保护的中药品种,还是初次保护的中药品种,从图 2-1 中我们可以了解到,两者均出现了下降的趋势。

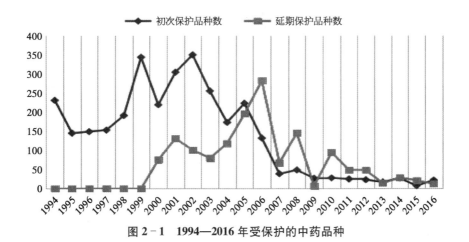

图 2-1　1994—2016 年受保护的中药品种

上述分析显示,2009 年是一个重要的时间节点,为了进一步分析近年来中药品种保护情况,本书根据国家食品药品监督管理局所发布的中药品种保护受理公示整理得到

2009—2016 年间中药品种保护的申请量趋势图(图 2-2),以此来进一步了解中药品种保护的发展历程。

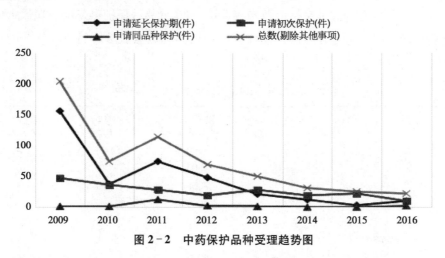

图 2-2 中药保护品种受理趋势图

根据趋势图的整体来看,我们发现,2010 年开始,中药品种保护的申请量显著逐年降低,呈现下降并逐步趋近水平坐标轴的趋势。我们分析其呈下降趋势主要有三种可能:① 由于 2009 年国家食品药品监督管理局注册司发布的第 57 号文件《中药品种保护指导原则》提高了对于授予中药品种保护的标准,致使众多中药企业因无法达到相应标准而退出了中药品种保护的竞争市场,中药品种保护的受理量自然呈现了下降趋势。② 中药企业身处市场经济占主导、政府宏观调控作辅助的现行政治背景下,极有可能因为专利制度的影响,寻求创新性药物研发,而放弃原有的经典古方、验方的开发和复制,这也有可能是中药品种保护受理量下降的原因。③ 众多经典中药保护品种因保护期限到期而被迫放弃保护。

综上所述,中药品种保护制度作为某个时间点上产生的行政保护制度,有其重要的历史意义和参考意义,解决了当时中药行业的困境,有效地保护了中药产业,但中药品种保护作为一种行政性的手段,由于其无法达到激励创新,推动中药新药发展的目的,而被许多人诟病,因此,如何对中药品种保护制度进行修正和改进,使其焕发新的生机成为时代课题。

(二)中药专利保护现状

从国家知识产权局的专利信息服务平台上我们获得了 1994—2014 年专利的总申请数量、发明专利数量以及发明授权专利的数量。从图 2-3 中,我们可以清晰了解到随着时间的推移,专利申请数量逐年递增,发明专利也呈现出逐年递增的趋势。在图中,总的专利申请数量与发明专利数量的折线图几乎重叠在一起,这说明了中药专利主要是以发明专利为主。另外,发明授权专利的数量也逐年递增。

综上所述,我国中药专利保护的现状为专利申请量逐年递增,并在近几年有了数量上的飞跃,但现行专利制度发源于西方,它对西药提供了全面保护,而对中药的保护相对薄

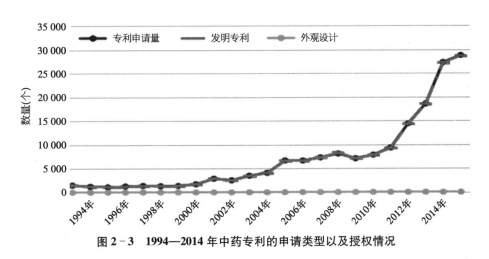

图 2-3　1994—2014 年中药专利的申请类型以及授权情况

弱,完善专利制度使其对中药提供具有针对性的切实保护仍然任重而道远。

（三）中药数据保护现状

药品试验数据保护制度是由政府主导的行政性保护制度,目前,我国药品数据保护还处于制度执行初级的摸索阶段,由于我国所遵循的数据保护框架——《TRIPS 协议》还存在许多的不明之处,导致我国相关条文制定时,存在大量的分歧,有关部门执行过程中依据个人理解的不同,自然也会存在许多不足之处,主要表现在以下几个方面:

1. 可获得试验数据保护的药品定义模糊　TRIPS 协议要求对 NCE 实行数据保护,但是未对 NCE 的"新"作出具体规定,成员国可以在协议框架下选择关于"新"的标准。美国、欧盟对 NCE 界定较宽广,数据保护的力度较强。《药品管理法实施条例》中要求对含有"新型化学成分"药品申报上市时提交的试验数据进行保护,对新型化学成分没有明确定义或相关解释,对于所提交试验数据的类型未做明确规定,也没有和药品注册分类进行对接。如果不对这些基本概念进行界定,执行过程中很难认定被保护的客体。

2. 实施药品试验数据保护的程序不明确　美国的试验数据保护实行请求制,新药申请人提交注册申请时,可以同时提出要求市场独占的声明,声明中必须清楚列明其提交的试验数据需要保护的理由。欧盟和日本则是新药审批过程中自动启动试验数据保护,无需另行申请。《药品管理法实施条例》第三十五条规定对药品试验数据进行保护,但仅限于"不披露",缺乏对试验数据保护的具体运行阶段的保护措施如不受理、不批准等。我国未出台药品试验数据保护相关实施细则,药品注册管理法规中对药品试验数据保护申请提交的时间与资料要求,受理及审批的部门、批准程序以及异议的处理没有完善的法律规定。现行的试验数据保护制度缺乏异议处理机制,保护是否合理,是否损害了公众及他人合法权益等问题,没有后续的异议处理机制,无形中加强了行政保护的不可挑战性,同时也易导致腐败的滋生。这样的药品试验数据保护管理方式不透明公开,也没有公众参与,这与科学监管的理念并不适应。这一点与 WTO 的有关规定也是不相符的,有时可能导致某些矛盾上升为贸易争端。

3. 药品试验数据保护期限笼统　我国药品注册管理规定中对获得生产或者销售含有新型化学成分药品许可的生产者或者销售者提交的自行取得且未披露的试验数据和其他试验数据保护期限统一为 6 年,未针对不同情况的药品制定细化的试验数据保护政策,如罕见病用药、儿科用药,在激励罕见病用药、儿科用药方面缺少政策支持。明确的划分标准有利于制药企业能够准确把握其市场预期收益,激励其进行创新药物的研发的效果会更加显著。

4. 已上市产品的新试验数据无试验数据保护政策　现行药品试验数据保护政策均是对新申请上市的药品采取的行政保护,但许多申请是依据对已上市产品进行的新试验数据进行申报的,如对已上市产品增加新适应证、改变剂型、改变给药途径等,这些试验数据的社会效用不亚于新申请上市的药品提供的试验数据,但其原创活动及其数据没有相应的试验数据保护性条款。这一缺陷削弱了研究者开发有临床价值的新复方、新适应证的积极性。

5. 药品试验数据保护信息不公开　目前对药品试验数据保护信息的申请进度查询、药品试验数据保护的期限等无查询途径,社会公众无法及时获悉药品试验数据保护信息,中国缺乏类似美国橘皮书的出版物和欧盟药品数据库加以明示。TRIPS 协议中的试验数据保护要求实际上给政府施加压力,政府有能力、有义务使制药企业的试验数据免受非正常的商业使用。很显然,试验数据保护是政府的责任,而制药公司如何知道政府履行了对于试验数据保护的责任和义务,实际上在中国尚无具体途径来了解这方面信息。

针对中药领域来说,目前存在的最大的问题便是无法界定新化学实体。由于中药方剂成分复杂、质量标准不统一等原因,中药方剂与含有"新型化学成分药品"之间很难直接画等号,因此,对于中药新药注册实施数据保护存在较大的困难。但在面对这些困难的同时,我们也发现数据保护对于中药国际化发展来说是一个难得的机遇。我国存有大量传统的古方,有待现代化的试验数据进行验证,使其焕发新的生机。数据保护即可激励我国的企业进行临床等一系列试验,以此来获得此经典古方的独占权,取得高额利润,帮助企业走向国际化发展道路。另外,目前临床治疗过程中,中成药大量被西医使用,而西医指导临床用药的根据即是合理的临床试验,故试验数据保护是促进中药合理化使用的最优政策,需要进一步完善。

四、中药品种保护、专利保护、数据保护各制度之间的关系

中药的保护方式历来是一个棘手的问题,作为发展中国家,政府仍然在市场调控中发挥重要作用,我们必须在行政保护和法律保护之间寻求一个平衡点,如何更好地完善中药知识产权保护制度,实现全球化的发展战略,增强我国的综合国力,是我国中药保护有待解决的"大问题"。根据上述文献梳理,我们可以发现我国对中药的保护主要包括中药品种保护、专利保护以及数据保护。那么三者在中药保护中的地位究竟是怎样的呢? 本书将从专利保护与中药品种保护、专利保护与数据保护两个维度解读三者在中药保护过程

中的地位。

（一）专利保护与中药品种保护

专利保护与中药品种保护均是目前我国中药保护的重要组成部分，它们通过赋予权利人法定权利实现提高药品质量、维护药品市场秩序的目的，但两者存在着显著不同，主要有以下几个方面。

1. 立法目的不同 专利保护的目的是为了激励创新，通过授予创新主体特定时期的市场垄断权激励其实现政府的既定目标。中药品种保护的目的主要是为了提高中药品种的质量，进而达到药品管理法保障人体用药安全、维护人民身体健康的目标。通过中药品种保护，可以进一步规范药品市场，淘汰质量不好的劣质药品，使高质量的药品占有更大的市场份额，从而为企业赢得更多的经济利益。

2. 法律依据不同 专利保护法律依据为专利法，中药品种保护法律依据为中药品种保护条例，专利法法律地位高于中药品种保护条例，中药品种保护不得与专利冲突。

3. 申请主体不同 专利申请人可以是个人、企业、研究机构等任意自然人或法人。而中药品种保护申请人目前只能是持有中药批准文号的中国境内药品生产企业。

4. 保护客体不同 专利保护发明创造，包括发明、实用新型和外观设计，专利保护既可以保护产品，又可以保护产品的制备工艺和新用途。由于中药成分复杂，应用上的经验性和复方上的变化性，使其不能完全纳入专利法的保护范围，而只能通过专门的法律法规进行特别保护。《中药品种保护条例》对我国境内生产制造的、除申请专利的中药品种外的中药品种，包括中成药、天然药物的提取物及其制剂和中药人工制成品进行有级别的管理，对符合条例要求的中药品种实行特殊保护，而获得该保护的中药品种则具有了受该特别法律法规保护的特有权利，非经法定程序持有该权利者则不能行使。

5. 保护时间不同 发明专利权的期限为20年，实用新型专利权和外观设计专利权的期限为10年，均自申请日起计算。中药品种保护期限根据保护等级分别为：一级保护品种为30年或20年或10年，二级保护品种为7年，两者均可以申请延长保护期限。从理论上而言，一级保护品种最长可获得74年的保护（作为一级保护品种申请30年保护，期满后申请延长30年，而后申请二级品种保护7年，期满后申请延长7年，共计74年）。

6. 权利的适用阶段不同 专利适用于中药品种的研究开发阶段。中药品种保护适用于已经获得药品批准文号、上市销售并占有较大市场份额的中药品种的生产阶段。

7. 权利的排他性不同 专利具有排他性，一项专利只能授予一个申请人。与专利权不同的是，中药品种保护专属权不具有权利享有者的唯一性，它允许生产同品种的企业通过一定的审批程序，获得同品种中药保护专属权，共同受到保护和准许生产。但同时，中药品种保护专属权是具有绝对排他性的，它对于生产同品种中药，但不具备同品种保护权的产品，是绝对排斥的，是禁止生产和销售的。

8. 权利的处分权不同 专利权人对专利有自由处分权。保护品种生产企业获得的是一种行政特许权，无自由处分权，生产者不具有许可他人生产其保护品种的权利。

9. 权利的保密要求不同　专利权人必须公开其技术方案,中药品种保护制度对于一级保护品种的配方保密,不需要完全公开,但由于其属于行政保护,法律效力不如专利保护大,故很容易受到专利的阻截。

（二）专利保护与数据保护

目前,中药专利制度与试验数据保护制度平行并存,专利制度与数据保护制度既相区别又相互补充,使得中药知识产权得到最全面的保护。

1. 专利保护与数据保护的区别　专利保护是对药物的最初发现者和早期开发者的一种激励机制,保护期从专利申请之日开始。专利保护始于药品研发临床前阶段,保护的对象可以为药品的活性成分、配方、制备或提取方法及新的应用等。可以说专利是政府、社会和原创者之间的社会契约,政府为原创者提供一段时间的市场独占权,交换条件是原创者要披露其创新。专利公开后,其他人可以在此基础上加以创新,但政府必须保证保护期内专利产品不会被仿造。

药品试验数据保护中的"新化学成分"是一注册性的概念,是指在某个国家（地区）没有被批准使用过,保护的范围相对较窄。与专利保护不同,试验数据保护并非社会契约,是对政府使用个人专属数据的一种限制。药品试验数据是由原创者付出相当大的努力获得的,提交试验数据的目的在于向政府主管部门证明创新药物的安全性、有效性及质量可靠性。当原创者提交试验数据时,政府有责任意识到这些数据的知识产权是属于原创者的并额外加以保护,政府和第三方对这些数据没有任何使用权力。试验数据保护并不排斥仿制者独立进行相同的试验并获取相同或相似的数据提交给监管部门。在不涉及专利保护的前提下,仿制药公司可以独立进行临床前研究和临床试验自行获得试验数据从而获得产品上市的许可。因此有些化合物如果没有获得专利保护,试验数据保护就成为唯一的知识产权保护手段。

2. 专利保护与数据保护的联系

（1）二者的保护对象相互补充:专利制度和数据保护制度均是通过授予一段时间的独占权,来补偿获得技术创新成果时所付出的"努力"。但二者所补偿的"努力"侧重点是不同的,对于中药来说,专利保护是对于其研制出中药新药、开发出新的剂型或者发现新的药用部位等所付出的努力,而数据保护则是针对中药在上市之前,为保证其安全性、有效性、稳定性所做的一系列试验所付出的努力,二者互为补充,从多个角度对中药新药进行了保护。

（2）二者的保护门槛相互补充:无论专利保护还是数据保护都要求"新",但由于其"新"的意义不同,使得二者的门槛也不同,专利保护所要求的"新",是完全的创新,是非现有技术的"新";而数据保护中的"新"是药品注册上市许可意义上的"新",相较之下门槛较低。尤其是针对我国中药领域来说,目前存在着大量经典古方无法受到专利的保护的情况,此时便可以由申请人就此种药方所做的试验产生的数据获得试验数据独占期。

（3）二者的保护特点相互补充:中药专利保护制度具有审核时间长、费用高、标准高等特点,一件药品发明专利所耗费的审查时间为 3~5 年,相较之下,试验数据保护则简单许多,它在一定程度上类似于药品注册审评的"副产品",无需提出专门的申请,只要满足授予数据保护的条件,则在药品注册批准时一并授予,无需额外支付数据保护的审查费用及申请费用。

由此可见,药品试验数据保护和专利保护分工不同,各司其职,却又互相补充,不可或缺。试验数据保护恰好弥补了专利保护的先天不足,是对专利保护的一种补偿机制,可以说是药品知识产权保护的第二道保险。

本书从法律保护角度选择中药专利保护制度,从行政保护角度选择最具代表性的中药品种保护制度和新兴的数据保护制度。研究发现,要想使中药保护制度得到更好的、更完善的发展,我们应该坚持推行专利制度与中药品种保护制度平行并存,将试验数据保护制度作为一种新兴的知识产权保护制度,补充"双制度"存在的问题,从而形成新型的中药知识产权保护体系。

参考文献

[1] 张伟波.中药专利保护的现状及其研究[J].世界科学技术——中药现代化,2001,3(1):40 - 46,58.

[2] 王守德.论中药知识产权保护法律制度的完善[D].延吉:延边大学,2007.

[3] 梅智胜,肖诗鹰,黄璐琦,等.中药专利保护相关问题的探讨[J].国外医学(中医中药分册),2005,27(5):259 - 262.

[4] 黎东生,许少英.关于中药专利保护的法律思考[J].中国中医药信息杂志,2004,11(4):358 - 360.

[5] 袁红梅,杨舒杰.药品知识产权以案说法[M].北京:人民卫生出版社,2015.

[6] 林晓辉.我国中药专利保护政策研究[D].沈阳:沈阳药科大学,2009.

[7] 陈凤龙.我国中药专利保护与中药品种保护的比较与分析[J].时珍国医国药,2006,17(3):469 - 471.

[8] 汤瑞瑞,卞鹰,王一涛.《中药品种保护条例》和专利对中药保护的关系探讨[J].时珍国医国药,2009,20(5):1291 - 1293.

[9] 米岚,朱晓卓,田侃.中药专利保护与中药品种保护不协调性分析[J].卫生软科学,2011,25(7):510 - 512.

[10] 杨相玉.专利视角下的中药品种保护制度[J].法制与社会,2012(4):42 - 43.

[11] 吴洁霞,胡婷婷,孟家庆,等.中药专利保护对中药品种保护的辅助作用分析[J].中国当代医药,2013,20(26):123 - 124.

[12] 杨莉,宋华琳,赵婕.药品试验数据保护与专利保护之平行并存性研究[J].中国新药杂志,2013,22(22):2600 - 2606,2615.

[13] 郭越,汤少梁.专利保护视角下我国中药保护现状与对策探讨[J].中国卫生事业管理,2016,33(7):520 - 523.

[14] 陈广耀,韦晓瑜.药品试验数据保护对完善中药品种保护制度的启示[J].中国医药科学,2015,5(2):130 - 133.

第三章
中药创新的专利保护策略

第一节　提升中药创新质量培育核心专利的策略

一、专利质量测度体系及核心专利概述

（一）专利质量测度体系概述

1. 专利质量的内涵　近几年,世界各国的专利申请量都呈现出大幅度增长的趋势,随之而来的是越来越多的"问题专利"和"垃圾专利",这种局面迫使各国专利局将对专利申请数量的注意力转移到专利质量上来。专利质量成为各国知识产权局热议的关键词,我国知识产权行政部门也尝试构建专利质量评价体系,期望能以此提高我国专利的质量。学术界也开始越来越关注专利质量的研究,随着时间的推移,学者们赋予了专利质量各种各样的含义,这些不同的含义既不互相排斥,也不完全相同。

不同的人关注专利质量的角度不同,对于专利代理人和专利工程师而言,专利质量指的是专利申请文件撰写的质量,能经得住审查员审查并且最后能够获得授权的专利是质量高的专利;对于企业而言,专利质量是专利的利益回报率,能够使企业在较长时期内处于市场垄断地位并且带来较高经济回报的专利是质量高的专利。按照我国《专利法》的规定,能够获得授权的发明和实用新型专利应当具备新颖性、实用性和创造性,发明专利的说明书还要对发明做出清楚、完整的说明,以所属领域的技术人员不用花费创造性劳动就能够实现为准。对于专利客体而言,专利质量是专利技术水平的高低、文件撰写的程度、专利权的稳定性和专利经济价值的大小。对于专利主体而言,专利质量是其技术创新能力和竞争力的重要表现,是指其拥有的专利在总体上技术水平的高低,专利权的稳定性和专利经济价值的大小。

本书认为,总体而言,专利质量是由代表其技术水平高低的技术质量、代表其权利状态的法律质量和将其应用于市场中所产生的经济质量三部分构成。其中,专利的技术质

量是基础,法律质量是保障,经济质量是关键,三者有机结合共同决定专利质量。

2. 专利质量测度方法分类　　总结分析国内外关于专利质量测度评价研究的现状,根据研究对象与研究目的的不同,现有研究将专利质量测度方法分为专利客体质量测度评价研究和专利主体质量测度评价研究。

(1) 专利客体质量测度:欧洲专利局给出了专利被引次数、专利族大小、专利的生命周期、权利要求数和质量及专利申请异议5个指标用于专利客体质量的测度评价。刘驰等提出从专利的技术层面对专利质量进行界定,他们认为专利客体的质量是由其专利长度、专利宽度和专利高度3个要素决定的。不同的发明专利的质量存在差别,测度每件专利的专利客体质量,有助于了解我国专利质量现状,还可以为挖掘创新水平较高和应用价值较大的核心专利提供依据。

(2) 专利主体质量测度:为确保核心技术不受外部威胁,企业会为一项产品或技术申请数项甚至数十项专利,以获取市场的独占权,如平均每个药品拥有10项专利。在企业进行竞争战略决策时,有时不仅关注每件专利客体的专利质量,还需要对同领域的竞争对手整体的专利质量进行评估。一般而言,专利主体的专利数量较多,与专利客体专利质量的测度方法不同,专利主体的专利质量比较适合采用综合指标。Ernst 使用一组专利指标来评估企业的竞争实力,并开展了后续研究将其应用到企业专利战略的分析中。

3. 常用的专利质量测度指标概述　　归纳总结国内外学者提出的一系列专利质量测度指标,见表3-1,大致可以分为六类:① 前引类指标,如被引次数、H 指数等。② 后引类指标,如非专利文献引证数、科学强度等。③ 保护范围类指标,如权利要求数、技术覆盖范围等。④ 国际布局类指标,如专利族大小、国际申请数量等。⑤ 法律状态类指标,如授权专利数量、专利复审与无效等。⑥ 专利运营类指标,如专利转让、专利实施许可等。

表 3-1　常用的专利质量测度指标

专利质量评价指标		专 利 客 体	专 利 主 体
前引指标	被引次数	●	
	总被引次数		●
	平均被引次数		●
	H 指数		●
	技术强度		●
	即时影响指数		●
	扩散指数	●	
后引指标	非专利文献引证数	●	
	专利文献引证数	●	
	科学关联度		●
	技术生命周期		●
	吸收指数	●	
	激进指数	●	

（续表）

专利质量评价指标		专 利 客 体	专 利 主 体
保护范围	权利要求数	●	
	平均权利要求数		●
	独立权利要求数	●	●
	技术覆盖范围	●	
国际布局	专利族大小	●	
	平均专利族大小		●
	是否国际申请	●	
	国际申请数		●
	保护国家数	●	
	平均保护国家数		●
	是否为三方专利	●	
	三方专利数量		●
法律状态	是否授权	●	
	授权专利数量		●
	专利授权率		●
	专利有效性	●	
	有效专利数量		●
	专利维持	●	
	专利第 N 年维持率		●
	复审程序	●	
	无效程序	●	
专利运营	专利权转让	●	
	转让专利数		●
	专利实施	●	
	实施许可数		●
	专利质押	●	
	质押专利数		●

（1）专利前引类指标：以观测专利为基点，专利引证可以分为引用和被引，国外学者称其为后引和前引，专利前引即专利被引用情况。在专利质量测度指标中，专利被引次数是提出最早的，研究得较为深入，应用也最为广泛的一个指标。如果一件专利被后续专利引用的次数较多，则认为该专利在所属技术领域处于领先的位置，其对后续专利的影响较大，因此该专利可能带来的经济效益也就越大。一般认为，专利被引次数与专利权主体的竞争力呈正相关关系。

根据被评价对象的不同，前引指标衍生出了平均被引次数、H 指数、即时影响指数（CII，Current Impact Index）、扩散指数等指标，其中平均被引次数是专利主体某领域所有授权专利被后续专利引用的总次数与该主体该领域所有授权专利数量的比值。专利平均被引次数实质上就是专利被引次数的平均数,它不关注主体某一件被多次引用的专利,而是将其某领域的专利作为整体评估一个主体在该领域中专利的重要性和受到关注的程度,专利平均被引次数高说明该主体所获授权专利的整体水平较高,影响力较大,相应的该主体的技术实力也更强。H指数源于文献计量学,在一个专利族中,如果其中有H件专利被后续专利引用不少于H次,同时其他专利被引不多于H次,就称这个专利族的H指数值为H。即时影响指数是指评价对象在统计年之前的几年中每年所授权的专利被引次数与当年专利授权量的比值。通过CII,可以反映观测对象的整体专利质量和技术现状。扩散指数是定义在0和1之间的,如果专利被多个领域的后续专利引用,该指数值就高。

(2)专利后引类指标:后引类指标主要是基于观测专利所引用的文献,分为专利文献引证和非专利文献引证。观察专利后引可以了解该专利技术与现有技术和最新科技的关联程度。后引指标相对于前引指标而言,在实际的专利质量分析中应用的较少,主要使用的指标是科学关联度和技术生命周期(又称技术循环周期)。其中科学关联度是对非专利文献引证的进一步细化,是指评价对象引用科学类文献数量的平均值,该指标主要用于反映评价对象的技术创新对基础科学研究的依赖程度,科学关联度越高,该主体的专利技术与科学的联系越密切,说明其专利技术越接近科学研究的前沿。技术生命周期是指评价对象的授权专利所引用的所有专利的专利年龄的中位数,技术生命周期可以反映评价对象技术创新或技术发展的速度。

(3)专利保护范围类指标:专利的保护范围指标主要是基于专利发明技术方案内容本身,体现专利权人对发明创造进行保护的程度。专利的保护范围类指标主要包括权利要求数量、独立权利要求数量和技术覆盖范围等。法律保护权利要求书中覆盖的技术或方法,因此权利要求确定了专利权人的独占权的界限。权利要求的数量和内容的确定赋予一项专利权的宽度。通过专利的权利要求的数量可以大致反映该专利的技术含量,发明要点以及专利权人对专利技术的重视。一个专利文献中权利要求的数量不仅反映一项专利的技术宽度,而且也反映预期的市场价值:一般而言,权利要求数目越多,专利的预期价值越高。一件专利申请中的权利要求数超过10项时就要额外交附加费,由此可见,权利要求数量在一定程度上可以反映出技术方案的发明要点及技术范围。研究表明,高质量的专利表现为权利要求数量多且技术覆盖范围广,遭遇侵权和诉讼的频率也较高。专利的保护范围往往与专利的技术价值和经济价值有关。独立权利要求数指专利权主体的所有授权专利中独立权利要求数量的总和。通过对专利独立权利要求数的统计,并经过进一步分析可以了解该主体的技术创新能力。独立专利权要求数量多的专利,其技术的保护范围广,遭遇侵权和诉讼的频率也较高。专利技术覆盖范围的指数被定义为:

$$SCOPE = n_p;\ n \in \{IPC_1^4;\ \cdots;\ IPC_i^4;\ IPC_j^4;\ \cdots;\ IPC_n^4\}\ \&IPC_i^4 \neq IPC_j^4$$

其中，n_p 表示的是专利 P 中列出的不同 4 位 IPC 类的数量。一般而言，不同的 4 位 IPC 数量越多，该专利技术范围越广，专利的技术和市场的潜在价值越高。

（4）专利国际布局类指标：国际布局类指标主要是考察专利权人对其拥有的专利在全球范围内多少个国家申请保护，以此来评价其拥有的专利的质量。国际布局指标主要包括专利族大小、平均专利族大小、是否国际申请、国际申请数、保护国家数、平均保护国家数、是否为三方专利、三方专利数量。由于专利权具有地域性，专利权人想在多个国家或地区获得专利保护，就需要在相应的各个国家或地区提交专利申请。这些至少有一个共同的优先权、在不同国家或地区提交多次申请的内容相同或基本相同的一组专利文献，就构成了一个专利族。专利族的大小指专利族的成员数量。在特定技术领域内，专利权人的专利族越大，其拥有的专利的整体质量越高。专利申请人可以通过 PCT 途径递交国际专利申请，向多个国家申请专利，PCT 申请程序复杂，费用较高，通常而言，在国外申请和维持专利权投入的成本要远高于在国内申请专利投入的成本，保护国家的数量越多，专利的成本在成倍增加，专利权人出于经济利益的角度，不会为技术水平一般和预期获利能力较小的专利投入高成本去国外申请保护专利权。如果专利申请人提交国际申请，在一定程度上可以反映其拥有的专利技术的价值，因此，如果一个主体就一项发明创造在多个国家寻求保护，一般认为该发明创造有较高的市场价值及专利质量。国际上将在美国专利和商标局、欧洲专利局和日本专利局都提交了申请的专利，称为三方专利。上述三个专利受理机构为全球最重要的专利受理机构，获得这三个专利局授权的专利，往往具有较高的专利质量。

（5）专利法律状态指标：只有获得授权并在专利保护期内持续缴纳年费来维持有效的专利才能获得法律保护。专利申请是否获得授权是专利质量的一个重要评价指标，获得授权的专利是经过严格审查，具备专利权的三性条件。授权专利数量是指专利权主体所获授权的发明专利的数量，通过授权专利数量的多少可以反映专利权人创新活动的活跃程度和创新的质量，授权专利数量越多，说明专利权人的创新活动越活跃。如果一个主体的专利授权率较高，说明该主体专利质量较高。有效专利数是指当前专利权人所有获得授权的专利中，仍维持有效的专利数量，有效专利数量多，在一定程度上能够说明专利权人的创新实力。当专利能够带来的预期收益大于专利维持成本时，专利权人才会做出维持专利权有效的决定，继续为其缴纳年费，专利维持年限的长短也可以评价专利的质量，专利的维持时间越长，表明专利权人越重视该专利技术，相反，创造性小的专利往往维持年限较短。通过后续研究发现，专利质量影响企业商业化和维持专利有效的决策。张米尔研究表明，专利维持时间在 6 年以下的为低质量专利，专利维持时间越长，其专利价值越大。专利第 N 年维持率：以自申请日起第 N 年为单位统计的有效专利量占专利权主体在同领域所获授权专利量的比率，该指标可以有效地反映专利权人的专利行为是否为短期的投机行为。

（6）专利运营指标：专利运营主要是通过专利权利要求书和说明书中涉及到的技术

方案及专利授权后所能带来的经济效益和社会效益、专利产品产业化以及生产能力等多个维度实现的。专利运营越活跃,说明专利与市场联系得越密切,这也说明专利技术获得了市场认可,得到市场认可的专利技术其专利质量往往很高。

在专利实施的基础上,专利运营的方式不断得到扩展与丰富,专利运营的内涵渐趋完整。专利运营方式在本书中篇介绍,这里不再赘述。

(二) 核心专利

1. 核心专利的内涵　开发核心专利技术,是实现我国专利技术强国之路的关键。虽然"核心专利"经常被社会各界提到,但我国尚未有一个明确的核心专利的定义。学术界学者普遍认为:核心专利是原创性专利,具备较高的技术价值,是产业中的技术瑰宝,能够为专利权人带来巨大的经济价值,同时也是其相应技术的实现避不开的专利。本书对核心专利的定义为:核心专利属于原创技术,取得了意想不到的技术效果,在相同领域具有不可替代性,在产业内占据绝对技术优势,可以影响后续专利的技术发展格局,并且其市场化的能力较强,蕴含着巨大经济效益和战略意义。

2. 核心专利的特征

(1) 专利质量高:在相同技术领域核心专利具有首创性,是相同领域后续专利的技术标杆;核心专利属于必要技术,替代性技术方案成本高昂。从技术禀赋上看,任何竞争策略都无法绕开,规避性技术方案成本高昂;核心专利的技术领域范围广,保护范围大;该技术拥有实现对应产品产业化必需的必要技术特征,技术方案稳定。

(2) 专利权利稳定:由于竞争策略,核心专利往往会被竞争对手提出无效挑战,但是核心专利往往能够顺利通过专利复审和无效程序的挑战。而且,由于其巨大的价值,专利权人会积极投入成本维持其专利权。

(3) 专利运营活跃:核心专利蕴藏着巨大的经济效益,为了在其产品市场上占据一席之地,利益相关者往往会采取购买专利权、获得实施许可等其他方式来获取核心专利技术方案。而且,专利权人还可以借助核心专利权质押融资或采取自实施的方法来获得专利的经济效益。

(4) 专利壁垒牢固:随着技术的不断演进,和以核心专利为中心形成完备的技术壁垒,专利组合合理。为了延长核心技术的专利权保护期和构建完备的技术壁垒,专利权人往往会在该技术的基础上不断进行技术改进或者是申请外围专利。

(5) 专利主体的竞争力强:核心专利的专利权人具有相对较强的研发实力,可以为核心专利的技术改进和相关外围专利技术的研发持续投入人力物力;核心专利的专利主体专利活动较为活跃,其专利技术整体水平较高,为相同技术领域的技术领先者。

(三) 我国中药核心专利遴选的理论基础

1. 波士顿矩阵　波士顿矩阵(BCG Matrix)是波士顿咨询公司在 1960 年为美国米德纸业进行经营咨询时提出的分析方法,也称市场增长率——相对市场份额矩阵。该方法是以企业经营的所有产品或者业务的组合作为研究对象,分析企业相关经营业务之间现金流量的平衡问题,寻求企业资源的最佳组合。波士顿矩阵从两个方面对评估对象进行考察:一个是市场成长率,一个是相对市场份额。波士顿矩阵将公司的产品或业务分为4种类型,如图3-1所示。波士顿矩阵分析方法自提出以来得到了广大学者的密切关注,随着其被广泛应用,波士顿矩阵也被应用到专利评价领域,用于企业专利战略的制定与选择。

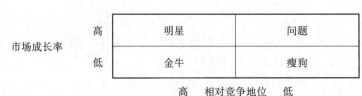

图3-1 波士顿矩阵分布图

2. 专利组合分析 专利组合是根据企业所拥有专利的使用率与其潜在价值,配合专利分析得到核心技术,再以核心技术为中心进行专利比较,从而构筑特定核心技术领域的技术组合。Brockhoff首次提出专利组合分析的概念,并在波士顿矩阵分析的基础上,给出了一种利用专利指标来衡量技术地位的专利组合分析方法。随后Ernst提出了较系统的专利组合模型并将其应用于企业制定专利战略和分析监测技术发展动态的研究中。他共提出了四种比较经典的专利组合分析方法:企业层面、技术领域层面、专利发明人层面和专利与市场一体化层面的组合分析。其中,企业层面的专利组合分析是指利用企业层面的专利综合指标进行多指标组合分析,来判断企业的研发能力和技术水平。企业层面的专利组合分析模型可以从两个维度对企业进行测度:专利质量和专利活动。专利质量代表企业研发活动的影响力,可由专利授权数量、有效专利数量和专利被引情况等专利指标来表征。专利活动代表着企业研发活动的水平,可由专利申请量来表征。

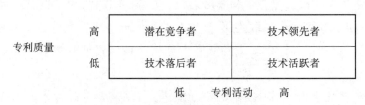

图3-2 企业层面的专利组合分析图

图3-2为以专利质量和专利活动组成的二维专利组合分析图,在专利组合分析图中,可以将企业划分为技术领先者、潜在竞争者、技术落后者和技术活跃者四种类型。通过企业层面的专利组合分析图,决策者可以清晰地判断出企业在行业领域中所处的竞争地位和竞争形势。

二、我国中药专利客体质量测度分析

(一)中药专利客体数据库的构建与描述

1. 中药专利客体数据库的构建 《国际专利分类表》(International Patent Classfition,

简称 IPC)是国际上通用的对专利文献进行分类的工具,我国自 1985 年开始使用 IPC 分类体系对我国的专利申请进行分类,因此,我们通过 IPC 来甄选中药相关专利。在《国际专利分类表》中,中药专利对应的分类号为:A61K35/00(含有其有不明结构的原材料或其反应产物的医用配制)和 A61K36/00(含有来自藻类、苔藓、真菌或植物或其派生物,例如传统草药的未确定结构的药物制剂品)。在本书研究中专利被引指标是一项重要指标,专利引证存在时滞性,引证时滞约为 5 年,为保证分析结果相对准确,本书考虑时滞性的影响,将分析对象的申请日定为 1985—2012 年的中药授权专利。

为保证专利检索的全面性,本书以上述中药涉及的 IPC 分类号为主分类号在国家知识产权局开发的专利信息服务平台数据库进行检索,申请日截止到 2012 年 12 月 31 日,共获得 36 846 件授权专利。本书主要研究与人的疾病相关的中药专利,而不关注兽用中药,因此将兽用中药专利从样本中去掉,再从剩余的样本中去除了检索噪音或不相关的专利,最终选取了 28 277 件中药授权专利作为分析对象。本书在国家知识产权局专利检索及分析系统和 Soopat 专利检索系统检索补充了专利客体质量测度指标所需要的其他数据。

2. 中药专利客体数据库的描述　通过观察表 3-2 中样本的各指标的统计量发现,1985—2012 年申请并已获得授权的中药专利的平均质量不高,大部分专利没有被后续专利引用,与前沿科学知识联系不密切,这些专利只在本国申请专利保护,没有发生过专利运营,也没有发生过专利权稳定性检验。这从一定程度上反映了我国中药产业专利大而不强,多而不优的现状。基于大量研究证明被引次数与专利质量高度正相关的基础上,重点关注被引次数的统计量,我国中药授权专利被引次数最多为 191 次,最小为 0 次,而且众数为 0,说明了被引次数呈偏态分布,这也体现了专利质量的偏态分布。我国中药授权专利被引次数之间存在的差距从某种程度上反映出我国中药专利之间的专利质量存在着较大的差距。

表 3-2　专利客体质量测度指标的统计量

测度指标	数量		均值	众数	极小值	极大值
	有效	缺失				
申请号	28 277	0				
专利族	28 277	0	1.04	1	1	34
科学关联度	28 277	0	2.28	0	0	93
被引次数	28 277	0	2.60	0	0	191
保护范围	28 277	0	2.947	2.7	1.3	11.1
技术领域数	28 277	0	3.31	3	1	15
申请人数	28 277	0	2.10	2	1	19
研发团队	28 277	0	2.30	1	1	39
转移	28 277	0	0.18	0	0	1
实施许可	28 277	0	0.02	0	0	1

（续表）

测度指标	数量		均值	众数	极小值	极大值
	有效	缺失				
质押	28 277	0	0.01	0	0	1
维持时间	28 277	0	7.34	4	1	20
无效次数	28 277	0	0	0	0	0
复审次数	28 277	0	0	0	0	0
专利有效性	28 277	0	0.41	0	0	1

（二）我国中药专利客体质量测度方法

1. 专利客体质量测度指标遴选　国内学者按照专利质量的不同侧面,选取一个或几个指标,对我国专利质量进行了实证研究,这些研究由于关注专利质量的角度比较单一,因而其研究存在一定的局限性。本书认为专利质量包括技术质量、经济质量和法律质量,三者有机结合共同决定专利质量。专利质量测度的现有研究中,采用的评价指标种类繁多,而且这些指标各有优劣,反映专利质量的可信度大小不一。由于专利质量评价指标种类繁多,此处不再赘述。本书以科学性、合理性和可操作性为原则,从专利质量的三方面含义出发,选取了众多专利指标中研究比较成熟的 14 个指标来构建专利客体质量测度指标体系。表 3 - 3 展示了 3 个一级指标包含的二级指标及其测度方法。其中,专利被引次数是专利质量测度的重要指标,由于以前我国专利数据库并未公开专利被引信息,所以国内学者在开展我国专利质量测度的实证研究中并没有使用这一重要指标,本书通过检索国家知识产权专利分析与检索系统,在样本中补充了专利的被引次数,并将这一指标纳入专利客体质量测度体系中。

表 3 - 3　专利客体质量测度指标体系

一级指标	二级指标	测度方法	对专利质量的影响
技术质量	被引次数（A1）	被后来的专利引用的次数	被引次数越多,专利技术质量越高
	技术覆盖范围（A2）	前四位 IPC 分类号不同的数量	技术覆盖范围越大,专利技术质量越高
	保护范围（A3）	独权数与从权数的加权和,权重分别为 0.7 和 0.3	专利保护范围越大,技术创新性越大,技术质量越高
	研发团队（A4）	发明人数	专利研发投入的人力越多,创造的专利技术质量越高
	申请人数（A5）	专利申请人数	合作申请的机构越多,合作开发的专利技术质量越高
	科学关联度（A6）	非专利文献引用数	专利的科学关联度越强,技术质量越高

（续表）

一级指标	二级指标	测度方法	对专利质量的影响
经济质量	专利族(B1)	获得专利权保护的国家数	同族申请地域越多,未来市场范围越大,经济质量越高
	实施许可(B2)	是否发生专利实施许可	发生实施许可的专利产生了经济效益,经济质量较高
	专利质押(B3)	是否发生专利质押融资	发生质押融资的专利经济价值大
	专利转让(B4)	是否发生专利权转移	发生权利转移的专利经济价值大
法律质量	专利有效性(C1)	专利权是否维持有效	维持有效的,权利受法律保护,专利潜在价值较大
	专利维持时间(C2)	专利维持有效的时间	维持时间越长,法律保护时间越长,专利价值越大
	专利无效程序(C3)	专利是否经历过无效程序	发生无效程序后维持有效的专利权更稳定,专利质量更高;
	专利复审(C4)	专利是否经历过复审程序	发生专利复审后维持有效的专利权更稳定,专利质量更高

2. 专利客体质量测度指标权重的确定　在确定专利质量测度指标的权重时,国内有学者尝试利用文献计量法来确定权重,这种确定方法不仅较为繁琐还因各个期刊影响力不同难以保障指标的使用价值。还有学者尝试利用逻辑回归系数来确定各指标的权重,这种方法十分复杂,可行性较差。另外还有学者直接依靠专家打分法来确定各指标权重,这种方法较为主观,忽视了专利数据属性的客观性。为了兼顾各指标实际重要性的主观判断和专利各指标数据本身内在规律的客观性,本书在层次分析法和TOPSIS确定权重方法的基础上,提出构建综合主客观法来确定各指标的权重。

层次分析法是通过将复杂问题按照不同属性分解成为若干层次和若干因素,对每一对指标之间的重要程度作出比较判断,构建判断矩阵,计算判断矩阵的最大特征值及对应特征向量,并通过一致性检验,就可得出各个指标的权重。通过向专家发放专利质量测度指标重要性打分表,回收打分表并进行统计,利用 yaahp 层次分析法软件,得到文中采用的各指标的主观权重 ω_i。利用 yaahp 软件构建的层次结构模型如图 3-3 所示。

本书采用 TOPSIS 方法中的指标方差大小来确定各指标的客观权重 ω_j。方法公式为:

$$\omega_j = \frac{\sigma_{(j)}}{\sum_{j=1}^{m} \sigma_{(j)}} \tag{1}$$

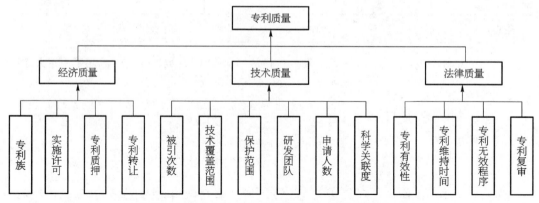

图 3－3　专利客体质量测度指标层次分析模型

其中 $\sigma_{(j)}$ 为关于指标 $a_{(j)}$ 的方差。

综合主客观权重法公式为：

$$\omega_l = \mu\omega_j + (1 - \mu)\omega_i \tag{2}$$

其中 μ 为经验因子，本书基于袁润等的研究，根据黄金分割法则来确定，$\mu = 0.382$

表 3－4 列出了本书用于专利客体质量测度分析的各个指标的主观权重 ω_i、客观权重 ω_j，以及根据综合主客观权重测算公式（2）得到的各个指标的综合权重 ω_k。

3. 加权规范化 TOPSIS 综合评价模型　综合评价即运用多个指标通过对照某些标准来判断多个参评对象的观测结果，并赋予观测结果一定的意义和价值的过程。TOPSIS 方法是通过检测评价对象与理想解、负理想解的距离来进行排序，若评价对象最靠近理想解同时又最远离负理想解，则为最好。其中理想解的各指标值都达到各评价指标的最优值。负理想解的各指标值都达到各评价指标的最差值。本书认为专利质量高的专利各方面质量都趋于最优，与 TOPSIS 方法的逼近理想解的思想一致，因此本书采用 TOPSIS 来进行我国中药专利客体质量的测度分析。该方法的主要步骤如下。

步骤一，设有 n 件专利，每件专利有 m 个评价指标。

原始数据矩阵记为：

$$X = (x_{ij})_{m \times n} \tag{3}$$

用向量规范化的方法求得决策矩阵的规范化矩阵。

$$Y = (y_{ij})_{m \times n} \tag{4}$$

其中：

$$y_{ij} = \frac{x_{ij}}{\sqrt{\sum_{i=1}^{m} (x_{ij})^2}} (i = 1, 2, \cdots, m; j = 1, 2, \cdots, n) \tag{5}$$

步骤二,构造加权规范化矩阵。

$$V = (v_{ij})_{m \times n} = (\omega_k y_{ij})_{m \times n} \tag{6}$$

步骤三,确定规范化后矩阵 V 的理想解 V^+ 和负理想解 V^-。

$$V^+ = (v_1^+, v_2^+, \cdots, v_m^+) \tag{7}$$

$$V^- = (v_1^-, v_2^-, \cdots, v_m^-) \tag{8}$$

其中, $v^+ = \max\{v_{1j}, v_{2j}, \cdots, v_{nj}\}$, $v^- = \min\{v_{1j}, v_{2j}, \cdots, v_{nj}\}$, $j = 1, 2, \cdots, m$。

步骤四,计算各专利指标值与理想值的距离 C_i^+ 和负理想值的距离 C_i^-。

$$C_i^+ = \sqrt{\sum (v_{ij} - v_j^+)^2} \tag{9}$$

$$C_i^- = \sqrt{\sum (v_{ij} - v_j^-)^2}, \quad i = 1, 2, \cdots, n \tag{10}$$

计算各专利指标值与理想值的距离相对接近程度。

$$D_i = \frac{C_i^-}{C_i^+ + C_i^-}, \quad i = 1, 2, \cdots, n \tag{11}$$

计算所得的接近程度大小就是各专利的质量, D 越大,表明相应的专利越接近最优专利,其专利质量就越高。

(三) 我国中药专利客体质量测度结果与分析

1. 我国中药专利客体质量测度结果　本书基于专家对专利质量测度指标进行打分,利用 yaahp 层次分析软件得到各指标的主观权重 ω_i,基于 TOPSIS 方法的公式(1)得到各指标的客观权重 ω_j,最后根据综合主客观权重的公式(2)得到各指标的综合权重 ω_k,结果如表 3-4 所示。

表 3-4　专利客体质量测度体系各指标权重

指　标	客观权重（ω_j）	主观权重（ω_i）	综合权重（ω_k）
被引次数	0.382 7	0.311 2	0.338 6
技术覆盖范围	0.034 8	0.043 6	0.040 3
保护范围	0.017 4	0.067 2	0.048 2
研发团队	0.091 4	0.020 4	0.047 6
申请人数	0.004 2	0.028 8	0.019 4
科学关联度	0.228 0	0.028 8	0.104 9
专利族	0.009 9	0.096 1	0.063 2
实施许可	0.000 1	0.048 0	0.029 7
专利质押	0.000 1	0.030 7	0.019 0
专利转让	0.000 1	0.075 2	0.046 5

（续表）

指　标	客观权重（ω_j）	主观权重（ω_i）	综合权重（ω_k）
专利有效性	0.004 8	0.031 8	0.021 5
专利维持时间	0.223 0	0.028 7	0.103 0
专利无效程序	0.002 3	0.089 9	0.056 4
专利复审	0.001 2	0.099 5	0.061 9

将表 3-4 中的综合权重值代入加权规范化矩阵公式（6）中，原始数据经过公式（5）~公式（11）的处理，最终得到每件专利的 D 值。表 3-5 列出了前十名专利的 D 值。

表 3-5　专利质量排名前十的中药专利

申　请　号	发　明　名　称	D 值
ZL200410031071.4	藏药独一味软胶囊制剂及其制备方法	0.481 895
ZL200410060988.7	一种治疗妇科疾病的中药复方制剂及其制备方法	0.481 591
ZL01131203.3	一种通心络药物组合物及应用	0.425 231
ZL98122269.2	激活灵芝孢子产生生理活性物质的方法	0.406 256
ZL200510096360.7	一种治疗急、慢性前列腺炎的中成药及其制备方法	0.295 633
ZL200310101154.1	抗肿瘤药物及制备方法	0.294 697
ZL01128758.6	一种治疗肿瘤胶囊的配方及检验方法	0.29 469
ZL200510080293.X	一种药物金刚藤微丸及其制备方法	0.293 718
ZL98114040.8	腹水消口服液及其制造方法	0.293 401
ZL200910215814.6	一种含三七的中药制剂及其制备方法	0.293 209

表 3-6　我国中药专利质量整体描述

数量		均值	中值	偏度	偏度的标准误	极小值	极大值	百分位数		
有效	缺失							25	50	75
28 277	0	0.011 288 8	0.006 615 8	9.253	0.015	0.000 740 4	0.481 894 8	0.004 349 9	0.006 615 8	0.011 584 4

利用 SPSS 统计分析软件对我国中药授权专利 D 值进行描述统计，如表 3-6 所示。通过观察可以发现，我国中药授权专利的平均质量为 0.011 29，而在所有样本中，专利质量最大的专利为 ZL200410031071.4，其对应的 D 值为 0.481 89，专利质量的最大值与平均质量之间相差将近 43 倍。表 3-6 中显示所有 D 值的偏度为 9.253，第 75 百分位的值仅为 0.011 584，这充分说明了我国中药授权的专利质量参差不齐，质量差距悬殊，大部分专利质量较低，整体分布呈明显的偏态分布，通过图 3-4 可以直观地看出这一分布形式。

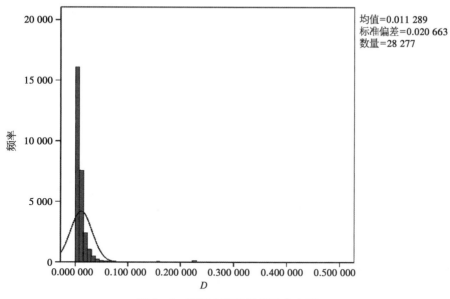

图 3 - 4　我国中药专利质量分布图

2. 我国中药专利客体质量测度结果分析　图 3 - 5 展示了中药专利质量均值的变化趋势,可以分为三个阶段: 第一阶段,(1985—1991 年) 为动荡期,这期间年专利平均质量变化不稳定,质量高低变化起伏较大,出现这种现象可能是由于中药专利申请数量少,加之专利制度保护中国传统的中药处方,还需要一个磨合期,用专利权的三性来判断中药专利,有些不合适的地方,因此什么样的中药专利能被授权,还需要一个试探期,因此质量较为不稳定。第二阶段(1992—2003 年) 为稳定期,在此期间,年专利平均质量变化不大,基本保持稳定。在这期间中药专利数量逐步增长,中药专利授权的标准也较为明显,因此平均质量的变化不大。第三阶段(2004—2012 年) 为下降期,这期间,年专利平均质量逐渐下降,下降幅度由大变小,随着国家大力鼓励专利申请,与各项专利战略的实施,专利申请量井喷式增长,随之一并产生的就是大量垃圾专利,质量低的专利,垃圾专利的存在拉低了平均每件专利质量的水平。

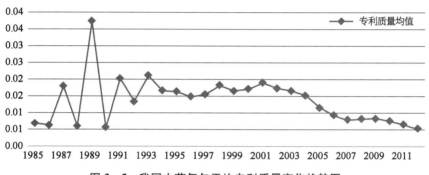

图 3 - 5　我国中药每年平均专利质量变化趋势图

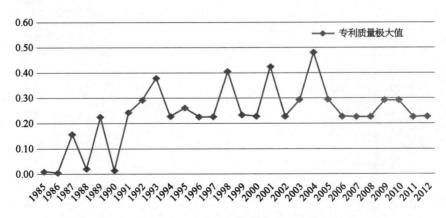

图 3-6　我国中药每年专利质量极大值变化趋势图

　　观察每年专利质量极大值的变化趋势,从图 3-6 可以看出,专利质量最高的专利为 2004 年申请的专利,其次是 2001 年和 1998 年申请的专利。1986 年、1988 年和 1990 年的专利质量极大值的值都很低,说明这 3 年的专利质量整体都较低。从整体变化趋势来看,我国中药专利质量变化不稳定,波动较大,尤其在 1994 年之前,每年专利质量极大值变化差异较大。在 1994 年之后,除了 1998 年、2001 年和 2004 年的专利质量极大值比较突出之外,其余各年的专利质量极大值呈现出较为稳定的状态,说明这些年专利技术创新水平差距不大。

　　3. 我国中药高质量专利地域分布分析　　单件专利质量测度的研究样本的样本数为 28 277 件,其中有大量的低质量专利。无论从国家发展中药产业的角度还是学术界的角度,都希望关注其中专利质量相对较高,有利于提高中药领域技术水平和增强我国中药产业竞争力的高质量专利。本书认为高质量专利是研究样本中 D 值高于 $u+2q$ 的专利,其中 u 为 D 值的平均值,q 为 D 值的标准差。本书认为高质量专利成为中药核心专利的概率更大,对高质量专利进行深入分析更具有现实意义。

　　图 3-7 为利用专利信息分析系统绘制的,6 487 件高质量中药授权专利的申请人所在省(自治区、直辖市)的分布图。图中用不同颜色代表高质量专利数量的多少,其中红色代表高质量专利最多的省(自治区、直辖市)。从图中可以看出北京市的高质量专利的拥有量最多,合计 671 件;其次为山东省,合计 544 件;然后是广东省,合计 365 件。2016 年 11 月发布的《中国区域创新能力评价报告 2016》中全国区域创新能力排名前十中就有广东省、北京市和山东省。这三个地区从事研发的企业或个人相对比较集中,技术发展较快。说明了经济较发达、科研院所相对集中、创新能力较强,知识产权保护意识较强的地区的专利质量也较高。经济较为发达、科研院所较为集中,知识产权保护意识较强,因而成为从事研发企业或个人的主要集中地区,也是我国现代制药技术发展最快、实力最强的地区。

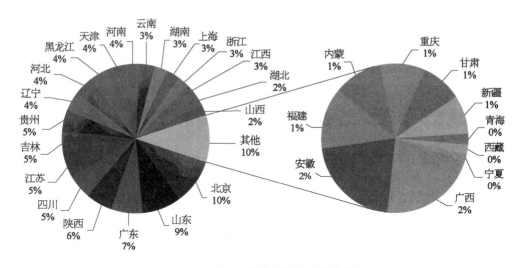

图 3-7 我国中药高质量专利地域分布

三、我国中药专利主体质量测度分析

（一）中药专利主体数据库的构建与描述

1. 中药专利主体数据库的构建 随着国家陆续出台了各项政策鼓励专利申请，很多单位为了获得国家的政策优惠，比如顺利通过高新技术企业认证等，或者为了展示企业技术能力来吸引投资，往往会在短期内购买或者申请专利，而缺乏长期的专利申请和维护行为，为了降低专利申请动机对专利主体质量判断的影响，本书只关注授权专利及其指标，因此，选取中药专利主体的授权专利为研究样本。另外，本章以中药专利客体质量测度分析和中药专利主体质量测度分析为基础，对中药核心专利的识别进行了实证研究，所以，对中药专利主体质量测度分析的样本与单件专利质量测度分析的样本保持一致较为恰当，因此采用前面提到的 28 277 件中药授权专利为数据源，经过统计和处理最终确定 15 990 个专利主体作为研究样本展开深入分析。

2. 中药专利主体数据库的描述 通过观察表 3-7 样本的各指标的统计量我们可以发现，我国中药授权主体数量虽然高达 15 990 个，但是其中大部分专利主体只有 1 件中药授权专利，维持 6 年以上的专利数也只有 1 件，而且大部分专利主体的专利并没有被同领域的后续专利引用过，这说明了我国中药专利主体的整体专利质量还较差。再通过观察 PCT 申请专利数的众数和平均值，可以发现我国中药专利主体几乎很少申请 PCT 专利，进一步可以说明我国中药专利主体在国际上的竞争力整体较差。对我国中药专利主体的专利质量进行测度分析可以为我国培育中药重点企业提供一定的选择依据。

表3-7 专利主体质量测度指标统计量

指 标	数 量		均 值	众 数	极小值	极大值
	有 效	缺 失				
平均被引次数	15 990	0	3.01	0	0	116.00
专利族平均数	15 990	0	1.04	1.00	0.67	34.00
平均专利质量	15 990	0	0.009	0.005	0.005	0.33
授权专利数量	15 990	0	1.81	1	1	209
有效专利数	15 990	0	0.74	0	0	209
维持6年以上专利	15 990	0	0.98	1	0	196
PCT申请专利数	15 990	0	0.01	0	0	5
独权数	15 990	0	2.28	1	0	293

(二) 我国中药专利主体质量测度体系

1. 专利主体质量测度指标遴选 国内研究大多采用发明专利数量、专利授权率、专利维持率等单一指标来反映专利权人的专利质量整体情况,但是使用单一指标往往只能反映专利权人专利实力的某一方面,为了比较全面地评价和了解专利权人的专利整体实力,本书尝试构建一个专利主体专利实力测度综合评价指标体系。本书从国内外学者研究的现有指标中挑选出了具有代表性的专利主体质量评价指标,并根据本书的研究需要对个别指标进行了调整,构建了本书的专利主体专利实力测度指标体系,如表3-8所示。

表3-8 专利主体质量测度指标体系

指 标	测 度 方 法	代 表 意 义
授权专利数量	专利权、主体所获授权的中药发明专利的数量	专利权人创新活动的活跃程度和创新的质量,授权专利数量越多,说明专利权人在中药领域的创新活动越活跃
有效专利数	当前仍维持有效的专利数量	专利维持数量越多,专利主体质量越高
维持6年以上的专利数量	专利维持时间大于6年的专利数量	维持6年以上的专利数量越大,专利经济价值越大
独立权利要求数	所有授权中药专利的独立权利要求的项数	独立权利要求数越多,专利保护范围越大
平均被引次数	发明专利被引次数的平均值	平均被引次数越大,专利在同技术领域对后续专利的影响越大
专利族平均数	同族专利数量	专利族大,国际保护范围大,国际竞争力强
平均专利质量	发明专利质量的平均值	平均专利质量越大,专利整体实力越强
PCT申请数量	PCT专利申请的数量	PCT申请数量大,专利经济价值大

2. 专利主体质量测度指标权重的确定 由于不同的指标对专利主体的专利质量的影响大小不同,为了使对专利主体专利质量评价更为科学合理,本书选用因子分析法给各因子客

观赋权,用方差贡献率来衡量因子对总体评价的重要程度,从而确定专利质量指标的权重,构建专利质量综合指数。本书之所以选择该方法来确定指标权重,主要因为因子分析是利用方差分析将原来多个具有相关性的指标重新分成一组相互无关的若干综合指标,这样处理之后克服了原有指标之间代表意义的重复性,同时在一定程度上也克服了人为打分的主观性。

3. 因子分析模型 专利主体的专利质量并不等同于每件专利质量之和,专利主体的专利虽然是由一件一件专利构成的,但是这些专利在专利主体的专利布局中并不是独立存在的,专利主体拥有的核心技术往往是由核心专利和以其为中心的外围专利构成的,这样的专利组合的价值有可能远大于每件专利价值之和,因此本书根据专利主体指标的特征重新选择了方法模型来测度专利主体的专利质量。

与评价单件专利时情况不同,由于专利主体层面的很多指标是采用累计单件专利指标值转化而来的,因此专利主体层面的很多指标之间具有较强的相关性,因此本书采用了因子分析方法。因子分析法是指从评价对象各个变量相关系数矩阵内部的依赖关系出发,把具有一定相关性和复杂关系的变量转化为若干互不相关的因子的一种多元统计分析方法。因子分析法的基本思想是:根据变量之间相关性大小将变量分组,在同一组内的变量之间的相关性较强,不同组的变量之间相关性较低或不相关,每组变量也就是一个公因子,代表了一个基本结构。本书利用因子分析来找到代表专利主体专利质量不同方面同时彼此之间不相关的少数几个综合指标用于评价专利主体的专利质量。

因子分析法的步骤如下:

(1)将样本的原始数据进行标准化处理,得到标准化矩阵,记为 X。

(2)建立样本的相关系数矩阵 R,判断样本原始指标是否存在较强的相关性,是否适合使用因子分析方法。经常使用的检验方法有 Bartlett 的球形度检验、KMO 检验和反映像相关矩阵检验。本书使用的是 KMO 和 Bartlett 的球形度检验。

(3)求相关系数矩阵 R 的特征根和相应的标准正交特征向量,根据累计贡献率确定因子个数。本书采用主成分分析法提取公因子,公因子与原始指标的相关程度用"因子载荷"来表征。取累计贡献率不少于80%时的几个主成分代表原来的多个指标。通过最大方差正交旋转法得到旋转后的因子载荷矩阵来简化因子载荷矩阵的结构,使因子的实际意义更加鲜明。

(4)得出因子得分矩阵,确定因子分析模型,计算各因子得分。$F_i = AX(i = 1, 2, 3\cdots i)$,其中 i 为公因子个数,A 表示因子得分系数矩阵,X 为各指标标准化数据矩阵。综合评价模型为 $F = \sum \alpha_i F_i(i = 1, 2, 3\cdots i)$,其中 i 为第 i 公因子,α_i 表示第 i 公因子的方差贡献率。

(5)根据上述计算结果,对系统进行分析。按综合因子得分进行排序或评价。

(三)我国中药专利主体专利质量测度分析

1. 我国中药专利主体专利质量测度结果

(1)因子分析:本书使用 SPSS 进行因子分析,按照因子分析的步骤操作,得到相关系数矩阵并对相关矩阵进行了 KMO 和 Bartlett 球形度检验。结果显示指标之间存在较强的相关性,可以进行因子分析,并且 KMO 值为 0.776, Bartlett 球形检验显著性水平 $p < 0.0001$,表明了可以使用因子分析法对研究对象进行分析。

表 3 - 9　旋转后因子提取结果

成　分	初始特征值			旋转平方和载入		
	合　计	方差(%)	累积(%)	合　计	方差(%)	累积(%)
1	4.021	50.268	50.268	3.975	49.686	49.686
2	1.515	18.932	69.199	1.542	19.277	68.963
3	1.130	14.124	83.323	1.149	14.360	83.323
4	0.462	5.781	89.104			
5	0.345	4.313	93.417			
6	0.339	4.238	97.655			
7	0.121	1.519	99.173			
8	0.066	0.827	100.000			

表 3 - 9 为因子分析得出的矩阵特征值与累积贡献率,由此可知最终选取 3 个主成分,它们一共解释了总变异的 83.323%,信息损失仅为 16.677%,能够比较全面地反映所有信息。经过最大方差正交旋转变换,使各变量在某个因子上产生较高载荷,而在其余因子上载荷较小。公共因子 1,主要反映了专利主体的专利研发产出能力,包括高质量专利数、授权专利数、有效专利数、维持 6 年以上专利数和独权数;公共因子 2,主要反映了专利主体的国际竞争力,主要包括专利族平均数和 PCT 申请专利数;公共因子 3,主要反映了专利主体的专利价值,主要包括平均被引次数。

表 3 - 10　因子得分系数矩阵

指　标	成　分		
	1	2	3
平均被引次数	−0.054	−0.018	0.856
专利族平均数	−0.048	0.579	−0.012
平均专利质量	0.166	0.029	0.351
授权专利数量	0.248	−0.035	−0.085
有效专利数	0.234	−0.015	−0.114
维持 6 年以上专利	0.234	−0.011	0.006
PCT 申请专利数	−0.005	0.564	−0.007
独权数	0.231	−0.013	−0.069

三个因子的得分系数矩阵如表 3 - 10 所示,可以得到各个因子的得分,表达式分别为:

$$F_1 = -0.054x_1 - 0.048x_2 + 0.166x_3 + 0.248x_4 + 0.234x_5 + 0.234x_6 - 0.005x_7 + 0.231x_8$$

$$F_2 = -0.018x_1 + 0.579x_2 + 0.029x_3 - 0.035x_4 - 0.015x_5 - 0.011x_6 + 0.564x_7 - 0.013x_8$$

$$F_3 = 0.856x_1 - 0.012x_2 + 0.351x_3 - 0.085x_4 - 0.114x_5 + 0.006x_6 - 0.007x_7 - 0.069x_8$$

以这三个公因子的特征值贡献率为权,综合因子得分计算公式为:

$$F = 0.596F_1 + 0.231F_2 + 0.173F_3$$

（2）分析结果:通过因子分析模型,最后得到各专利主体的专利质量的值,表 3 - 11 给出了排名前十的专利主体的信息。

表 3 - 11　我国中药专利主体专利质量前十名

申　请　主　体	F 值	申　请　主　体	F 值
天士力制药集团股份有限公司	0.695 7	天津中新药业集团股份有限公司乐仁堂制药厂	0.137 8
江苏康缘药业股份有限公司	0.499 8	广州白云山和记黄埔中药有限公司	0.134 7
北京亚东生物制药有限公司	0.301 1	天津天士力之骄药业有限公司	0.132 6
河北以岭医药研究院有限公司	0.264 6	张晴龙	0.129 9
北京正大绿洲医药科技有限公司	0.249 6	天津中新药业集团股份有限公司达仁堂制药厂	0.127 0
泰一和浦（北京）中医药研究院有限公司	0.240 5	广州白云山制药股份有限公司广州白云山中药厂	0.122 2
南京中医药大学	0.216 2	陕西步长制药有限公司	0.121 7
江西汇仁药业有限公司	0.173 4	上海中医药大学	0.121 3
鲁南制药集团股份有限公司	0.152 9	石建民	0.118 3
贵州益佰制药股份有限公司	0.151 2	石家庄以岭药业股份有限公司	0.109 717

利用 SPSS 统计分析软件对我国中药专利主体的 F 值进行描述统计,如表 3 - 12 所示。通过观察可以发现,我国中药专利主体的平均专利质量为 0.010 59,专利质量最高的主体为天士力制药集团股份有限公司,其专利质量值为 0.695 7,这说明了我国中药专利主体的专利质量差距较大。与我国中药专利质量的分布形式类似,属于比较明显的偏态分布,专利质量低的专利主体占比较大的比例。

表 3 - 12　我国中药专利主体专利质量描述统计

数量		均值	中值	众数	偏度	偏度的标准误	极小值	极大值	百分位数		
有效	缺失								25	50	75
15 990	0	0.010 6	0.007 4	0.004 6	19.551	0.019	0.004 1	0.695 7	0.005 4	0.007 4	0.012 9

2. 我国不同类型中药专利主体的专利质量分析　将专利主体按照企业、科研院所、大

专院校、服务机构和其他进行分类,分别统计各类型主体占比情况、专利质量的平均值和各主体类型内部专利质量最大值,如图3-8所示。各主体类型的平均专利质量由于数值较小,在图中并没有清晰的显示出各类型主体的平均专利质量的差异。通过图可以直观地看出,个人的数量占主体的比值最大,约为79.6%,但是其平均专利质量却小于企业、科研院所和大专院校的平均专利质量。企业的专利质量在所有类型的专利主体中表现最为突出,其占所有主体类型的比值约为13.9%,其平均专利质量仅次于大专院校的平均专利质量,专利质量最高的专利主体的类型为企业。大专院校和科研院所虽然在所有类型主体中占比较小,但是两者在平均专利质量和专利质量最大值方面表现良好。

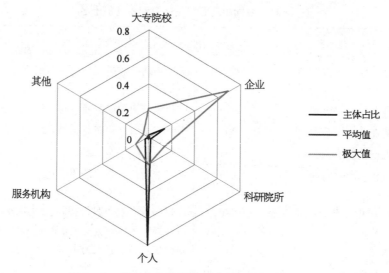

图 3 - 8 我国中药不同类型专利主体的专利实力

3. 我国中药专利主体的竞争地位分析 为了了解中药专利主体竞争地位,我们以专利主体的专利质量值为依据,拟将所有专利主体分为四类:① 技术领导者。这类专利主体具有较强的研发能力并且拥有高质量专利,在同领域内为技术的领导者,是其他专利主体学习和模仿的对象。② 潜在竞争者。这类专利主体的专利数量不是很多,但是其专利质量相对较高,在同领域内具有较强的竞争力。③ 技术跟随者。这类专利主体的专利活动相对于潜在竞争者而言较为频繁,但是专利质量普遍较低,此类专利主体缺乏核心技术,这一点决定了其在同领域中的技术跟随者的地位。④ 技术落后者。这类专利主体的专利数量少,专利质量也不高,专利行为属于昙花一现型,属于同领域内的技术落后者。

本书按照专利质量的评估值利用聚类分析将专利主体进行分类。聚类就是根据数据本身的特性将研究对象分组成为若干类,同一个类的对象之间具有较大的相似性,不同类的对象之间的差异较大。由于专利主体数量大,因此本书选择SPSS分析软件中的K-均值聚类分析方法,进行迭代25次,类数设置为4类,每个聚类中的案例数如表3-13所示。

表 3-13 聚类分析结果

聚 类				有 效	缺 失
1	2	3	4		
8	122	2 618	13 242	15 990	0

将 15 990 个专利主体按照其专利质量高低分为四个等级：天士力制药集团股份有限公司、江苏康缘药业股份有限公司、北京亚东生物制药有限公司、河北以岭医药研究院有限公司等 8 个专利主体的专利质量最高，这 8 个专利主体即为中药领域的技术领导者；鲁南制药集团股份有限公司、贵州益佰制药股份有限公司、天津中新药业集团股份有限公司乐仁堂制药厂等 122 个专利主体的专利质量较高，这 122 个专利主体即为中药领域的潜在竞争者；金陵药业股份有限公司、天津同仁堂集团股份有限公司等 2 618 个专利主体的专利质量一般，这些专利主体即为中药领域的技术跟随者；黄山、余绍刚等 13 242 个专利主体的专利质量较差，这些专利主体即为中药领域的技术落后者。

处于技术领先者地位的 8 个专利主体的中药专利申请时序图如图 3-9 所示，其中北京正大绿洲医药科技有限公司和泰一和浦（北京）中医药研究院有限公司的专利申请时间较为集中，前者是集中在 2005 年，后者是集中在 2010 年。天士力制药集团股份有限公司专利申请的时序变化趋势与上述两个专利主体的时序变化不同，天士力制药集团股份有限公司的专利申请自 2001 年开始，到 2003 年达到峰值，在后来的 4 年内保持年均 30 件左右专利申请。南京中医药大学每年申请的专利数量不是很多，数量变化也不是很大，相对较为稳定。其余几个专利主体的变化趋势相似，虽然专利申请数量骤增的时间点不同，但是时序变化趋势基本都是在某一时间点专利申请有明显的增加。

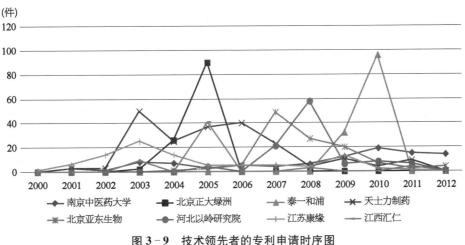

图 3-9 技术领先者的专利申请时序图

对技术领先者和潜在竞争者的专利主体类型进行统计并计算各类型主体占比情况，如图 3-10 所示。对比技术领先者和潜在竞争者的专利主体类型可以看出，技术领先者与潜在竞争者的专利主体主要是企业性质,企业在中药专利技术领域占据主体地位。在潜在竞争者中,主体类型为个人的占比为27%。大专院校在技术领先者和潜在竞争者中占比相差不大。科研院所和服务机构在两类竞争者中出现的次数较少。

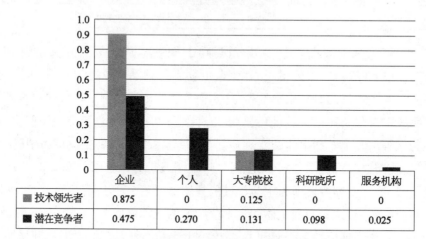

	企业	个人	大专院校	科研院所	服务机构
技术领先者	0.875	0	0.125	0	0
潜在竞争者	0.475	0.270	0.131	0.098	0.025

图 3 - 10　技术领先者和潜在竞争者的专利主体类型

四、专利主体与专利客体综合视角下我国中药核心专利的遴选与分析

(一)我国中药核心专利的遴选

1. 基于专利主体与专利客体两个维度我国中药核心专利遴选体系的构建　基于对核心专利的定义和对其特征的描述,在现有研究的基础上,认为应该从专利主体的专利质量和专利客体的专利质量两个维度来遴选核心专利,即专利自身的质量高同时还要有实力较强的专利主体为其做技术和产业化支撑。专利质量高的专利主体具有很强的科研能力和持续研发所需的经济实力,这样的专利主体相较于专利质量较差的专利主体更容易在核心专利的基础上开发出更高水平的中药技术,因此,我们认为从两方面遴选核心专利比仅凭专利质量一个维度遴选核心专利更为合理。因此,在波士顿矩阵分析和专利组合分析的基础上,本书将每件专利作为一个独立的个体,以其专利质量为纵坐标,以其专利权人的专利质量为横坐标,建立了核心专利的遴选模型。

矩阵模型如图 3 - 11 所示,核心专利(明星型专利)位于矩阵的右上方区域,位于此区域的专利的专利质量较高和其专利主体的专利质量较高。核心专利是创新能力强的专利权人拥有的质量较高的专利,推动了同领域技术发展的进程,其技术的重要性已经得到认可,是所属领域的重点技术,并且核心专利的经济效益巨大,可以为专利权人带来丰厚的利益回报。核心专利的专利权人在相同技术领域具有相当高的专利质量,具有非常大的竞争优势,而且这类专利主体的研发活动非常活跃,会主动以核心专利为中心,构建严密和坚固的专利壁垒,以确保其在同领域的技术领导者的地位和其在市场上的垄断地位。

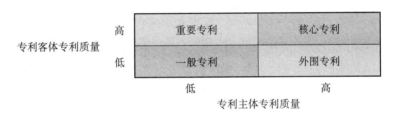

图 3-11 专利类型矩阵分布图

重要专利位于矩阵的左上方区域,此类专利具有较高的专利质量,但是相对于核心专利的专利主体而言,其专利主体的专利实力较低。这样的专利属于具有潜力的专利,技术创新性较强,重要专利具备了一定的影响力,市场前景很好,但是目前其专利主体的整体专利实力较差,在该技术领域的竞争优势不明显。如果专利权人在重要专利的基础上持续研发,进一步改进,构建相关的专利布局,提高自身的专利质量,那么重要专利非常有可能发展成同领域的核心技术。

外围专利位于矩阵的右下方,此类专利的专利主体的专利质量较高,在所处技术领域具备一定的竞争优势,但是专利本身的专利质量不是很高,极有可能是以核心技术为基础的外围专利。外围专利相对于核心专利而言,并不是某项技术的关键,但是为了制造或者是生产该技术产品时提高性能需要的专利。

一般专利位于矩阵的左下方,一般专利的专利质量较低,技术创新性较低,并且其专利主体的专利质量也不是很高,竞争优势不明显。

将前面提取的高质量专利作为核心专利的备选对象,按照图 3-12 所示的流程进行矩阵分析,最终遴选出我国中药领域的核心专利。

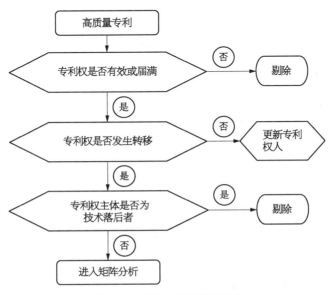

图 3-12 核心专利遴选流程

2. 我国中药核心专利的遴选结果　按照上述核心专利遴选方法得到的矩阵如图 3 - 13 所示,以专利主体专利质量的均值为横坐标的参考线,以专利客体的专利质量的均值为纵坐标的参考线。经过矩阵分析,最终确定了位于矩阵图右上方区域的 75 件专利为我国中药领域的核心专利。75 件专利如表 3 - 14 所示。

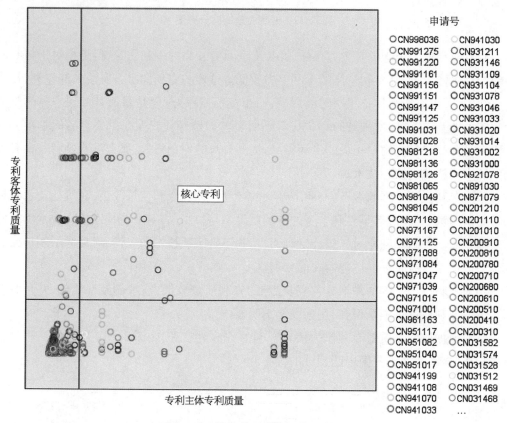

申请号	
CN998036	CN941030
CN991275	CN931211
CN991220	CN931146
CN991161	CN931109
CN991156	CN931104
CN991151	CN931078
CN991147	CN931046
CN991125	CN931033
CN991031	CN931020
CN991028	CN931014
CN981218	CN931002
CN981136	CN931000
CN981126	CN921078
CN981065	CN891030
CN981049	CN871079
CN981045	CN201210
CN971169	CN201110
CN971167	CN201010
CN971125	CN200910
CN971088	CN200810
CN971084	CN200780
CN971047	CN200710
CN971039	CN200680
CN971015	CN200610
CN971001	CN200510
CN961163	CN200410
CN951117	CN200310
CN951082	CN031582
CN951040	CN031574
CN951017	CN031528
CN941199	CN031512
CN941108	CN031469
CN941070	CN031468
CN941033	...

图 3 - 13　核心专利遴选矩阵分布图

表 3 - 14　遴选出的核心专利

申 请 号	申 请 号	申 请 号
CN93100050.5	CN02153312.1	CN200710027878.4
CN93114696.8	CN03117114.1	CN200710065087.0
CN96107618.6	CN03124080.1	CN200780000844.4
CN98121890.3	CN03133784.8	CN200810018608.1
CN99115682.X	CN200310101154.1	CN200810146980.0
CN99803683.8	CN200310113347.9	CN200810154422.9
CN00114223.2	CN200410000135.4	CN200810198043.X
CN01128758.6	CN200410012714.0	CN200810198044.4
CN01128760.8	CN200410038253.4	CN200910075211.0
CN01131203.3	CN200410048292.2	CN200910148342.7

（续表）

申　请　号	申　请　号	申　请　号
CN01136155.7	CN200410049850.7	CN200910154497.1
CN01136770.9	CN200410051250.4	CN200910203555.5
CN01142288.2	CN200410059940.4	CN201010175790.9
CN01144161.5	CN200410074372.5	CN201010190797.8
CN01815449.2	CN200510038617.3	CN201010220643.9
CN01820875.4	CN200510041884.6	CN201010241162.6
CN02112159.1	CN200510043161.X	CN201010241165.X
CN02100879.5	CN200610001538.X	CN201010241409.4
CN02110648.7	CN200610001727.7	CN201110306954.1
CN02114549.0	CN200610014219.2	CN201210038116.5
CN02114995.X	CN200610065213.8	CN201210258148.6
CN02128052.5	CN200610076304.1	CN201210274153.6
CN02146570.3	CN200610083706.4	CN201210279626.1
CN02146572.X	CN200610103626.0	CN201210366720.0
CN02146573.8	CN200680018061.4	CN201210413185.X

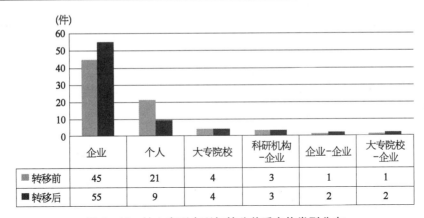

	企业	个人	大专院校	科研机构-企业	企业-企业	大专院校-企业
转移前	45	21	4	3	1	1
转移后	55	9	4	3	2	2

图 3－14　核心专利专利权转移前后主体类型分布

（二）我国中药核心专利分析

1. 我国中药核心专利的专利主体分析　将核心专利的专利主体分为企业、个人、大专院校、科研机构以及合作主体六类，其中合作主体包括个人-个人、企业-企业、科研机构-企业、研究院所-企业。统计核心专利发生专利转移前后，核心专利的专利主体类型的构成。如图 3－14 所示，在发生专利权转移之前，企业产出的核心专利数量占比最高，其次为个人，这说明我国中药核心技术主要来源于企业和个人。统计发现，企业拥有的核心专利数量为 45 件，这说明了我国中药企业是中药创新技术的主体。个人拥有的核心专利数量为 21 件，这说明了由于我国中药具有传承性，在长时间的实践中，个人作为中药传承者在中药技术创新方面具有其自身的优势。Masayo Kani 等研究指出科学知识在医药企业研发过程中与日俱增的重要性也是促进企业对外合作特别是与大学和科研机构合作的一个因素。

5 件合作申请的核心专利均是企业与其他类型主体共同申请获得授权的专利,体现出我国中药企业在合作创新中比较活跃。

经过统计分析发现,共有 13 件核心专利发生了专利权转移,主要的转移关系主体是个人和企业,其中,有 11 件专利主体由个人转为企业,1 件专利主体由个人转为大专院校,1 件专利主体由大专院校转为企业。发生专利权转移之后,企业为专利权人或者其中之一的核心专利共有 55 件,个人为专利权人或者其中之一的核心专利共有 9 件。可以看出企业拥有的核心专利数量增多,而个人拥有的核心专利数量明显下降。

表 3-15 为拥有 2 件以上(含 2 件)核心专利的专利主体的核心专利拥有情况,天士力制药集团股份有限公司在核心专利方面表现最为突出,拥有 7 件核心专利,其次是河北以岭医药研究院有限公司。

表 3-15 拥有 2 件以上核心专利的专利主体

专 利 权 主 体	核心专利数(件)
天士力制药集团股份有限公司	7
西藏奇正藏药股份有限公司	4
河北以岭医药研究院有限公司	4
陕西步长制药有限公司	3
江苏康缘药业股份有限公司	3
天津中新药业集团股份有限公司中药制药厂	2
石家庄以岭药业股份有限公司	2
广东宏兴集团股份有限公司宏兴制药厂	2
北大世佳科技开发有限公司	2

2. 我国中药核心专利的技术领域分析 专利的技术领域用 IPC 分类号来表示,当专利涉及多个技术领域时,该专利就会被分配多个 IPC 分类号。核心专利有多个 IPC 分类号,说明该专利的技术涉及多个技术领域,即技术领域共现。本书构建了 IPC 分类号两两共现矩阵,利用 Ucinet 软件绘制了核心专利 IPC 技术领域共现图,如图 3-15 所示。图中节点的大小表示节点的中心度,连线的粗细表示连线连接的两个 IPC 分类号的共现频次,线越粗表示共现频次越多。本书将中药专利技术领域分为三大类型,药物来源、治疗活性和剂型,结合技术领域共现图中的节点中心度来分析对我国中药核心专利主要的技术领域。药物来源方面主要是集中在:A61K36/484(甘草属);A61K36/815(枸杞属);A61K36/258(人参属);A61K35/413(胆汁);A61K35/55(其他腺体);A61K35/78(含有来自藻类、苔藓、真菌或植物或其派生物)。治疗活性主要是集中在:A61P9/10(治疗局部缺血或动脉粥样硬化疾病的,例如抗心绞痛药、冠状血管舒张药、治疗心肌梗死、视网膜病、脑血管功能不全、肾动脉硬化疾病的药物);A61P9/06(抗心律失常药);A61P3/06(抗高血脂药);A61P19/00(治疗骨骼疾病的药物)。剂型主要是集中在:A61K9/48(胶囊制剂,例如用明胶、巧克力制造的);A61K9/08(溶液);A61K9/20(丸剂、锭剂或片剂)。

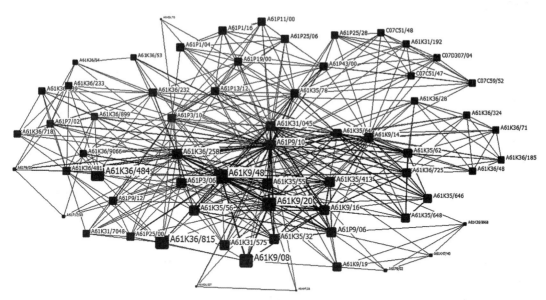

图 3-15 核心专利技术领域共现图

从技术领域共现的频次来看,共现次数较多的技术领域主要是:A61P9/10 与 A61K35/78,包括用于治疗局部缺血或动脉粥样硬化疾病的传统草药等;A61P9/10 与 A61K36/258,包括用于治疗局部缺血或动脉粥样硬化疾病的人参属中药等;A61P9/10 与 A61K31/045,包括用于治疗局部缺血或动脉粥样硬化疾病的成盐中药等;A61K9/48 与 A61K36/815,包括枸杞的胶囊剂等。

3. 我国中药核心专利的运营分析 专利价值的实现有多种途径,例如将专利技术转化为专利产品,或是许可他人实施专利技术,又或是将专利权转移给他人,还可以将专利权进行质押融资等,这些实现专利价值的方式又称为专利运营。专利运营能发挥和体现专利的技术价值,还可以提高企业的销售利润,为企业带来更多的效益。随着知识经济的迅速发展,专利实施许可、专利权转移及专利质押融资等专利运营活动越来越活跃,核心专利作为中药高新技术产业的核心竞争力,其运营会加速知识产权的转化运用,使科技创新成果实现资本化,使无形资产转变为有形资本。本书对 75 件核心专利的运营进行统计发现,有 13 件核心专利发生了专利申请权、专利权的转移;有 3 件专利发生了专利质押;有 10 件专利发生了实施许可,其中有 8 件为独占许可。专利权的转移在前面已经做过介绍,专利质押发生数较少,此处不再对这两种专利运营方式进行分析,只对核心专利的实施做进一步的研究。

从专利主体入手,在 CFDA(国家食品药品监督管理总局)网站查询专利主体的中药产品信息,然后将核心专利的权利要求书和说明书中记载的技术方案与相关产品的说明书进行对照,并收集了相关产品介绍和研发情况等信息,最后确定 50 件核心专利发生了专利实施,依据实施核心专利的主体与核心专利的专利权主体是否一致,将实施方式分为自实施和对外许可实施两种类型。统计发现有 40 件核心专利发生了自实施,有 10 件专利为对外许可实施,其中有 8 件对外许可实施为独占许可,这说明中药核心专利主要以自实施为主。25 件未发生实施的核心专利中,有 14 件核心专利的专利主体为个人或大专院校。FredPries 指出科研院所和大专院校等是发明的重要资源,但是这些单位的创新不以获得商业价值为目的,目前学术研究成果实现市场化仍然缺乏合适的模式,所以其创新成果转化率较低。

表 3-16　核心专利及其对应产品

专 利 号	专 利 名 称	专利产品
ZL200610014219	生脉有效部位组合物及其制剂	注射用益气复脉
ZL96107618	云南白药气雾剂及其制备方法	云南白药气雾剂
ZL200910203555	一种元胡止痛软胶囊的制备方法与质量检测方法	元胡止痛软胶囊
ZL201210258148	参桂胶囊在制备抗血栓药物中的应用	玉丹参桂胶囊
ZL99803683	银杏叶组合物及制备方法与应用	银杏酮酯 GBE50
ZL200610103626	一种银杏内酯的药物组合物	银杏内酯注射液
ZL93100050	活血清脑冲剂	养血清脑颗粒
ZL200810154422	一种治疗胃肠疾病中药组合物及其制备方法	胃肠安丸
ZL01131203	一种通心络药物组合物及应用	通心络胶囊
ZL200410048292	超微通心络中药组合物及其制备方法	通心络胶囊
ZL200810198043	一种治疗冠心病、心绞痛、心律失常、高血脂的中药组合物及其制备方法	通窍益心丸
ZL200810198044	一种治疗冠心病、心绞痛、心律失常的中药组合物及其制备方法	通窍益心丸
ZL201110306954	一种铁皮石斛保健品配方、组合物以及组合物的制备方法和用途	铁皮石斛保健胶囊
ZL02128052	治疗糖尿病的口服药物组合物	糖脉康颗粒
ZL200780000844	一种预防或治疗血栓性疾病的提取物	疏血通注射液
ZL03124080	一种治疗泌尿系统疾病的药物组合物及其制备方法、用途	三金片
ZL02114995	一种用于清热解毒的药物及其制备方法	热毒宁注射液
ZL99115682	一种妇科千金胶囊的制作工艺	千金片
ZL201010241165	一种具有抗炎镇痛作用的药物组合物及其制备方法和用途	奇正消痛贴膏
ZL201010241162	一种具有抗炎镇痛作用的药物组合物及其制备方法和用途	奇正消痛贴膏
ZL201010241409	一种具有抗炎镇痛作用的药物组合物及其制备方法和用途	奇正消痛贴膏
ZL02146573	一种中药组合物在制备治疗肾虚血瘀型勃起功能障碍药物中的应用	芪苈强心胶囊
ZL200610083706	一种治疗急、慢性支气管炎的中药组合物及其制备、质量控制方法	蒲地蓝消炎口服液

（续表）

专　利　号	专　利　名　称	专利产品
ZL200810146980	一种用于淤血阻滞、脉管不通的中药制剂及其制备方法	脉管复康胶囊
ZL200310113347	六味地黄滴丸及其制备方法	六味地黄滴丸
ZL200910075211	一种中药组合物在制备抗甲型 H1N1 流感病毒的药物中的应用	连花清瘟胶囊
ZL200310101154	抗肿瘤药物及制备方法	康力欣胶囊
ZL02146570	一种中药组合物在制备促进一氧化氮生成药物中的应用	津力达颗粒
ZL200410038253	一种治疗咽喉慢喉喑症状的中药及其制备方法	金嗓散结丸
ZL201010220643	一种化瘀散结灌肠液的制备方法	化瘀散结灌肠液
ZL03133784	红药薄膜衣片	红药片
ZL01815449	一种中草药药物组合物及其制备方法	桂枝茯苓胶囊
ZL200510041884	一种用于治疗冠心病心绞痛的药物组合物	冠心舒通胶囊
ZL02114549	一种用于治疗冠心病心绞痛的中成药	冠心舒通胶囊
ZL01142288	丹参总酚酸的提取方法及其制剂的制法与用途	关键技术工艺
ZL93114696	一种治疗白癜风药物及其配制方法	复方卡力孜然酊
ZL01136155	一种预防和治疗冠心病心绞痛的药物及其制备方法和其他用途	复方丹参滴丸
ZL01820875	一种治疗心绞痛的中药组合物及其制备方法与用途	复方丹参滴丸
ZL02100879	治疗冠心病心绞痛的中药制剂及其制备方法	复方丹参滴丸
ZL200410074372	一种提高生物利用度及药效的独一味制剂和制备方法	独一味滴丸
ZL02112159	薯蓣皂甙元在制备治疗心肌缺血、心绞痛和心肌梗死的药物中的用途	地奥心血康
ZL02153312	一种治疗心脑血管疾病的药物组合物及其制备方法	丹红注射液
ZL201010190797	丹灯通脑片剂及其制备工艺	丹灯通脑片
ZL02146572	一种中药组合物在制备抑制动脉粥样硬化药物中的应用	参松养心胶囊
ZL01128760	一种可用于治疗中风和胸痹的中药制剂及其制法	步长迈立通
ZL03117114	治疗肿瘤的中药注射制剂及其制作方法	艾迪注射液
ZL01136770	用于治疗及预防脑动脉阻塞的中药医药组成物	BNG－1

进行信息调研发现有 47 件核心专利已经实现专利产品产业化,表 3－16 给出了产业化的核心专利及对应的专利产品。其中复方丹参滴丸现已获得了美国食品药品监督管理局批准开展国际多中心临床试验;通心络胶囊是唯一荣获三项国家大奖的特色科技中药,单品种年销售额过 10 亿;复方卡力孜然酊填补了国内在治疗白癜风方面尚无特效外用产品的空白,曾被评为国家级新产品;丹红注射液对于全身(脑、心、肺、肝、肾等)脏器供血不足,梗死性供血不足效果尤为显著(脑梗、心梗),获得了第十二届中国专利金奖;地奥

心血康在荷兰获准上市;银杏内酯注射液是国际上第一个银杏有效部位注射剂;连花清瘟胶囊是中国唯一获得国家科技进步二等奖的治疗流感的中成药,也是全球第一个大复方中药药品临床试验申报正式获得美国 FDA 批准的药物。这说明我国中药现代化研究已经取得了一定的研究成果,中药技术再创新取得了阶段性的胜利,我国中药在国际上的认可度和竞争力正在逐步提升。

第二节　提升中药专利转化能力策略

进入 21 世纪以来,"创新"越来越成为我国经济社会发展中的核心动力,在建设创新型国家战略部署下,2012 年国家提出了创新驱动发展战略,2016 年发布《国家创新驱动发展战略纲要》,创新已成为我国五大发展理念之首。与此同时,随着部分专利密集型领域专利大战层出不穷,专利赔偿额屡创新高,"专利""专利保护""专利战"和"专利转化"越来越多地受到人们的关注。在这种背景下,国内企业专利保护意识不断增强,专利申请量和授权量快速增加,特别是在 2008 年实施国家知识产权战略后,各级政府加大对以信息产业、节能环保、生物产业、新能源、新能源汽车、高端装备制造业和新材料为代表的战略新兴产业的科研投入,专利申请量更是大幅度增长。一方面,我国发明专利年申请量自 2011 年以来已连续 6 年跃居世界第一,并且在 2015 年受理发明专利申请达到 110.2 万件,成为世界第一个发明专利年申请量超 100 万件的国家。另一方面,根据世界银行统计,我国专利转化率不到 20%,高校的专利转化率甚至低于 5%,我国专利对经济的贡献度远低于发达国家水平,大量的专利处于"沉睡"状态。

有效盘活我国庞大的专利资产、促进科技进步和经济社会发展,已成为当前专利产业的研究重点和难点。为解决这一问题,2008 年国家颁布了《国家知识产权战略纲要》,其中明确指出要促进知识产权创造和运用,推动企业成为知识产权创造和运用的主体。促进自主创新成果的知识产权化、商品化、产业化,引导企业采取知识产权转让、许可、质押等方式实现知识产权的市场价值。自 2008 年以来,国务院、国家知识产权局以及相关部委出台了系列政策,从财政支持、司法保护、行政管理、政策配套、市场服务等多方面建立完善专利转化的体制机制,推进专利价值评估、专利融资、专利保险和专利担保,构建专利池或产业专利联盟,设立专利导航产业发展试验区,构建"1+2+20+N"的知识产权转化服务体系,即确立了在北京建设全国知识产权转化公共服务平台,在西安、珠海建设两大特色试点平台,并通过股权投资重点扶持 20 家知识产权转化机构,示范带动全国知识产权转化服务机构快速发展。2014 年 8 月全国人大常委会批准在北京、上海、广州设立知识产权法院,2015 年 12 月国务院发布了《关于新形势下加快知识产权强国建设的若干意见》,明确提出要严格知识产权保护、促进知识产权创造和运用,加快建设知识产权强国。2017 年初,国务院《"十三五"国家知识产权保护和运用规划》印发实施,其部署的 4 个重大专项之中,首要任务便是"加强知识产权交易转化体系建设",并提出了"完善知识产权转化公共服务平台""创新知识产权金融服务""加强知识产权协同运用"等具体任务。在国家的整体部署下,知识产权创造由多向优、由大到强,知识产权保护从不断加强向全面从严,知识产权转化运用从单一效益向综合效益的转变已经启动。实行严格的知识产权保护、加强知识产权运用已经成为知识产权领域的新要求、新趋势。当前,大力发展专利转化既是我国社会、经济、科技发展的现实需求,更是专利制度发展的必然趋势。专利转化实质上就是为实现专利的经济价值而对专利权或专利技术的合理运用,这种运用越是活跃、越是充分,专利对经济社会发展的融合度就越高,支撑度就越大,贡献度就越明显,专利制度在经济社会中的作用就会愈发凸显。当前,实行严格的专利保护,并通过广泛开展专利转化盘活大量库存的专利资产、彰显专利价值时机已经成熟,也是我们面临的急切之务。

中药创新作为近几年国家十分关注的热点问题,对其转化成果的研究十分必要。中药专利不仅存在着专利申请和授权方面的问题,更存在着提升专利质量和专利转化率等问题,值得高度重视和认真思考。2016 年 2 月,国务院颁布了新一轮的中医药发展战略规划纲要(2016—2030 年),其中明确提出要着力推进中医药创新:促进中医药科技创新能力提升,加快形成自主知识产权,促进创新成果的知识产权化、商品化和产业化。基于这样的政策环境,本节深入分析中药专利转化的影响因素并进行预测,进而提出提升中药专利转化能力的策略。

从专利制度角度,我国中药专利转化的方式主要包括四种:专利许可、专利转移、专利质押及专利自实施。从学术研究而言,专利转化方式包括:第一,"产业化",即为实施专利,利用专利技术方案生产制造产品,促进专利技术的产品化、商品化和产业化。第二,"贸易化",包括专利转让、专利许可等方式。第三,"投融资"即为专利权资本化;方式为专利权质押贷款。第四,"标准化",即为企业专利纳入标准化组织的标准化活动中,如所属产业专利联盟或专利池。第五,"其他转化方式",包括商业宣传、技术合作、产业孵化、并购重组、专利诉讼等方式进行专利转化。本节主要从专利制度层面分类切入,适当考量学术分类,分别从不同的时间切入点、区域的内部与交互作用、专利转化的主体客体等多个角度对我国企业中药专利转化进行深入剖析,从而可以深度挖掘我国企业中药专利转化过程中的重要时间节点,了解中药技术流动情况,研究不仅仅局限于各省(自治区、直辖市)之内,而是拓展到各省(自治区、直辖市)之间,不仅仅局限于单个企业,而是注重企业之间的关联,致力于发现各区域各企业之间的紧密程度,以发现技术的成熟度、市场竞争环境、部署区域或组织的创新战略等。借此为促进中药企业创新资源的合理流动、优化配置和推进我国创新成果的有效转化提供一定参考,促进我国自主创新战略的实施。

本节研究的中药专利数据(中药专利数据包括但不限于专利申请时间、终止时间、IPC 分类号、权利要求数量、法律状态等)来源于国家知识产权局 SIPO 专利检索与分析数据库及专利信息服务平台,产品批准文号数据来源于中国食品药品监督管理总局 CFDA 官方网站,产品说明书数据来源于药源网,中药企业的企业成立时间、注册资本、企业性质等信息来源于中国工商管理局的全国企业信用信息公示系统。此外,企业专利自实施情况并不存在于专利法律状态栏,这是一个目前无官方数据且难以统计的数据,根据中药的独特性质,通过将同一企业中药发明专利文献内容与中药产品说明书内容进行一一比对获得自实施数据。

考虑到专利转化需要一定的准备时间,专利需要足够的披露时间才能获得与其价值相当的前向引证数量,且专利从申请到授权至少需要 2~3 年的审查时间,因此本章选取1985—2011 年申请的专利作为研究样本。企业是中药专利转化的核心主体,对其转化情况的研究有助于提升我国中药产业整体的转化能力和竞争能力,故本节将申请主体限制为中药企业。共包括 1 530 家拥有授权中药发明专利的企业,这些企业共涉及 4 342 件授权中药发明专利文献及 26 056 个产品的批准文号、说明书等信息。

一、中药专利转化现状

专利转化在企业对创新成果的利用中发挥着至关重要的作用,而我国目前的专利转化现状不容乐观,中药企业作为整个中药产业的重要组成部分和推动中药产业发展的核心力量,其在专利转化过程中发挥的作用不容忽视。近年来,随着我国科学技术水平的不断提高以及中药创新投入的不断增加,如何将中药创新成果转化为更具市场潜力的和更加商业化的产物成为当今社会一项重要的研究课题。与此同时,针对中药创新成果的保护措施更是势在必行。专利制度是保护中药创新成果的重要措施之一,中药要想走出国门,立足世界离不开专利制度的保驾护航,而如何充分地利用现有资源最大限度地转化中药创新成果是我国很多中药企业目前面临的主要问题。我国作为一个发展中国家,中药专利的维持和转化是推动中药产业持续发展的重中之重。

专利转化是对从专利培育至专利价值实现整个过程中所包含的所有经济活动的总称。具体包括专利许可、专利转移、专利质押、专利实施等活动。所以一种最简便直观地评估中药企业专利转化现状的方式就是通过综合这四种转化方式来反映。对于中药企业来说,专利转化率的计算通过该企业的所有发生转化的中药专利总数除以该企业的授权专利总量得到。本节以所有中药专利数据为样本进行计算,我们以专利转化率这一指标来衡量专利转化绩效的高低。表 3-17 给出了 1990—2011 年间我国中药企业的专利授权总量、专利转化总量及专利转化率情况。

图 3-16 给出的是中药企业专利转化总量的变化趋势,从图中可以看出,专利转化增长率在 2002 年达到最高点,分析认为这主要是由于我们国家在 2001 年加入了世贸组织,这对我国的经济增长及技术成果转化带来了很大的积极作用。2002 年之后增长率有所降低,金融危机前专利转化增长率降到了最低点,之后有所恢复。

表 3 - 17 我国中药企业的专利授权总量、专利转化总量及专利转化率

年 份	专利授权量（件）	专利转化量（件）	专利转化率（%）	年 份	专利授权量（件）	专利转化量（件）	专利转化率（%）
1985	0	0	0	1999	43	29	67.44
1986	0	0	0	2000	54	36	66.67
1987	1	1	100.00	2001	84	59	70.24
1988	0	0	0	2002	268	230	85.82
1989	1	1	100.00	2003	518	366	70.66
1990	4	0	0	2004	479	335	69.94
1991	6	1	16.67	2005	578	390	67.47
1992	9	4	44.44	2006	373	204	54.69
1993	31	13	41.94	2007	298	166	55.70
1994	33	16	48.48	2008	387	168	43.41
1995	17	4	23.53	2009	494	315	63.77
1996	35	15	42.86	2010	374	149	39.84
1997	50	21	42.00	2011	179	91	50.84
1998	26	23	88.46	合计	4 342	2 637	60.73

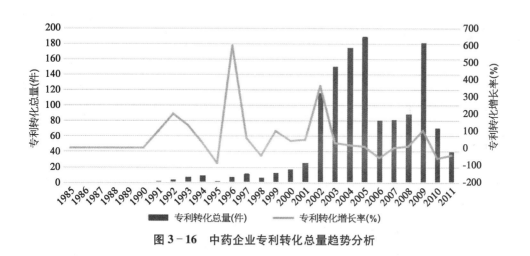

图 3 - 16 中药企业专利转化总量趋势分析

图 3 - 17 给出了专利转化率随年份变化的趋势。从图中可以看出，1990 年以前，由于专利授权量很小，导致专利转化率波动很大，并不能真正反映专利转化的情况。1991—2011 年间我国中药企业的专利转化率呈稳定波动的状态，总专利转化率维持在 60% 左右。

表 3 - 18 给出的是 2000—2011 年间所有中药企业每种专利转化类型的转化量以及专利转化总量。

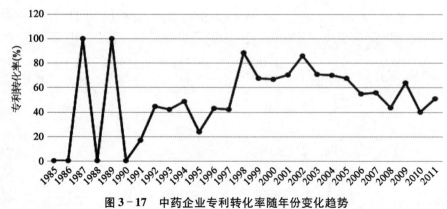

图 3-17　中药企业专利转化率随年份变化趋势

表 3-18　每种专利转化类型的转化量及专利转化总量统计

年　份	许可量(件)	转移量(件)	质押量(件)	自实施量(件)	转化总量(件)
1985	0	0	0	0	0
1986	0	0	0	0	0
1987	0	0	0	1	1
1988	0	0	0	0	0
1989	0	0	0	1	1
1990	0	0	0	0	0
1991	0	0	1	0	1
1992	0	3	0	1	4
1993	1	5	1	6	13
1994	0	9	0	7	16
1995	0	0	1	3	4
1996	0	7	0	8	15
1997	3	9	1	8	21
1998	0	6	1	16	23
1999	0	12	0	17	29
2000	3	14	1	18	36
2001	8	16	1	34	59
2002	9	89	23	109	230
2003	27	114	32	193	366
2004	36	140	22	137	335
2005	41	147	14	188	390
2006	19	67	8	110	204
2007	8	71	5	82	166
2008	7	77	9	75	168
2009	10	168	5	132	315
2010	4	50	19	76	149
2011	3	34	3	51	91
合　计	179	1 038	147	1 273	2 637

以上几种方式是对企业专利转化率的简单统计,优点是可以快速直观地地反映出企业的转化现状,帮助企业调整相应的策略,促进企业技术创新成果的转化。

二、中药专利转化影响因素分析与预测

(一)中药专利转化影响因素研究综述

国内外学者关于专利转化影响因素的研究颇为丰富。学者毛昊、刘澄等人构建专利转化与产业化的影响因素模型,并利用 probit 分步回归得出各影响因素的显著性。Masayo Kani 和 Kazuyuki Motohashi 认为技术潜在需求反映市场需求方的特点,并且用每个专利前向引证的次数作为技术潜在需求的测量方法。Masayo Kani 和 Kazuyuki Motohashi 认为,技术市场的竞争程度是通过一家公司的专利与其他公司属于同一技术领域的程度测得,其对于许可倾向起重要作用。作者引入技术竞争 TECH - COMP 指标,首先计算关于每个 IPC 大组的赫芬达尔-赫希曼指数(HHI),然后使用公司层面的加权平均HHI 构建公司层面的指数,这反映了一家公司专利的技术分类在其他专利持有人中流行的程度。Shane 认为具有实质的互补性资产的大企业趋向于独立地使技术商业化。Kazuyuki Motohashi 认为一个高科技的初创企业通常将大量资源投入研发,它不具备生产和销售等技术自实施的能力,这些公司的技术往往倾向于进行许可而非自实施。Masayo Kani 和 Kazuyuki Motohashi 定义了技术的科学性,他们认为对于技术科学性的计量,是基于每个专利的非专利文献(通常为科研论文)引证数目,并且认为一种技术的科学性是该技术本身的性质,但是它可以被解释为更多地被整理的知识,这有助于在技术市场实现更高的效率。Elena Novelli 认为专利审查员给专利的技术分类的数量是对发明在空间上的定位,技术覆盖范围越广,公司能够依靠和占据的专利潜在知识的程度越小,甚至可能会降低公司专利商业化的可能性。Elena Novelli 认为发明公司依赖自己专利的程度随着权利要求数量而增加。Xuesong Tong 和 J.Davidson Frame 研究了权利要求数量是如何与科学、技术、经济变量相关的。

(二)中药专利转化影响因素定量研究

1. 指标选取及描述性统计　如上所述,专利转化受多种维度因素影响,根据其角度的不同将其归为三大类:企业外部维度因素、企业内部维度因素和专利维度因素。企业外部维度因素包括需求和技术市场竞争程度两个指标,企业内部维度因素包括技术人员投入力度和企业生产能力两个指标,专利维度因素包括技术科学性、技术覆盖范围和技术保护复杂度。各维度影响因素的代表变量、计算方法、变量类型及预测关系如表3-19所示。此外,由于在多元逻辑回归模型中当自变量是连续变量且数量规模很大时,会出现"Hessian 矩阵中有意外的奇异性"以及"参数冗余、浮点溢出"等现象。因此将模型中的各连续自变量数值通过 K 均值分类归为 50 个类,使其由连续变量转变为分类变量,从而消除以上现象。

表 3 - 19　各指标计算方法及预测

因素类型	变　量	计 算 方 法	变量类型	预测关系
控制变量	企业年龄(月)	企业成立时间至企业注销(吊销)或至 2012 年 6 月 30 日期间包含的月数	分类	+
企业外部因素	技术潜在需求	用公司持有中药专利的平均被引次数表示	分类	+
	技术市场竞争程度	赫芬达尔集中指数	分类	-
企业内部因素	技术人员投入力度	平均发明人数量	分类	+
	企业生产能力	企业批准文号数量	分类	+
专利因素	技术科学性	平均审查员引证非专利文献数量	分类	+
	技术覆盖范围	平均 IPC 号数量	分类	+
	技术保护复杂度	平均权利要求数量	分类	+

表 3 - 20 给出了各变量的描述性统计结果。

表 3 - 20　专利转化描述性统计结果

变　量	数　量	极小值	极大值	均　值	标准差
企业年龄(月)	1 413	9	755	161.82	90.53
技术潜在需求	1 530	0	191	3.30	6.24
技术市场竞争程度	1 530	0	0.95	0.11	0.21
技术人员投入力度	1 530	1	21	2.95	2.15
企业生产能力	1 530	0	48	0.85	2.23
技术科学性	1 530	0	44	3.54	3.85
技术覆盖范围	1 530	1	27	5.53	3.09
技术保护复杂度	1 530	1	52	6.17	3.92

注:部分企业企业年龄变量数据缺失导致其数量值不为 1 530。

2. 模型构建与实证分析　为了比较发生转化与未发生转化企业在各项指标间是否有显著差异,本节作进一步研究。首先是比较转化与未转化企业各指标均值的差异,如表 3 - 21 所示,对各变量进行如下归一化处理。步骤一:将各指标均值转化为均值与最大值的比值。由于各比值仍处于不同数量级,因此,步骤二为:将技术潜在需求和技术市场竞争程度这一变量扩大 100 倍,技术人员投入力度和技术科学性缩小至原来的 1/10,企业生产能力这一变量扩大 10 倍,其余变量不变,最终使数值处于 0~6 这一范围内。如图 3 - 18 为各指标均值的雷达图。

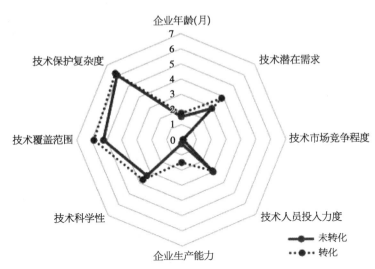

图 3 - 18　发生转化企业与未发生转化企业各指标均值比较

从图 3 - 18 中可以看出,除了技术保护复杂度和技术人员投入力度两个指标外,发生专利转化企业的各项指标均值都要高于未发生转化企业的指标均值。

表 3 - 21　发生专利转化企业与未发生转化企业的 K - S 检验

变　量	未发生专利转化企业			发生专利转化企业			K - S 检验
	数　量	均　值	标准差	数　量	均　值	标准差	p 值
企业年龄(月)	635	151.89	88.39	709	174.10	91.61	0.00
技术潜在需求	725	2.91	4.19	805	3.85	7.92	0.00
技术市场竞争程度	725	0.09	0.20	805	0.13	0.22	0.04
技术人员投入力度	725	3.00	2.16	805	2.91	2.15	0.84
企业生产能力	725	0.27	1.69	805	1.50	2.61	0.00
技术科学性	725	3.32	3.69	805	3.69	3.75	0.03
技术覆盖范围	725	5.23	3.10	805	5.87	3.11	0.00
技术保护复杂度	725	6.05	3.91	805	6.23	3.95	0.13

注:企业年龄变量下未发生专利转化与发生专利转化的企业数量总和并不等于 1 530,主要是由于个别企业的企业年龄数据缺失导致的。

从表 3 - 21 中两独立样本 K - S 检验可以看出,在除技术人员投入力度和技术保护复杂度之外的其余变量方面,两类企业数据在总体分布上均存在显著性差异。因此从数据方面来看,我们可以初步得出企业年龄越大、技术潜在需求越大、技术市场竞争程度越小、企业生产能力越大、技术科学性越大、技术覆盖范围越广、技术保护复杂度越高的企业其专利越容易发生转化这一结论。

为了进一步研究各指标对专利转化有怎样的影响,本节将因变量分为五类,即发生两种方式以上专利转化的企业、只发生专利转移企业、只发生专利许可企业、只发生专利自实施企业、未发生专利转化企业。采用 SPSS 统计软件对上述指标模型进行多元 logistic 回归。模型拟合信息表和伪 R 方表显示模型拟合度良好，回归结果可接受。

以未转化为参照，两种方式以上专利转化、只发生专利转移、只发生专利许可、只发生专利自实施多元逻辑回归结果如下。

表 3-22　模型拟合信息

模　型	模型拟合标准	似然比检验		
	−2 倍对数似然值	卡　方	df	显著水平
仅截距	3 191.876			
最　终	2 887.433	304.443	24	0.000

表 3-23　伪 R 方表

伪 R 方	
Cox 和 Snell	0.196
Nagelkerke	0.213
McFadden	0.087

表 3-24　似然比检验

效　应	模型拟合标准	似然比检验		
	简化后的模型的 −2 倍对数似然值	卡方	df	显著水平
截距	3 719.609	146.446	4	0.000
企业年龄（月）	3 573.767	0.604	4	0.963
技术潜在需求	3 598.742	25.580	4	0.000
技术市场竞争程度	3 599.915	26.753	4	0.000
技术人员投入力度	3 573.976	0.813	4	0.937
企业生产能力	3 723.111	149.948	4	0.000
技术科学性	3 578.324	5.162	4	0.271
技术覆盖范围	3 589.504	16.341	4	0.003
技术保护复杂度	3 574.726	1.564	4	0.815

注：卡方统计量是最终模型与简化后模型之间在−2 倍对数似然值中的差值。通过从最终模型中省略效应而形成简化后的模型。零假设就是该效应的所有参数均为 0。

表 3-25 参数估计表

参 考 类 别		B	标准误	Wald	df	显著水平	Exp(B)	Exp(B)的置信区间95%	
								下限	上限
转移 1	截距	−1.931	0.284	46.162	1	0.000			
	企业年龄	0.003	0.005	0.374	1	0.541	1.003	0.993	1.013
	技术潜在需求	0.018	0.005	12.217	1	0.000	1.019	1.008	1.029
	技术市场竞争程度	−0.016	0.007	4.870	1	0.027	1.016	1.002	1.031
	技术人员投入力度	0.004	0.006	0.537	1	0.464	1.004	0.993	1.015
	企业生产能力	0.030	0.006	21.496	1	0.000	1.030	1.017	1.043
	技术科学性	0.009	0.005	3.501	1	0.061	1.009	1.000	1.019
	技术覆盖范围	0.022	0.006	12.409	1	0.000	1.022	1.010	1.034
	技术保护复杂度	−0.003	0.005	0.253	1	0.615	0.997	0.987	1.007
许可 2	截距	−3.934	0.469	70.422	1	0.000			
	企业年龄	0.001	0.008	0.006	1	0.939	0.999	0.984	1.015
	技术潜在需求	0.031	0.009	12.304	1	0.000	1.031	1.014	1.049
	技术市场竞争程度	−0.038	0.009	17.718	1	0.000	1.039	1.021	1.058
	技术人员投入力度	0.005	0.008	0.350	1	0.554	1.005	0.988	1.022
	企业生产能力	0.041	0.009	21.733	1	0.000	1.042	1.024	1.060
	技术科学性	0.010	0.008	1.477	1	0.224	1.010	0.994	1.026
	技术覆盖范围	0.021	0.009	5.255	1	0.022	1.021	1.003	1.040
	技术保护复杂度	0.000	0.008	0.001	1	0.971	1.000	0.984	1.016
自实施 3	截距	−1.702	0.255	44.458	1	0.000			
	企业年龄	0.000	0.005	0.001	1	0.975	1.000	0.991	1.009
	技术潜在需求	0.017	0.005	12.125	1	0.000	1.017	1.007	1.026
	技术市场竞争程度	−0.024	0.007	13.783	1	0.000	1.025	1.012	1.038
	技术人员投入力度	0.003	0.005	0.486	1	0.486	1.003	0.994	1.013
	企业生产能力	0.057	0.006	102.887	1	0.000	1.058	1.047	1.070
	技术科学性	0.008	0.004	3.419	1	0.064	1.008	1.000	1.017
	技术覆盖范围	0.018	0.006	9.689	1	0.002	1.018	1.007	1.029
	技术保护复杂度	−0.005	0.005	1.351	1	0.245	0.995	0.986	1.004
转化 4	截距	−3.404	0.371	84.128	1	0.000			
	企业年龄	0.001	0.006	0.009	1	0.925	0.999	0.987	1.012
	技术潜在需求	0.025	0.007	12.917	1	0.000	1.025	1.011	1.039
	技术市场竞争程度	−0.032	0.008	16.332	1	0.000	1.033	1.017	1.049
	技术人员投入力度	0.004	0.007	0.359	1	0.549	1.004	0.991	1.018
	企业生产能力	0.063	0.007	81.702	1	0.000	1.065	1.051	1.080
	技术科学性	0.008	0.006	1.760	1	0.185	1.008	0.996	1.021
	技术覆盖范围	0.021	0.008	7.767	1	0.005	1.021	1.006	1.036
	技术保护复杂度	−0.005	0.007	0.489	1	0.484	0.995	0.983	1.008

表 3-24 似然比检验表显示了回归分析的整体结果;表 3-25 参数估计表显示各类企业各指标回归结果。本模型将专利未转化企业作为参考类别,只发生专利转移企业的各指标回归结果显示,技术潜在需求因素与专利转移在 1% 的显著水平下正相关,相关系数 B 为 0.018;技术市场竞争程度与专利转移在 5% 的显著水平下负相关,相关系数 B 为 -0.016;企业生产能力与专利转移在 1% 的显著水平下正相关,相关系数 B 为 0.03;技术覆盖范围与专利转移在 1% 的显著水平下正相关,相关系数 B 为 0.022;其余指标对企业专利转移影响不显著。

回归方程为:

$$Y_{转移} = 0.018X_{技术潜在需求} - 0.016X_{技术市场竞争程度} + 0.03X_{企业生产能力}$$
$$+ 0.022X_{技术覆盖范围}$$

只发生专利许可企业的各指标回归结果显示,技术潜在需求因素与专利转移在 1% 的显著水平下正相关,相关系数 B 为 0.031;技术市场竞争程度与专利转移在 1% 的显著水平下负相关,相关系数 B 为 -0.038;企业生产能力与专利转移在 1% 的显著水平下正相关,相关系数 B 为 0.041;技术覆盖范围与专利转移在 5% 的显著水平下正相关,相关系数 B 为 0.021;其余指标对企业专利许可影响不显著。

回归方程为:

$$Y_{许可} = 0.031X_{技术潜在需求} - 0.038X_{技术市场竞争程度} + 0.041X_{企业生产能力}$$
$$+ 0.021X_{技术覆盖范围}$$

以未发生专利转化的企业为参照,只发生专利自实施企业以及发生两种方式以上专利转化企业的各指标回归结果与两个因变量类似。

其回归方程为:

$$Y_{自实施} = 0.017X_{技术潜在需求} - 0.024X_{技术市场竞争程度} + 0.057X_{企业生产能力}$$
$$+ 0.018X_{技术覆盖范围}$$

$$Y_{转化} = 0.025X_{技术潜在需求} - 0.032X_{技术市场竞争程度} + 0.063X_{企业生产能力} + 0.021X_{技术覆盖范围}$$

因此我们可以得出技术潜在需求越大、技术市场竞争越不激烈、企业生产能力越大、技术覆盖范围越广的企业其专利越容易转化这一结论。通过系数 B 的比较,可以得知技术潜在需求和技术市场竞争程度对专利许可和转化的影响比较大,企业生产能力对专利转化和专利自实施的正向影响作用较大,技术覆盖范围对专利转移的影响最大。

三、中药专利转化策略

(一)优化区域格局

从中药产业技术流动状态的时间演进来看,我国中药产业技术流动状态经历了跃升,专利转移、许可的数量、参与的企业数量、省(自治区、直辖市)数量均显著增加。说明近

15年来,在政府、社会多方面努力下,我国中药产业技术流动状态得到了很大的改善。但是从中药产业技术流动状态的区域格局来看,中国跨区域的中药专利转移、许可关系整体较为脆弱,各省(自治区、直辖市)的中药专利转移、许可行为存在较为严重的不均衡现象。不同省(自治区、直辖市)之间、不同区域之间存在一种无形的阻隔,跨省(自治区、直辖市)跨区域的技术流动并不活跃,流动路径并不畅通。

因此要提升中药专利转化能力,克服市场缺陷,打破信息沟通障碍,跨省(自治区、直辖市)跨地区专利转化平台的建立变得至关重要。政府部门应发挥组织领导的作用,国家知识产权局、工业和信息化部等有关部门应加强对推进工程的宏观指导和工作协调,各省(自治区、直辖市)要结合产业和地区发展实际,制定工作方案和配套政策措施。应大力采取构建政府支持下的知识产权交易公共服务平台、促进知识产权交易的网络化、完善技术市场交易法规等措施,以提高技术在不同区域间流动的畅通性和活跃度。此外,政策制定者在制定区域创新政策时,不能仅仅考虑自身要素条件,还要充分分析和利用创新聚集、区位优势、知识溢出、空间依赖等地理条件,加强区域交流,扩大创新辐射范围和强度,实现区域双赢,并最终实现创新能力的可持续增长;特别是中西部地区,可以选派科技人员到创新领先区域学习或者把对本区域经济发展有重大影响的科技项目落户到科技领先区域,并建立研发基地,实现本区域创新产出的跨越式增长。

(二) 活跃转化状态

从中药产业技术流动状态的主体关系来看,企业间技术流动关系极为分散孤立,状态不够活跃,处于技术流动的初级阶段。因此,需要从以下几方面着手:

(1) 政府应当建立激励机制,激发中小企业知识产权创造活力。

(2) 出台相应的政策以提高企业的技术交流积极性。

(3) 建立完善的知识产权交易公共服务平台以克服企业间技术沟通的障碍。

(4) 坚持多措并举,提升中小企业知识产权转化能力,包括创新知识产权转移转化方式,以及完善支撑中小企业知识产权转化的融资渠道。

(5) 转变政府职能,优化中小企业知识产权公共服务,包括完善中小企业知识产权公共服务体系,发挥产业性组织提供知识产权服务的作用,支持中介服务产业的发展、完善知识产权评估体系,以发现并合理利用闲置专利的价值。

(6) 重视人才培养,将中小企业知识产权专题培训作为国家中小企业银河培训工程的重点内容,形成多层次、多渠道,包括远程教育在内的培训网络,为中小企业培训知识产权专业人才。

(7) 提供财税支持,充分发挥各类促进中小企业发展资金的作用,积极探索采用多渠道、多种方式资金支持推进工程转化工作。

(8) 转化重点推进,选择一批产业集聚度高、创新能力强、知识产权运用基础扎实的中小企业集聚区作为转化推进工程的载体,制定转化工作规划,全面落实重点任务。

此外,应理顺专利权利转移主体协同创新模式。推广企业之间专利权利市场化转移、许可。企业集团下属各子公司、母公司与子公司分别作为独立的市场主体进行专利权利转移、许可，这是我国企业在实践中探索的行之有效的协同创新模式。创新成果的研发主体和生产主体靠市场衔接较之靠行政方式衔接进行协同创新更富实效，而那些目前尚不具备创建成大型集团的企业则可以根据自身的优势建立科技开发公司，将其研发成果实现转化。

还应关注标准化组织的标准化活动及其相关政策，了解标准涉及专利的处置规则，包括必要专利、专利信息的披露、专利转化许可等有关规定。企业的专利纳入标准时，应遵守标准化组织的专利政策，及时披露标准所涉及专利或专利申请的信息，选择许可声明的类别。及时了解所属产业专利联盟或专利池的发展动态，通过参与或组建专利联盟和专利池等方式，提高企业和产业的专利转化能力。

此外，据中国专利局抽样调查结果显示，通过交流会、展览会而成功转化的专利仅为4.4%，而通过个人、亲友之间介绍而成功转化的比例却高达62.9%。这说明专利技术转化包含着复杂而深刻的社会关系，这些关系在构建和扩展专利合作网络的过程中发挥着重要的纽带作用。社会关系能够促成供求双方的技术流动关系，提高专利成果的转化率。因此，一方面企业主体应当学会充分使用社会关系来寻找技术流动合作伙伴；另一方面应加强政府的引导和管理力度，建立技术转移信息共享机制，加强技术供求双方沟通和交流。

（三）把握转化时机与核心技术

从中药产业技术流动状态的转化时机来看，专利授权前2年至授权后5年这一时期是专利转移的活跃期，专利授权后的5年内是专利许可的活跃期，转化活跃期也是专利转化成功的高概率时期，此后专利转化率大大降低，这可能与专利技术老化现象有关，其潜在市场价值逐年递减。因此应把握专利转化的活跃期积极开展专利转化相关工作，避免错过黄金时机，使专利价值白白流失。

从中药产业技术流动蕴含的技术信息来看，无论是转移、许可、质押还是自实施在发明的构成、剂型、治疗领域方面都具有极大的共性，因此准确地把握技术流动中的核心技术，可以很好地提高中药企业的技术流动能力。技术市场的运行机制理论已经指出供求机制是运行机制的核心，直接联系着技术市场中的各个主体与客体，影响着技术市场的效率和效能，从根本上决定了技术市场的发展。

（四）把握市场需求、提升专利价值

技术潜在需求越大，此项专利越倾向于转化。因为当市场需要特定的技术，转化它变得有利可图时，企业更倾向于将此技术转化，此项专利也更容易获得转化。通过多元逻辑回归结果中的系数 B 的比较，可以得知技术潜在需求对专利许可和转化的正向影响作用比较大，当市场需求大时，企业更倾向于许可转化的方式，保留专利权利，充分获得专利的最大收益。因此对中药而言，其既有特色，又有优势，但要突出其"优势"特色，就必须以市场需求为导向，以期获得医疗市场强有力的支持，促进中药的持续发展。

技术市场竞争程度越小,企业越倾向于转化。对此我们可以这样理解,企业都有规避风险的意识,在竞争激烈的市场中,企业需要投入更多的资源参与竞争,使得能否盈利的不确定性增加,此时企业会倾向于选择不进入这个竞争激烈的市场。目前,中国中药产业市场发育程度低,企业规模普遍不大,实力雄厚的大企业少,再加之与西药产业相比,中药产业生产工艺水平不高,品种繁多,导致重复研发,重复生产的乱象丛生,降低了中药专利的自实施率,增加了此类专利转化的难度。因此制药企业在研发之前,应充分了解一项中药技术的市场潜在需求和市场竞争程度,以促进中药专利的自实施。

技术覆盖范围这一指标作用显著,技术覆盖范围越大,企业越倾向于专利转化,通过系数 B 的比较,可以发现技术覆盖范围对专利转移的影响作用最大。这可能是从专利效用方面考量。目前,所有中药核心专利技术都集中在 A61K(医用、牙科用或梳妆用的配制品)和 A61P(化合物或药物制剂的治疗活性)两个大类下,这说明一项中药专利涉及的技术领域越广,其有效成分多或适应证多,其利用价值更大,因此专利越容易转化,并且其得到转移的可能越大。

企业生产能力越大,企业中药专利越倾向于转化,通过系数 B 的比较,可以发现企业生产能力对专利转化和专利自实施的正向影响作用较大。当然,这验证了我们一贯的想法,申请中药批准文号需要填报递交产品研发报告、产品配方及配方依据、功效成分检验方法、生产工艺资料等十几份申报资料,经历一定时间的审核检验,企业不畏繁琐提出众多申请,已经表明其进行生产的倾向以及其属于生产型企业,其对专利的使用必然更倾向于投入生产,但不得不承认我国制药企业存在批准文号闲置现象,因此单纯通过企业拥有的批准文号数量多少,是不能准确推断专利自实施数量情况的。但毫无疑问,提高企业的生产能力是促进企业中药专利自实施的一个重要手段。

我国专利领域目前存在的两个问题:一是专利转化率、商品化率低,二是专利相关实证研究整体不足,中药领域的专利实证研究更是少之又少。对于技术创新问题的研究不能局限于技术产出,而应该更多地关注技术转化。因此对于我国中药领域专利转化方式与规律的实证解析,探究专利转化的影响因素,既可以弥补此领域的研究空白,也将有助于我们更好地认识中药领域专利技术转化问题,从而获得提升我国中药领域专利转化能力的有关启示。鉴于专利转化是当下中国专利制度的重中之重,本书第七章至第十章将对专利转化的细分领域—专利许可、专利转移、专利质押及专利自实施进行详细分析。

参考文献

[1] 毛克盾.西方专利制度发展历程简论[J].重庆三峡学院学报,2015,31(6):69-73.

[2] 刘驰,靖继鹏,于洁.知识产权中的专利质量界定及组成要素分析[J].情报科学,2009,27(11):1710-1713.

[3] 杨莉,李野,杨立夫.药品知识产权保护的特殊形式研究[J].中国新药杂志,2007,16(21):1734-1737.

[4] FABRY B, ERNST H, LANGHOLZ J, et al. Patent portfolio analysis as a useful tool for identifying R&D

and business opportunities：An empirical application in the nutrition and health industry ［J］. World Patent Information，2006,28（3）：215－225.

［5］ 李清海,刘洋,陈卫明.专利价值评价指标概述及层次分析[J].专利文献研究,2006(6)：1－9.

［6］ 张米尔,胡素雅,国伟. 低质量专利的识别方法及应用研究[J].科研管理,2013,34(3)：122－127.

［7］ BROCKHOFF K K. Indicators of Firm Patent Activities ［J］. Technology and Management，1991：476－481,857.

［8］ 袁润,钱过.识别核心专利的粗糙集理论模型[J].图书情报工作,2015(2)：123－130.

［9］ KANI M, MOTOHASHI K. Understanding the technology market for patents：New insights from a licensing survey of Japanese firms ［J］. Research Policy，2012,41(1)：226－235.

［10］ PRIES F, GUILD P. Commercializing inventions resulting from university research：Analyzing the impact of technology characteristics on subsequent business models ［J］. Technovation，2011, 31（4）：151－160.

［11］ 钟优慧,杨志江.市场化改革对专利转化效率的影响[J].企业经济,2016(1)：56－60.

［12］ 毛昊,刘澄,林瀚.中国企业专利实施和产业化问题研究[J].科学学研究,2013, 31（12）：1816－1825.

［13］ SHANE S, VENKATARAMAN S. Guest editors'introduction to the special issue on technology entrepreneurship ［J］. Research Policy，2003,32(2)：181－184.

［14］ MOTOHASHI K. Licensing or not licensing? An empirical analysis of the strategic use of patents by Japanese firms ［J］. Research Policy，2008,37(9)：1548－1555.

［15］ NOVELLI E. An examination of the antecedents and implications of patent scope ［J］. Research Policy，2015,44(2)：493－507.

［16］ TONG Xuesong, FRAME J D. Measuring national technological performance with patent claims data ［J］. Research Policy，1994,23(2)：133－141.

［17］ 国家知识产权局,工业和信息化部.关于全面组织实施中小企业知识产权战略推进工程的指导意见 123[R/OL].（2016－12－22）[2017－01－22]. http://www. miit. gov. cn/newweb/n1146285/n1146352/n3054355/n3057527/n3057538/c5481585/content.html.

［18］ 张玉明,李凯.中国创新产出的空间分布及空间相关性研究——基于1996—2005年省际专利统计数据的空间计量分析[J].中国软科学,2007(11)：97－103.

［19］ ANAND B N, KHANNA T. The structure of licensing Contracts ［J］. Journal of Industrial Economics，2000,48(1)：103－135.

［20］ 温芳芳.基于专利许可关系网络的技术转移现状及规律研究[J].情报科学,2014(11)：24－29.

中 篇

第四章
中药专利主体分析与预测

第一节　中药专利主体分类

专利主体即一项专利的所有者,或者称专利权人,通常按照不同的性质,可以将专利主体划分为企业、高校、研究机构、服务机构和个人等类别,但不同的专利主体之间可以相互合作,共同拥有一项专利,这样就存在合作的专利主体。为使专利主体的分类更为清晰明确,本章以是否合作为标准,整体上将专利主体划分为独立主体和协作主体,并对二者进行进一步的细分,分别研究各细分主体的专利授权率和专利有效性情况,从而用以评价专利质量。

一、独立主体分类

将独立拥有其专利权的独立主体按照其自身的性质划分为企业、高校、研究机构、服务机构和个人,对各种独立主体的专利情况分别展开研究。其中企业包括各种以盈利为目的的机构,既包括生产企业也包括经营企业,可以是有限责任公司,也可以是股份有限公司;高校包括本科、专科院校以及技术院校;研究机构包括科研院所以及药品检验机构等;服务机构包括医院卫生服务机构和机关事业单位等。如表4-1所示。

表4-1　独立专利主体分类示例

按性质分类	举　　例
企　　业	XX有限责任公司,XX株式会社,XX厂……
高　　校	XX大学,XX学院,XX学校,XX中学……
研究机构	XX研究所,XX研究中心,XX检验所……
服务机构	XX医院,XX诊所,XX卫生院,XX协会……
个　　人	自然人

二、协作主体分类

将共同拥有专利权的协作主体进一步细化,分散出包括产学研合作在内的多种合作模式,对典型合作模式的专利情况进行深入分析。其中,各种合作模式可以包括两类主体的合作,也可以包括两类以上多类主体的合作。相互合作的各类主体同样按照其不同的性质而界定其所属类别,进而确定合作的具体模式。以我国中药产业的专利数据进行实证统计,得到专利主体合作模式共26种。其中,两类主体协作的模式15种,三类主体协作的模式6种,四类主体协作的模式2种,目前没有发现五类及以上主体协作的模式,具体协作模式统计如图4-1所示。

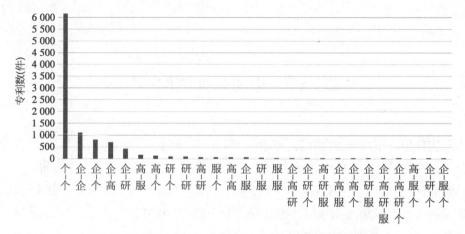

图4-1 1985—2016年中药专利权主体合作模式统计

第二节 中药专利主体创新绩效分析

由于创新度高的技术常常会给发明者带来巨大的经济效益,因此相应的创新主体为了保护自己的权益,往往倾向于申请专利。故一项专利的质量在一定程度上可以反映主体的创新绩效。本节在探究中药专利主体创新绩效时即寻求能够反映专利质量的指标。

本书总结学者对各个单项专利质量指标的描述,相对较为直观且不存在过多争议的指标包括专利的授权率、专利有效率、专利被引次数以及专利寿命指标,而专利引文数量、权利要求数量、技术覆盖范围等指标多存在辩证性,无法明确划定评价标准,专利异议数、无效宣告请求数等指标则不便于统计量化,因此,当前可直接应用诸如专利授权率和专利有效率这样直观的专利质量指标来对其他非直观的专利质量指标进行验证,从而一一确定各个专利质量指标评价专利质量的标准,并最终构建专利质量指标的综合评价体系。

一、中药专利主体授权率分析

(一)独立专利主体的授权率分析

对于我国中药产业的独立专利主体,首先统计其总体授权率,然后按照不同的主体性质将其划分为企业、高校、研究机构、服务机构和个人五大类,再分别统计各类专利主体的申请量、授权量,计算授权率,分析各专利主体相应指标的变化趋势。最后对五类专利主体的授权率值进行合理的修正,剔除异常值,计算并分析 1985—2013 年不同阶段各专利主体的平均授权率。

1. 独立主体中药专利总体授权率分析 统计全部独立主体的申请量、授权量,计算其授权率,申请量和授权量的变化趋势如图 4-2 所示,授权率的变化趋势如图 4-3 所示。

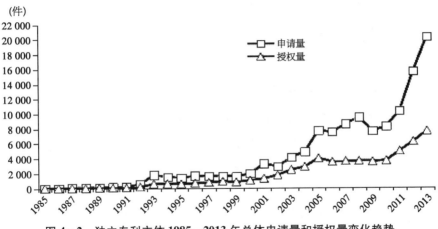

图 4-2 独立专利主体 1985—2013 年总体申请量和授权量变化趋势

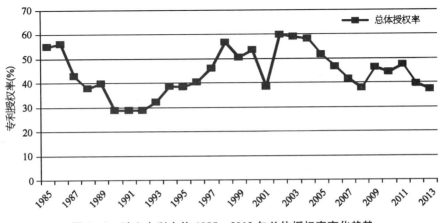

图 4-3 独立专利主体 1985—2013 年总体授权率变化趋势

图 4-2 中,独立专利主体的专利申请量明显随着时间推移而不断增长,并且增长速度的显著提高与我国《专利法》的第三次修订时间基本吻合,2000 年后增长率更高,主要是我国鼓励专利申请的政策推动的结果;相应地,独立专利主体的专利授权量也整体呈上升趋势,但 2006 年之后涨幅明显减小,这也预示着随着专利申请量的激增,逐渐出现了不以授权为最终目标的低质量专利。

关于我国中药产业独立专利主体的总体授权率,其变化大体上呈现为三个阶段(表 4-2)。

表 4-2　独立专利主体 1985—2012 年总体授权率不同阶段变化统计

阶　　段	年　　份	专利授权率特点	主　要　原　因
第一阶段	1985—1992	不稳定波动	《专利法》尚不成熟,专利申请行为处于初级阶段,申请量和授权量小,偶然性大
第二阶段	1993—2004	稳定上升	《专利法》修订完善,中国加入 WTO,国家相应政策大力鼓励专利事业发展
第三阶段	2005—2013	小波动中明显下滑	进入 21 世纪,政府更进一步加大鼓励专利申请,以专利申请量为衡量指标使专利申请量非良性骤增,引发专利质量问题

具体而言,我国《专利法》实施初期,中药专利的申请量和授权量都较少,而且 1985 年实施的《专利法》对药品的保护范围仅限于方法,对"药品和用化学方法获得的物质"尚不授予专利权,因此专利主体在第一阶段(1985—1992 年)的申请行为也基本处于摸索阶段,存在较大的偶然性,专利授权率的变化趋势也较不稳定;我国 1992 年对《专利法》进行了第一次修订,开始全方位地保护药品专利,中药专利申请量、授权量和授权率均呈现出较稳定的上升趋势,这说明专利主体的申请意愿和专利申请技术质量都有稳定的提升,同时我国于 2001 年加入了 WTO,努力与世界接轨,这些举措都极大地激发了专利主体的创新意愿,而第二阶段(1993—2004 年)专利授权率的明显提升也表明专利主体对专利技术质量把握正日益成熟;然而,进入 21 世纪以来,政府把知识产权制度作为建设创新型国家的支撑性制度,进一步加大了对专利的政策扶持力度,从中央到地方相继出台各种以专利申请量作为衡量指标的激励政策,这虽然激励了申请人积极申请专利的意向,极大地提高了专利申请的数量,但同时也滋生了垃圾专利,虽然专利数量节节攀升,却出现了严重的专利质量问题,导致第三阶段(2005—2013 年)专利授权率开始下降,2006 年我国又修订实施了《专利审查指南》,进一步规范了专利审查规则和审查标准,对专利的授权进行更严格的考验,以上所述的相关政策、技术以及审查标准的变化综合导致了在申请量持续高速增长的前提下授权量几乎没有增长,进而使授权率出现明显的下降趋势。然而,值得关注的是,2009 年专利授权率出现明显的回升趋势,但由于专利授权的滞后性,2010 年之后的数据不具有明确的统计学意义,因此,现在还无法判断 2009 年专利授权率的回升是代

表一种趋势还是仅为一种偶然。

2. 不同性质的五类中药专利主体专利授权率分析　按照不同的性质将非合作中药专利主体划分为企业、个人、高校、研究机构和服务机构五大类，分别统计各类专利主体1985—2013 年间的专利申请量和授权量，分别计算其专利授权率，各主体申请量变化趋势如图4-4，授权量变化趋势如图4-5 所示，授权率变化趋势如图4-6 所示。

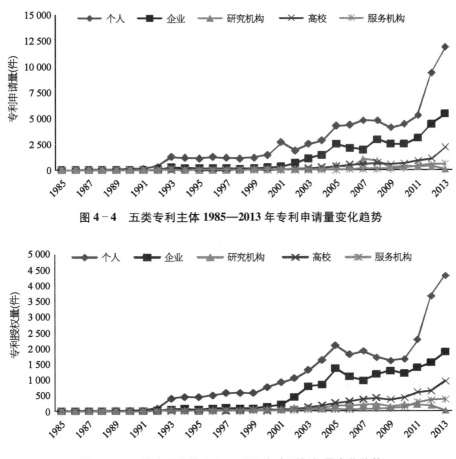

图 4-4　五类专利主体 1985—2013 年专利申请量变化趋势

图 4-5　五类专利主体 1985—2013 年专利授权量变化趋势

从图4-4 和图4-5 可见，我国中药产业五类专利主体的申请量变化趋势与全部独立专利主体的总申请量变化趋势基本上一致，即整体表现为不断增长的趋势，并且在2000 年以后增速更快，其中个人和企业表现得更为显著，并且专利申请数量也较高，研究机构的专利申请量在2005—2007 年间变化有些异常，这可能与2005—2007 年相继出台的《药品注册管理办法（试行）》《药品注册管理办法》对仿制药和改进型进行明确规定有关，2008 年以后又重新表现出增长趋势；而各类专利主体的专利授权量变化也与非合作专利主体的总授权量变化趋势相吻合，即整体呈上升趋势，而2006 年之后涨幅明显减小，逐渐产生低授权率的"问题专利"。

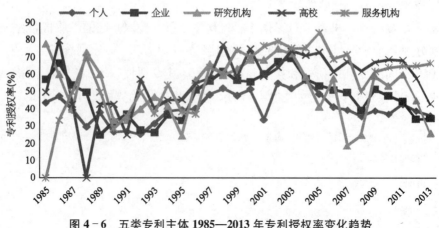

图4-6 五类专利主体1985—2013年专利授权率变化趋势

图4-6显示,1985—1992年间,专利主体的专利申请行为都处于摸索阶段,专利授权率也出现不规律的随机变化,而从1993年后相对规律的授权率变化情况可见,各类专利主体同样是1993—2004年间专利授权率稳定提高,而2005年以后出现不同程度的下滑,并且总体来看,服务机构和高校的平均专利授权率相对较高,个人和企业的平均专利授权率较低。为更直观地比较各类专利主体的平均专利授权率,对各个阶段不同专利主体的平均专利授权率进行单独统计,统计结果如表4-3所示。

表4-3 五类专利主体各阶段平均授权率统计

专利权主体	各阶段平均授权率(%)				
	1985—1992	1993—2004	2005—2008	2009—2013	1985—2013
高 校	47.37	65.76	65.33	54.46	59.10
服务机构	46.58	62.48	65.95	65.55	64.41
研究机构	49.46	61.41	29.03	50.44	42.39
企 业	36.54	58.25	47.95	38.64	45.40
个 人	28.59	46.46	41.14	38.30	41.12
非合作总体	33.05	49.95	43.99	40.99	44.05

从表4-3可见,在第一阶段,研究机构具有最高的专利授权率,个人最低,低于总体授权率的平均值,企业授权率也较低,仅高于个人;第二阶段,各类专利主体平均授权率都得到显著提高,以企业、高校和个人的授权率提高尤为明显,增长率达到近20%,高校的平均授权率甚至达到该阶段各类专利主体中的最高值,另外,研究机构仍然保持较高的平均授权率水平;第三阶段,服务机构的专利授权率继续保持增长状态,而另外四类专利主体的专利授权率都出现下滑,企业和研究机构的授权率下滑更为明显,个人和高校变化最小;第四阶段,即2009—2013年这一时间段,研究机构的授权率有了明显的增长,而其他的主体都呈现出下降的状态,企业下降得更加明显。而综合统计各类主体1985—2013年

间的平均专利授权率,发现授权率最高的是服务机构,最低的是个人,除个人和研究机构以外,其他三类专利主体的平均专利授权率都达到了总体平均水平。

（二）协作主体的中药专利授权率分析

1. 中药专利主体协作模式分析　提取数据库中的 10 091 件协作主体专利样本,研究专利主体的协作模式。经分类筛选,得到 26 种不同的协作模式如表 4-4 所示。

表 4-4　专利主体的 26 种协作模式专利数量统计

合 作 模 式	专 利 数 量	合 作 模 式	专 利 数 量
个-个	6 162	研-服	52
企-企	1 114	服-服	25
企-个	800	企-高-研	23
企-高	708	企-研-个	12
企-研	422	高-研-服	12
高-服	148	企-高-服	10
高-个	128	企-高-个	4
研-个	84	企-研-服	4
研-研	81	企-高-研-服	3
高-研	79	企-高-研-个	3
服-个	77	高-服-个	3
高-高	70	企-研-个	1
企-服	65	企-服-个	1

可以看出,已存在的 26 种协作模式中,大部分尚且处于较初级水平,协作频率不高,协作意识也不强。从协作专利数量的百分比来看,个人与个人协作模式占比最高,达到 61.06%;就协作的活跃程度而言,企业表现最为突出,前五种最频繁的协作模式中,有四种都包含有企业,可见相比于其他专利主体,企业更倾向于与他人协作;两种以上不同类型的专利主体的协作极少,仅企业-高校-研究机构的协作模式下的专利数量达到了 23 件,大多数为两种专利主体之间的相互协作。

2. 典型中药专利主体协作模式下的专利授权率分析　由于大部分协作模式发生的频率较低,不具有代表意义,因此统计协作相对频繁的前五种模式（协作专利百分比大于 3%）下的专利授权率,其专利申请量、授权量和授权率的变化趋势如图 4-7~图 4-9 所示。

可以看出,2002 年之前,专利主体之间的合作处于探索阶段,其授权率呈现出无规则波动,只有个人与个人合作模式的专利授权率变化相对平稳,而 2002 年之后,各类协作主体的专利授权率呈现出先上升后下降的总体变化趋势,其中企-企合作模式的专利授权率在 2004 年达到最高峰,企-高、企-个合作模式则在 2005 年专利授权率最高,企-研合作模式的专利授权率在 2005 年后有所下降,但 2006—2008 年又逐渐回升达到峰值。综上可见,我国第二次修改《专利法》并紧随加入 WTO 的举措大力推进了合作专利主体的专利申请量和授权量,同时也带来了短期专利授权率的提高,但随着 2004—

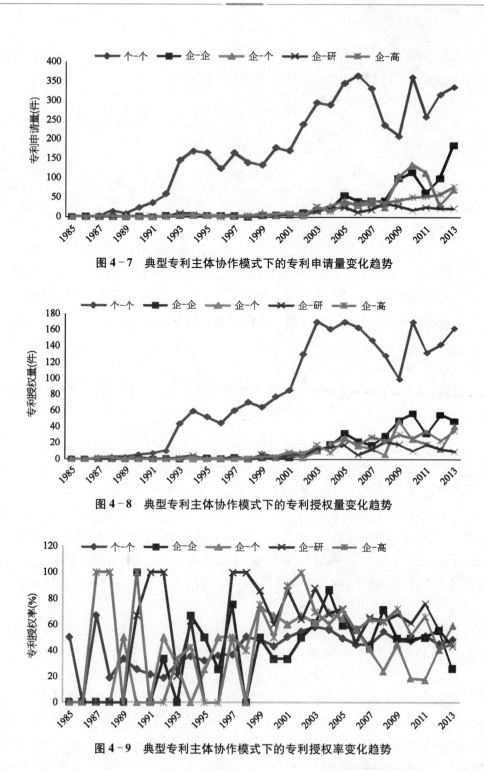

图 4‑7　典型专利主体协作模式下的专利申请量变化趋势

图 4‑8　典型专利主体协作模式下的专利授权量变化趋势

图 4‑9　典型专利主体协作模式下的专利授权率变化趋势

2006 年间的机构改革以及我国不断加强的鼓励专利申请等相关政策,专利申请量的增长速率逐渐远远高于授权量的增长,并最终导致 2004 年以后各种专利主体的专利授权率的下滑趋势。

统计波动性较小且具有统计意义的 2002—2010 年的授权率数值，比较该五种协作模式下的平均授权率见表 4‒5。

表 4‒5　典型专利主体协作模式下的专利平均授权率统计

协作模式	平均授权率(%)	协作模式	平均授权率(%)
企-研协作	66.49	个-个协作	50.34
企-高协作	63.95	企-个协作	40.09
企-企协作	54.79		

表 4‒5 结果显示在协作相对频繁的五种模式中，企-研协作以及企-高协作的平均授权率较高，说明产学研结合的创新模式确有成效。相比之下，企业与个人协作的专利授权率比前两种合作模式的授权率低得多，毕竟个人的研发能力有限，很难达到高校和专业的科研机构的研究水平。另外，企-企的协作模式的平均专利授权率也不低，主要是企业资金实力相对较强，可以提供充足的研发投入，而不同企业的技术人员协作研发，研发水平也会有很大的提高。比较意外的是个人-个人协作模式的专利授权率竟然高于企业-个人的协作模式，这从某种程度上反映了基于职务发明的企业-个人协作的创新成果可能技术质量并不高。

3. 中药独立主体和协作主体的授权率比较　分别统计协作主体和独立主体的总体专利申请量、授权量，计算授权率，得到二者的授权率变化趋势如图 4‒10 所示。

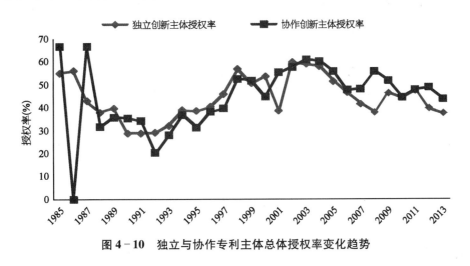

图 4‒10　独立与协作专利主体总体授权率变化趋势

可以看出，中国实施《专利法》初期，合作申请的模式还没有得到很好的应用，1989 年以前独立主体的授权率略高于协作主体，而随着我国《专利法》的不断修订与完善，协作主体的授权率在波动中逐渐得到提高，2000 年之后，协作主体的授权率明显更高，而且呈现出越来越高于独立主体的趋势。为进一步比较二者的专利授权率大小，对不同阶段的合作和非合作专利主体的平均专利授权率进行统计，统计结果如表 4‒6 所示。

表 4 - 6　协作和独立专利主体各阶段的平均专利授权率统计

专利主体类型	各阶段平均授权率(%)		
	1985—1992	1993—2004	2005—2013
协作主体	30.69	49.14	48.72
独立主体	33.05	49.95	42.47

由以上统计结果可见,随着时间的推移,协作主体越来越体现出高于独立主体的专利质量,以 2004 年以后表现得尤为明显。这说明随着我国专利法规政策的不断调整和完善,专利主体之间相互合作的意识逐渐增强,并且在合作的过程中得到了质量更高的创新成果。

综上所述,在中药产业独立专利主体中,个人和企业的专利申请量和授权量都较高,在全部专利独立主体中占据主导地位,但其授权率却低于高校、服务机构和研究机构,这说明个人和企业是中药专利的主要申请主体。而从各阶段不同专利主体的平均专利授权率变化来看,企业受相关政策的影响,授权率体现出较大程度的波动变化,而个人的平均专利授权率始终相对稳定,一直处于授权率较低的状态,这也反映出个人专利总体较低的专利质量;高校和服务机构专利的申请量虽然低于个人和企业,但其专利授权率很高,并且发展趋势平稳,因为高校作为研发能力较强的创新主体,其创新成果往往具有更高的质量,因此也更易于被授权,而医院、诊所这类社会服务机构直接接触药物的终端用户,其获得专利权并在实践中运用的意愿更强,因此自我国《专利法》第一次修改增加了对药品的保护后,其授权率呈现出不断增长的趋势;研究机构的专利申请量不高,不过其专利授权率在 2004 年之前保持良好发展趋势,但 2004 年之后出现明显下滑,这应该与这一时期研究院所的机构改革以及中药领域技术标准的变化等综合因素有关。

而在中药产业的协作专利主体中,两两协作的模式占绝大多数,两类以上专利主体的合作专利数量十分稀少,而在已存在的协作模式中,企业是表现得最为活跃、合作意愿最强和合作行动最多的主体,考虑到企业自身的性质,其采取积极与其他主体或者其他企业相互合作的策略对其自身知识产权的整体发展确实大有益处。从统计结果来看,在我国中药产业中,企业-研究机构、企业-高校以及企业-企业的合作模式下专利授权率较高,因此应该鼓励企业多与研发能力较强的研究机构、高校以及与自身互补的其他企业相互合作,从而优化其专利成果的授权前景,提高其专利技术水平。另外,将协作专利主体与独立专利主体进行总体比较,发现自 2000 年第二次修改《专利法》并在 2001 年加入 WTO 以后,我国协作专利主体的专利授权率开始不断提高,并且越来越明显地优于独立专利主体的专利授权率。

二、中药专利主体有效性分析

(一)专利有效性的引入

1. 有效专利的重要性以及专利有效性的计算方法　近几年,我国已经逐渐提高对有效专利的重视,尤其是有效的发明专利。2009 年"有效专利"作为衡量专利水平的新指标,首次列入我国国民经济和社会发展统计公报;2011 年颁布的我国《国民经济和社会发展第十二个五年规划纲要》中,首次明确了到 2015 年实现每万人发明专利拥有量为 3.3 件的目标,在我国"十三五"规划纲要草案中,更是提出到 2020 年,每万人口发明专利拥有量从 2015 年底的 6.3 件提高至 12 件,足见我国已经越来越重视专利的有效性。而在具体实践中,专利的有效性往往通过其有效率和维持情况来体现。

国家知识产权局给有效专利下的定义是:截至报告期末,专利权处于维持状态的专利,报告期一般以年为单位,在报告期截止时间点,处于维持状态的专利即为有效专利;而专利有效率是指有效专利数量和授权数量的比值,专利的维持情况通常指有效专利的维持时间。本章遵照国家知识产权局的规定,统计有效专利的数量和全部授权专利的数量,二者做比来计算专利的有效率:以授权专利为研究样本,筛选至数据统计时间截点(2016 年)仍处于有效状态的专利,并依次分散至各年,研究不同专利主体的专利有效率随年份变化的趋势并统计分析其平均专利有效率;另外,进一步统计截至数据统计时间截点,不同专利主体的专利有效长度(即专利维持时间),挖掘出有效率较高和维持时间较长的性质的专利主体(即专利有效性较高的主体)。

2. 专利有效性数据来源　在统计专利授权率时组建的 1985—2013 年中药专利主体数据库的基础上,将专利的法律状态限定为授权状态(即前述的"获得过授权"的状态),提取出相关中药专利 55 767 件,构成授权的中药专利主体数据库,同样,以是否合作为标准,将全部专利主体划分为协作主体和独立主体,得到协作主体授权专利 2 076 件,独立主体授权专利 53 691 件。在统计专利有效率时,首先将授权专利的法律状态限定为"仍然有效","仍然有效"的法律状态包括:审定,公告送达,授权,专利权的质押、转移、实施许可,专利公报的更正等;然后将得到的"仍然有效"的专利按照专利申请日分散至各年,统计各年的专利有效量,分别与相应专利授权量做比。另外,考虑到我国《专利法》规定的专利保护期限最高为 20 年(发明专利保护期),对申请日在 1993 年及其之前的专利统计不具有实际意义,因此,以下对于专利有效率的研究将统计起始时间限定为 1994 年。同时,考虑到统计数据的时间截面问题,越接近数据统计节点的专利有效率将越大,因此,2011—2013 年的专利有效率仅供参考,主要研究 1994—2010 年间的专利有效性。

(二)独立主体的中药专利有效性分析

1. 独立主体的中药专利有效率分析

(1)总体有效率分析:由于本节统计时间截止到 2013 年,发明专利的保护期为 20 年,因此 1994 年及以前的专利已经失效,因此统计专利有效的时间时选择了 1994 年到 2013 年作为统计时间段。统计授权专利中全部独立主体的授权量、有效量,计算其有效率,有效量的变化趋势如图 4 - 11 所示,有效率的变化趋势如图 4 - 12 所示。

由图 4 - 11 可见,自 1994 年起,我国独立专利主体总体的专利有效量处于不断上升

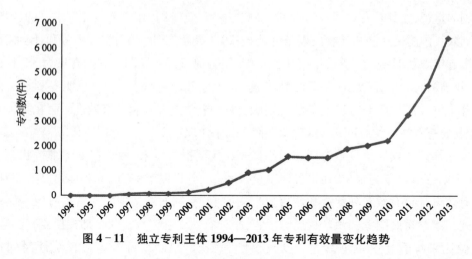

图 4 - 11　独立专利主体 1994—2013 年专利有效量变化趋势

的趋势,而且自 2001 年以后上升速率明显加快,2007 后再次加快,这表明在我国加入 WTO 正式与世界接轨后,开始更加重视专利事业的发展,随着专利申请数量的迅猛增长, 专利的有效数量也同样增长;而至 2007 年以后,我国第三次修改《专利法》,将"提高创新 能力"作为立法宗旨中的重点内容单独提出,加强对创新成果的维护与鼓励,在一定程度 上实现了有效专利数量的进一步增长。

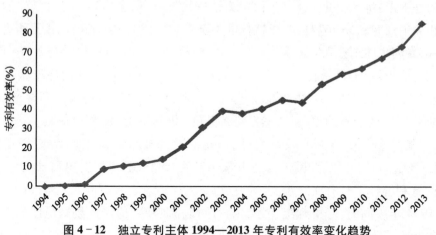

图 4 - 12　独立专利主体 1994—2013 年专利有效率变化趋势

　　关于独立主体的中药专利有效率,从图 4 - 12 可以看到,其在有效统计时间内表现出 较为稳定的增长趋势,即使考虑到距离数据统计时间节点较近的年份的专利有效率会偏 高,但整体上仍然表现为专利有效率的稳步增长。一项专利,能够维持其有效,至少证明 其具有一定的经济价值和市场前景,因此,总体专利有效率的稳定增长从某种程度上代表 着我国中药产业独立专利主体的专利在其本身的经济价值上具有良好的发展前景。

　　(2) 不同性质的独立主体的中药专利有效率分析:对企业、高校、研究机构、服务机 构和个人这五类性质不同的独立主体的中药专利有效率进行逐年统计,统计结果如 4 - 13 所示。

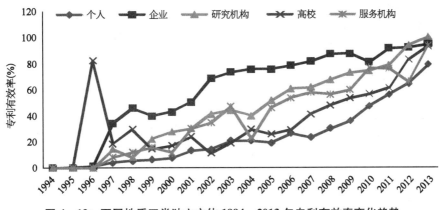

图 4 - 13 不同性质五类独立主体 1994—2013 年专利有效率变化趋势

从图 4 - 13 可见,个人的专利有效率变化趋势与独立主体总体的专利有效率变化趋势相对一致,其他四类主体则与整体有所不同,这主要是由独立专利主体中个人所占比例较高所致。相比于个人专利有效率的缓慢增长,企业的专利有效率在 2003 年就已经达到 80%,至 2006 年已接近 100%,在全部五类专利主体中,企业的平均专利有效率也明显处于较高水平,这与企业自身的性质有很大关系,专利作为企业无形资产中的重要核心,只有很好地维持其有效才能充分发挥其作用,为企业带来效益;高校的专利有效率在 2002 年之前波动较大,整体水平也不高,而自 2002 年起开始快速增长,这可以看出在专利的维持和价值实现方面,在我国加入 WTO 追求知识产权国际化之前,高校的认知明显不足;而研究机构和服务机构整体处于相对稳定快速增长的状态。

进一步统计五类主体 1994—2009 年间的平均专利有效率,统计结果如表 4 - 7 所示。

表 4 - 7 五类独立专利主体 1994—2009 年平均有效率统计

主体类型	1994—2009 平均有效率(%)	主体类型	1994—2009 平均有效率(%)
企　业	81.10	高　校	58.31
服务机构	64.74	个　人	37.58
研究机构	58.75	所有主体	52.92

由表 4 - 7 可见,五类独立专利主体中,企业的平均专利有效率最高,而且远远高于其他四类专利主体,这也进一步说明企业往往能够更有效地利用专利创造经济价值,也更加注重对专利的维护;相比于企业,服务机构则在专利运用上经验不够丰富,因此往往很难保障专利的有效性;高校的专利平均有效率偏低,这可能与高校专利更注重声誉价值而非经济价值有关;研究机构专利平均有效率不高,主要是受 2007 年较低的有效率影响;另外,个人专利平均有效率偏低,因为个人的创新成果本身往往缺乏资金支撑,研发投入不足,维护能力更加薄弱,因此有效率也无法达到很高的水平。

2. 独立主体的中药专利维持情况分析

（1）独立主体的中药专利平均维持时间分析：为进一步探索各类专利主体的专利维持情况，对不同性质的独立主体各自专利的平均有效长度（即专利维持时间）进行统计，统计结果如表4-8所示。

表4-8　五类独立主体专利平均维持时间统计

专利主体类型	1994—2012 平均有效长度（年）	专利主体类型	1994—2012 平均有效长度（年）
研究机构	3.46	服务机构	2.86
企　业	3.02	高　校	2.74
个　人	2.97		

由表4-8可知，五类独立专利主体中，研究机构和企业的专利平均有效长度最长，即专利维持时间最长，高校的专利维持时间最短，这也进一步说明了企业更加注重探索专利的经济价值并愿意花费成本去维持专利，高校则往往以专利作为提高声誉或评比职称的工具，而挖掘其在实践中的应用价值相对不足，更不会尽力维护其有效性；而研究机构的专利维持时间较长，可见其专利维持能力较强，专利维持意识也不弱，进一步验证了其平均专利有效率不高主要是受2007年出台的《药品注册管理办法》中对于药品改剂型规定的影响。另外，从表中结果可见，在专利维持3年以上的各类主体中，个人和服务机构的专利平均有效长度较长，说明这两类专利主体的专利成果可能存在两极分化的特点，能够维持下来的专利则维持的时间也比较长久，未能维持的则可能很早就选择放弃。

（2）独立主体的中药专利维持3年以上专利占比分析：进一步统计各类独立主体维持3年以上的专利所占比例，结果如表4-9所示。

表4-9　五类独立主体维持3年以上专利占比统计

主体类型	维持3年以上专利占比（%）	主体类型	维持3年以上专利占比（%）
研究机构	38.92	个　人	26.86
企　业	30.40	高　校	24.87
服务机构	28.25		

根据上表，依然是研究机构和企业维持3年以上的专利占比最高，高校占比最低，可见专利有效率与专利维持时间在评价专利质量方面的总体结果相对一致，企业和研究机构在专利的有效性方面表现较为突出，个人和服务机构专利的有效性相对较差，而本应质量较高的高校专利却有效性偏低。

3. 协作主体的中药专利有效性分析　由于大部分协作模式尚未成熟，专利数量也较少，因此，本节主要探讨专利数量排名前五的典型协作模式下的中药专利的有效性。

（1）协作主体的中药专利有效率分析：对已筛选出的5种代表性专利主体协作模式

下的中药专利的授权量和有效量进行统计,计算有效率,分析其各自专利有效率的年度变化趋势,由于 1994 年前协作主体的专利数量很少,因此从 1994 年开始统计,结果如图4－14 所示。

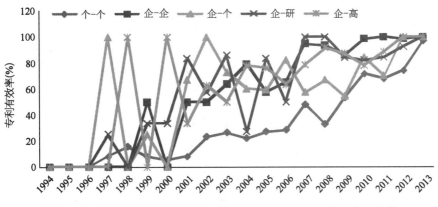

图 4－14　典型协作模式下 1994—2013 年专利主体的有效率变化趋势

由图 4－14 可见,五种典型协作模式下的专利主体的专利有效率都较早地达到较高水平,除个人-个人合作模式以外,其他协作主体几乎都在 2003—2004 年就达到了超过80％的专利有效率,可见专利主体的协作对专利有效率具有一定的改善作用。在企业参与的四种协作模式中,企业-企业协作以及企业-研究机构协作模式下的专利有效率的变化相对较为乐观,在 2001 年以后保持高速增长,并很快达到较高水平;相比之下,企业与高校以及企业与个人协作模式下的专利有效率变化波动较大,即使在 2001 年我国加入WTO 后仍然存在不稳定的变化;而个人-个人协作模式下的专利有效率整体上处于平稳增长的状态,以 2006—2008 年的增速较快。计算五种典型的协作模式下专利协作主体的专利平均有效率,结果如表 4－10 所示。

表 4－10　典型的协作模式下专利主体 1994—2013 年专利平均有效率统计

合作模式	1994—2013 平均有效率(％)	合作模式	1994—2013 平均有效率(％)
企-企协作	85.18	企-个协作	70.57
企-高协作	79.67	个-个协作	37.96
企-研协作	75.52	协作总体	53.49

由表 4－10 可见,在五种典型协作模式中,企业-企业以及企业-高校协作模式下的专利主体的平均专利有效率最高,个人-个人协作模式下的专利主体平均专利有效率最低,这与图 4－14 中所呈现的变化趋势结果基本吻合,企业-企业协作主体的专利平均有效率较高,说明对专利的有效性具有较强认识的同类或不同类企业之间的相互合作能够进一步增强其专利的有效性,实现不同企业之间的互利共赢;另外,企业与高校合作的专利体现出较高的有效性,二者本身有效性也较高,足见这是一种优选的专利合作模式;至于个

人-个人协作主体的平均专利有效率最低则相对易于理解,毕竟个人对于专利价值的挖掘和施展能力都比较有限。

（2）协作主体的中药专利维持情况分析：五种典型协作模式下各类协作主体的具体专利有效长度大小见表4-11。

表4-11 典型协作模式下专利主体专利平均有效长度统计

专利主体类型	平均有效长度（年）	
	1994—2009	1994—2012
个-个	7.09	3.57
企-研	5.81	3.55
企-高	5.86	3.18
企-个	5.67	2.67
企-企	4.64	1.93

由表4-11可见,与平均专利有效率的比较结果不同,企业-企业协作模式下的专利主体的专利平均有效长度最短,个人-个人合作模式最长,而企业-研究机构以及企业-高校协作的专利的平均有效长度相对较长。如此看来,在我国中药产业,企业-企业协作的专利尽管初期维护较为积极,维持强度较高,但维持的长度较短,这也从一定程度上反映了专利的质量并不高,这样的专利只能给企业带来短期效益,无法实现长远收益;相比之下依旧是企业与研究机构或高校协作的专利,其能够维持较长时间,即使高校专利的平均专利有效率并不高,但一旦选择维持其有效则该专利往往维持的相对长久,也即质量较高;关于个人-个人协作的专利维持时间最长,可能主要是由于随着专利所有者的增加,对专利的运用能力增强,向外转让、许可的途径更多,渠道更广,从而导致其专利的维持时间变长,同时,与企业-高校协作模式类似,即便个人-个人合作专利平均有效率不高,但只要维持下来则往往维持较长时间,此外,统计的数据中个人申请的专利数量最大,出现维持时间较长的专利的可能性也较大。

进一步统计典型协作主体维持3年以上的专利所占比例,结果如表4-12所示。

表4-12 典型协作主体维持3年以上的专利占比统计

专利权主体类型	维持3年以上专利占比（%）	专利权主体类型	维持3年以上专利占比（%）
企-研	41.94	企-个	22.22
企-高	34.43	企-企	13.41
个-个	34.25		

统计结果显示：企业与研究机构和高校的协作产出的专利成果维持3年以上的比例最高,企业与个人协作或者企业与企业协作而得到的专利往往很少维持3年以上。这说明,从专利维持的长远性来看,五类典型协作模式下的专利主体中,企业-研究机构以及企

业-高校协作的专利往往维持的较为长久,而企业之间或企业与个人协作的专利则维持率较低。

4. 中药协作主体与独立主体的专利有效性比较

(1) 协作主体与独立主体的专利有效率比较:分别统计协作主体和独立主体的总体专利授权量和有效量,计算有效率,得到二者的有效率变化趋势,如图4-15所示。

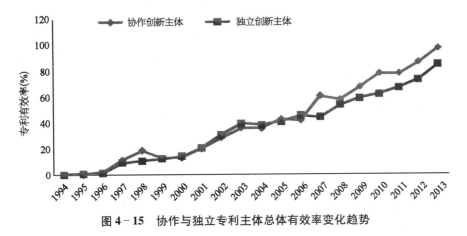

图4-15 协作与独立专利主体总体有效率变化趋势

从图4-15中可见,2006年之前,我国中药产业协作主体与独立主体的专利有效率此起彼伏、呈交叉性变化,无法明确二者的专利有效率水平孰高孰低。但自2004—2006年之后,协作主体的专利有效率明显高于独立主体,以2007—2008年的专利有效率表现得尤为明显,这也体现出未来协作主体在改善我国中药产业专利事业发展水平中不可或缺的重要作用。计算协作主体和独立主体1994—2013年的专利平均有效率,结果如图4-16所示。

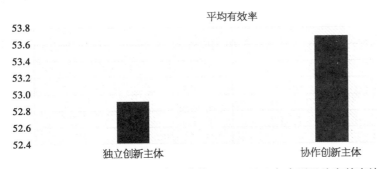

图4-16 协作-独立专利主体1994—2009年专利平均有效率统计

图4-16中清楚可见,协作主体的专利平均有效率明显更高,体现了协作主体专利在有效性方面的比较优势。

(2) 协作主体与独立主体的专利维持情况比较:进一步统计协作主体和独立主体的专利平均有效长度,结果如表4-13所示。统计结果显示,协作主体的专利平均有效长度明显更长,同样体现了协作主体优越的专利有效性。

表 4 - 13　协作-独立主体专利平均有效长度统计

专利主体类型	平均有效长度（年）	
	1994—2009	1994—2012
协　作	6.65	3.29
独　立	6.29	2.97

　　综上所述,关于专利的有效性,本节从专利有效率和专利维持情况两方面展开分析,其中关于专利的维持情况,又主要考察了专利的平均维持时间和维持 3 年以上专利占比。综合以上统计分析,在中药产业独立专利主体中,企业和研究机构的专利有效率较高,专利维持时间也相对较长,即专利有效性较高,而高校和个人专利的有效性较低;考虑到专利主体自身的性质,企业相对更加注重对专利有效性的维护,其专利有效性意识和实际行动也比较积极主动,自然导致其专利的有效性较高;而研究机构可以通过专利手段检验和表现其科研水平,通过维护专利的有效性更能体现其创新成果较高的质量,也更易于通过转让、实施许可等方式进行有效运营,因此也体现出较高的专利有效性;相比之下,高校的专利却表现出较差的有效性,虽然专利同样可以作为高校科研水平的评判标准,但其中可能混杂着为评选职称而申请的技术质量不高和有效性也不高的专利成果,与研究机构不同,高校并非专职于科学研究,其可能更侧重于专利数量的累积,不特别注重专利的维持和专利有效性等问题,因此,即使其专利本身的技术质量可能不低,但有效性却较差;在专利的运营方面,表现得最为灵活、运营空间也较为广阔的主要是企业、研究机构等,服务机构限于行业本身的特殊性质,目前还没能很好地应用其专利成果,不过鉴于其专利本身技术质量较高,其未来的专利运营以及与其他专利主体的合作创新应具有良好的发展前景;个人的专利有效性高低则取决于专利所有者对其自身专利的运用能力,如果能够以转让、实施许可等方式使其专利成果进入市场运转起来,则其有效性自然会得到提高,但如果一直不能很好地应用,则很难维持长久,有效性也较低。

　　而在中药产业的协作专利主体中,企业-企业协作的专利表现出较高的专利有效率,但其专利维持时间却不长。也就是说,企业之间相互协作而产生的创新成果,其维持专利有效性的意识仍然很强,专利的平均有效率也较为突出,但相比于其他协作模式下的专利主体的专利相比,其维持时间相对较短。这一方面体现出包括企业-研究机构协作以及企业-高校协作在内的协作模式的优越性,另一方面也表明,企业之间协作产出的专利成果可能在技术质量上存在一定的缺陷,或者这二者的协作往往并不能够达到预想的互利共赢的协作效果,从而最终导致其协作专利维持时间的极大缩减。总体而言,企业-研究机构协作的专利,其专利有效性最高,既具有较高的专利有效率,又能够维持较长的时间,这也进一步验证了企业与研究机构协作模式的优势;而企业-高校协作的专利虽然专利有效率较低,但专利维持时间并不短。可见,高校专利在经过与企业协作后,明显更加注重专利的有效性,也能够更好地体现其应有的价值;个人-个人协作的专利表现出最低的专利有效率,但专利维持时间却不短,可能是由于多个个人共同拥有专利成果时,其专利运营和转化的范围和渠道往往更广,一旦实现很好的运营,则其专利维持的会更加长久;另外,企业-个人协作的专利无论是专利有效率还是维持时间都处于较低水平,这就从某种程度上反映出,相比于与高校或专业的研究机构协作,企业与个人的协作效率较低。

第三节　中药专利主体创新模式分析与预测

一、基于综合检验的专利主体指标探究

(一)独立专利主体指标

对独立主体的专利平均授权率、平均有效率、平均有效长度和维持 3 年以上的专利占比四项参数进行统计,记录每项参数下各类独立主体的排列顺序,排名最高的记为"1",最低的记为"5",依此类推,统计结果如表 4 - 14 所示。

表 4 - 14　独立主体专利各项参数排序统计

指　标　种　类	独立专利权主体类型				
	企　业	研究机构	高　校	服务机构	个　人
专利平均授权率	3	4	2	1	5
专利平均有效率	1	3	4	2	5
专利平均有效长度	2	1	5	4	3
维持 3 年以上专利占比	2	1	5	3	4
专利平均维持情况	2	1	5	3.5	3.5
专利平均有效性	1.5	2	4.5	2.75	4.25
授权率和有效性序号加和	4.5	6	6.5	3.75	9.25
授权率和有效性序号平均数	2.25	3	3.25	1.875	4.625

注:独立主体各项指标排序分析:企>服>研>高>个。

从以上统计结果可见,在我国中药产业中,在专利主体独立的情况下,服务机构专利的综合质量最高,个人专利的综合质量最低,企业、研究机构和高校专利的综合质量依次降低,但都远高于个人专利。

(二)协作专利主体指标

同样地,对协作主体的专利平均授权率、平均有效率、平均有效长度和维持 3 年以上的专利占比四项参数进行统计,记录每项参数下各类协作主体的排列顺序,排名最高的记为"1",最低的记为"5",以此类推,统计结果如表 4 - 15 所示。

表 4 - 15　协作主体专利各项参数排序统计

指标种类	协作专利权主体类型				
	企-企	企-研	企-高	企-个	个-个
专利平均授权率	3	1	2	5	4
专利平均有效率	1	3	2	4	5
专利平均有效长度	5	2	3	4	1
维持 3 年以上专利占比	5	1	2	4	3
专利平均维持情况	5	1.5	2.5	4	2
专利平均有效性	3	2.25	2.25	4	3.5
授权率和有效性序号加和	6	3.25	4.25	9	7.5
授权率和有效性序号平均数	3	1.625	2.125	4.5	3.75

注：协作各项指标排序分析：企-研>企-高>企-企>个-个>企-个。

从以上统计结果可见,在我国中药产业专利的协作主体中,企业-研究机构合作的专利的综合质量最高,企业-个人合作的专利的综合质量最低,企业-高校、企业-企业和个人-个人合作的专利的综合质量依次降低。其中,企业-高校与企业-企业合作的专利的综合质量接近,远低于企业-研究机构合作专利同时又远高于个人-个人以及企业-个人合作专利。

二、协作-独立专利主体指标整合

通过协作与独立主体的专利平均授权率、有效率和有效长度之间的数值差异,对独立主体专利各项参数的排列序号进行加权修正,使其与合作专利主体的相应序号能够进行比较,其中,授权率、有效率、平均有效长度以及维持 3 年以上专利占比的修正比率(合作/非合作)分别为 1.14、1.06、1.06 和 0.98,修正结果如表 4 - 16 所示。

表 4 - 16　经修正的独立主体专利各项参数排序统计

指标种类	独立专利权主体类型				
	企业	研究机构	高校	服务机构	个人
专利平均授权率	3.42	4.56	2.28	1.14	5.70
专利平均有效率	1.06	3.18	4.24	2.12	5.30
专利平均有效长度	2.12	1.06	5.30	4.24	3.18
维持 3 年以上专利占比	1.96	0.98	4.90	2.94	3.92
专利平均维持情况	2.04	1.02	5.10	3.59	3.55
专利平均有效性	1.55	2.10	4.67	2.86	4.43
授权率和有效性序号加和	4.97	6.66	6.95	4.00	10.13
授权率和有效性序号平均数	2.49	3.33	3.48	2.00	5.06

注：独立主体各项指标排序分析：服>企>研>高>个。

将修正后的独立专利主体各项参数的序列加和以及序列平均数与协作专利主体的相应序号进行比较,比较结果如图4-17所示。其中,综合专利质量由高到低的专利主体依次为:企业-研究机构协作、服务机构、企业-高校协作、企业、企业-企业合作、研究机构、高校、个人-个人协作、企业-个人协作和个人。

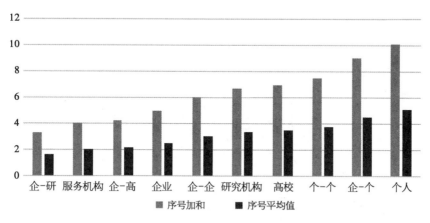

图4-17 合作与独立主体专利各项参数排序总体统计

通过以上统计分析,初步构建了专利主体的专利质量排序,如表4-17所示:已经验证的专利主体中,研究机构与企业的协作专利具有最高的综合质量;高校、企业以及二者协作的专利也具有较高的综合质量;另外企业与企业合作以及服务机构的专利成果质量也不低;企业与个人协作专利以及个人专利综合质量最低。另外,目前只能看出服务机构自身的专利质量不低,至于其与其他主体的协作专利质量如何尚需进一步的验证和研究。

表4-17 专利主体的专利质量排序

专利主体	专利质量排序
一等主体(均序<2.5)	企-研合作 服务机构
二等主体(2.5≤均序<3.5)	企-高合作 企 业 企-企合作 研究机构 高 校 个人-个人合作
三等主体(均序≥3.5)	企-个合作 个 人

注:潜力主体(待验证):研-服合作、企-研-服合作、企-研-高合作、企-服合作、服-服合作、企-研-个合作。

　　图 4 - 18 更加直观地对专利主体的专利质量水平进行由低到高的排序,在评价专利质量时可供参考,而专利主体在创新之初也可以参考图中所列顺序对合作伙伴进行高效的选择。

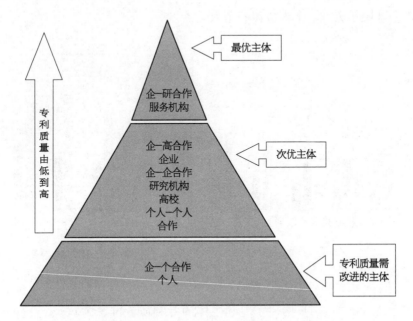

图 4 - 18　专利主体的专利质量序位示意图

参考文献

[1]　魏颖,陈妍,袁红梅,等.基于中药专利授权率的中国专利主体研究与思考[J].中国药业,2015,
　　　24(22):1 - 4
[2]　苏孙润.我国有效专利存在问题及对策研究[D].重庆:西南政法大学,2012.

第五章
中药创新技术分析与预测

第一节　中药创新技术领域分析

我国的专利保护制度与一些发达国家相比起步较晚,加之早期知识产权保护意识的淡薄导致了我国中药知识产权大量流失。但是近年来,中药产业的发展正面临前所未有的机遇,这首先表现为我国丰富的中药材资源和两千年的中医药应用和实践经验,它们为我国中药产业的发展提供了强有力的理论基础和物质保证;其次,我国知识产权事业发展日趋成熟,能够为我国中药知识产权提供有力保护;再次,全国各地知识产权管理部门出台不同的资助政策和激励措施使企业或个人在寻求知识产权保护时少了后顾之忧;最后,在化学药品副作用日益显现的今天,中药已引起许多行业大鳄的关注,许多跨国医药企业一改往昔对中药不屑一顾的态度,投入巨资进行天然药物的开发与研究。然而,面临机遇的同时也存在挑战,如何洞悉现今中药产业的热点领域并获得该领域准确的研究进展信息,如何了解中药产业核心技术领域的变化及发展状况,如何准确筛选高质量中药相关专利进行再研究,从而开发出疗效显著且创新程度高的产品都是亟待解决的问题。面临这些挑战,只有基于对专利信息的正确认识和科学分析,才能得到准确的结论来协助政府及企业行为和决策。

一、基于 IPC 的中药专利技术领域分布

国际专利分类方法,简称 IPC 分类方法,是全球通用的专利分类方法,其专利分类号可以用来表征专利技术的功能和应用领域,由审查员在专利申请审查过程中人工赋予,具备科学性强,规范性高等诸多优点。根据专利申请涵盖的技术主题信息将专利分为 A~H 八个部,部之后按大类、小类、大组、小组的等级顺序逐级展开,随着等级向下划分,所覆盖的技术范围越来越小,所表示的技术主题越来越精细。IPC 分类方法正是我国专利审查过程中所使用的专利文献分类方法,不过随着政府对专利的大力扶持,使得我国中药专利

申请数量迅速增加,导致 A61K35/78 申请超量,之后第七版 IPC 中增加了按照疾病种类进行细分的 A61P 分类号,我国就开始使用 A61P 分类。

中药相关专利主要可以根据治疗活性(A61P"化合物或药物制剂的特定治疗活性")、药物剂型(A61K9/00"以特殊物理形状为特征的医药配制品")和化学成分(C07"有机化学"和 C08"有机高分子化学")来进行分类。此外由于中药的特殊性,其主要来自于药用动物、植物和矿物,因此还可以根据药物的来源对中药专利进行分类,这是中药专利分类最基本,也是最常用的分类方式。其中,药用植物来源相关中药专利 IPC 主要为 A61K36/00 及其细分技术领域,具体见表 5-1。药用动物来源相关中药专利 IPC 主要为 A61K35/12 和 A61K35/56 及其细分技术领域,具体如表 5-2 所示。药用矿物来源相关中药专利 IPC 主要为 A61K33/00 及其细分技术领域,具体如表 5-3 所示。

表 5-1　植物来源相关中药专利 IPC 分布

植 物 来 源	细　　　　分
A61K36/00 含有来自藻类、苔藓、真菌或植物或其派生物,例如传统草药的未确定结构的药物制剂	A61K36/02　藻类 A61K36/06　真菌类,例如酵母 A61K36/09　地衣 A61K36/10　苔藓 A61K36/11　蕨类植物门或真蕨植物门 A61K36/13　裸子植物亚门 A61K36/16　银杏门,例如银杏科 A61K36/17　麻黄门,例如麻黄科 A61K36/18　被子植物亚门

表 5-2　动物来源相关中药专利 IPC 分布

动 物 来 源	细　　　　分
A61K35/12 来源于哺乳动物或鸟类的材料	A61K35/14　血液 A61K35/20　奶;初乳 A61K35/22　尿;泌尿系统 A61K35/24　黏液;黏液腺;黏液囊;关节腔液;排泄物;脊髓液 A61K35/26　淋巴;淋巴腺;胸腺 A61K35/28　骨髓;脾 A61K35/30　神经;脑 A61K35/32　骨;肌腱;牙;软骨(骨髓入 A61K35/28) A61K35/34　肌肉;心脏 A61K35/36　皮肤;毛发;指甲;皮脂腺;耳屎 A61K35/37　消化系统 A61K35/42　肺 A61K35/44　眼;血管;脐带 A61K35/48　生殖器官;胚胎 A61K35/55　在本大组上述各小组之一中不包含的腺体

（续表）

动 物 来 源	细 分
A61K35/56 来源于除哺乳动物和鸟类以外的其他动物的材料	A61K35/58 蛇(抗原入 A61K39/38) A61K35/60 鱼(维生素 A 入 A61K31/07;维生素 D 入 A61K31/59) A61K35/62 水蛭 A61K35/64 昆虫,例如王浆

表 5-3　矿物来源相关中药专利 IPC 分布

矿 物 来 源	细 分
A61K33/00 含无机有效成分的医用配制品	A61K33/02 氨;其化合物 A61K33/04 硫、硒或碲;其化合物 A61K33/06 铝、钙或镁;其化合物 A61K33/14 碱金属氯化物;碱土金属氯化物 A61K33/16 氟的化合物 A61K33/18 碘;其化合物 A61K33/20 元素氯;释放氯的无机化合物 A61K33/22 硼的化合物 A61K33/24 重金属;其化合物 A61K33/40 过氧化物 A61K33/42 磷;其化合物 A61K33/44 元素碳,例如炭、炭黑

除此以外,不同于西药,中药并不仅仅局限于医用领域,其他领域如食品饮料、纺织化工、化妆品、保健品,甚至肥料、染料、涂料等领域也有所涉及,不过其数量相对较少,因此还可以根据用途来对中药专利进行分类。比如,A23L 分类号涉及了食品、非酒精饮料以及相应的制备技术,C12G 分类号涉及果汁酒、其他含酒精饮料以及相应的制备方法,以及代表化妆品等相关产品的 A61K8 分类号,等等。

二、基于 IPC 的我国中药专利技术领域分析

本节以中国知识产权网专利信息服务平台数据库为基础,检索了国家知识产权局受理的 2017 年以前公开的中药产业专利申请,共计 214 041 件,以上述数据为数据源建立本节分析的数据库。通过对数据库中中药专利申请的总体分析,系统呈现出我国中药产业专利申请技术领域分布状况;同时,通过基于 IPC 分类的多维度分析对我国中药产业热点技术领域进行了全方位综合评价。

(一) IPC 分类下中药技术体系

国际专利分类表将所有应用技术领域的发明分为八个部类(用字母 A~H 表示),图 5-1 显示在中药领域我国受理的专利申请有 91%集中于 A 部,而 C 部占 7%左右,B 部和 G 部分别占 1%左右,其他部类也有所涉猎,但所占比例极小,文中并未列出。另外,从 B

部和 G 部两大部类所代表的技术领域来看,看似与中药领域无任何关联,但是经过进一步观察这两大部类的大组所涉及技术就能发现,这两个部类中的一些大组所涉及的具体技术都是中药研发中经常用到的原理及方法。例如,B 部中的 B01D11/00 涉及"溶剂萃取"、B01D5/00 涉及"蒸气的冷凝"、G 部中的 G01N30/00 涉及"利用吸附作用、吸收作用或类似现象,或者利用离子交换,例如色谱法将材料分离成各个组分,来测试或分析材料"等。因此,我国受理中药领域专利申请的技术领域虽然大多集中于 A 部,但其他相关部类所包含技术领域也有所涉猎,占据了一定的比例。

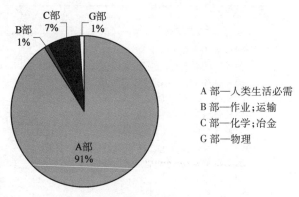

A 部—人类生活必需
B 部—作业;运输
C 部—化学;冶金
G 部—物理

图 5-1　中药产业专利申请部类分布

图 5-2 显示了中药领域我国受理的专利申请有 83% 集中于 A61 大类,涉及食品的 A23 和饮品的 C12 分别占据了 8% 和 5%;这一分析结果与我国中药广泛应用于食品和饮品行业的事实相符。

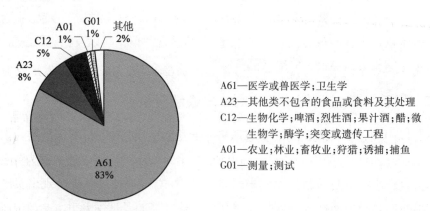

A61—医学或兽医学;卫生学
A23—其他类不包含的食品或食料及其处理
C12—生物化学;啤酒;烈性酒;果汁酒;醋;微
　　生物学;酶学;突变或遗传工程
A01—农业;林业;畜牧业;狩猎;诱捕;捕鱼
G01—测量;测试

图 5-2　中药产业专利申请大类分布

(二) 中药领域 IPC 大组集中程度分析

国际专利分类表中,大组所表示的技术领域能够很好地将同一行业内的技术领域进行区分,既不会像部、大类和小类那样由于所涵盖技术范围太宽而不能将同一行业内的技术领域区分,也不会像小组那样由于所涉及技术过于具体而使得分析时分类过于庞杂。

通过对数据库中中药产业发明专利申请的 IPC 进行统计分析发现,这些专利申请共涉及 1 134 个大组类别,表 5-4 显示了排名前五位的技术领域大组类别和排名前五位的治疗领域大组类别及其各自所占比重。研究发现,中药领域专利申请主要集中在 A61K36、A61P1 和 A61K35 三个大组类别中,其所占比重分别为 25.12%、14.77% 和 8.48%。

表 5-4 排名前十位的大组类别及其所占比重

序号	大组	申请量/件	所占比重（%）	序号	大组	申请量/件	所占比重（%）
1	A61K36	202 649	25.12%	6	A61K31	26 851	3.33%
2	A61P1	119 127	14.77%	7	A61P17	25 547	3.17%
3	A61K35	68 378	8.48%	8	A61P31	23 421	2.90%
4	A61P3	62 498	7.75%	9	A61P29	23 040	2.86%
5	A61K9	48 551	6.02%	10	A61K33	22 126	2.74%

注：由于《国际专利分类表》版本修订,2006 年以后原表示中药植物来源的 A61K35/78 重新划分于 A61K36 大组下,因此,笔者对这一部分数据进行了校正。

通常情况下,药用动植物和矿物质是中药原料的 3 种主要来源,而 A61K36 大组包含了植物来源的相关申请,其涉及"来自藻类、苔藓、真菌或植物或其派生物",该大组根据植物的门、纲、科、属又下分为藻类、麻黄门、裸子植物亚门、被子植物亚门等小组类别,从表 5-4 中可以看到该大组所占比重最高,主要原因在于中药植物资源丰富,具有多样性,为该技术领域的研究提供了优越的自然条件,使其成为中药产业技术创新的核心领域。

A61K9 主要是与特殊物理形状为特征的医药配制品相关的专利申请,这一大组类别释义中的"物理形状"指药物的剂型、给药方式等特征,包含这些特征的技术主题的专利申请可以给予 IPC 分类号"A61K9／＊＊"。近年来,随着临床需求和制剂技术的提高,中药产业的剂型及给药方式也需要不断创新,因此对 A61K9 大组所覆盖技术领域的相关研究成为热点。中药企业除对其产品配方设立专利围墙外,还应积极开发疗效更好的中药新剂型。

A61K35 大组是指"含有其不明结构的原材料或其反应产物的医用配置品"的专利申请,这一大组涉及来源于动物(如 A61K35／12、A61K35／56)和矿物(如 A61K35／02、A61K33／00)的中药相关技术。与植物来源中药研发相比,动物和矿物来源的中药技术创新在一定程度上受其原料和技术成熟度的限制,因而与该技术领域相关的专利申请量较小。这也使得专注于动物或矿物研究的中药企业在发展中受到较小的技术限制的阻力,从而更容易突破竞争对手的专利防线而做出突破性创新并进行全方位专利布局。

（三）中药重点 IPC 大组申请量变化趋势分析

虽然对中药产业专利申请所涉及技术领域进行了大组总体比重分析,但是要进一步得知每一技术领域的发展及变化趋势,还需进行更为详细的趋势分析。选取申请量居前十位的 IPC 大组进行大组申请年份变化趋势分析,如图 5-3 所示。

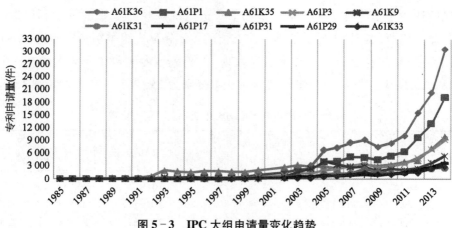

图 5-3 IPC 大组申请量变化趋势

从图中可以看出,A61K36 这一大组类别的相关申请量增速很快;A61K35 这一技术领域专利申请量自 1993 年起明显增加,且随后一直保持波动式增长的趋势,研究尝试采用拟合函数对其分析,得到拟合度较低,无法准确对其 2012 年后的发展趋势做出预测;A61K9 这一大组类别的申请在 2003—2005 年间出现了快速增长,但是随后又呈现出回落趋势,这可能与 2005 年国家食品药品监督管理局发布的《关于暂停受理银杏达莫注射液等 117 个品种已有国家标准药品注册申请有关事宜的通知》有关,该通知中公布了暂停受理与中药相关的 117 个品种的已有国家标准药品注册申请、改变剂型或改变给药途径的注册申请,造成了随后几年该领域相关研究热潮的退却。

最后,随着近年来我国中药产业专利申请所涉及的大组类别不断增多,A61P1(治疗消化道或消化系统疾病的药物)、A61K31(含有机有效成分的医药配制品)、A61K33(含无机有效成分的医用配制品)、A61P31(抗感染药,即抗生素、抗菌剂、化疗剂)、A61P3(治疗代谢疾病的药物)、A61P9(治疗心血管系统疾病的药物)、A61P11(治疗呼吸系统疾病的药物)这七个大组类别的专利申请量也在平缓增加。

(四)基于 IPC 的中药产业热点治疗领域分析

在最早的国际专利分类表中,并没有单独为药品的治疗活性划分类别,中药领域专利申请大多依据 IPC 原有分类给予分类号。然而,随着我国知识产权事业蓬勃发展,中药产业专利申请量也持续增加,A61K35/78 小组中文献量过多,国际专利分类表第七版以前的以中药来源划分中药专利技术领域的方法已不再适用。为了解决文献超量的问题,第七版的国际专利分类表增加了 A61P 这一类别,从而使得我国中药相关专利可以按照治疗领域进一步细分。这一小类的出现不仅使采用药物的治疗活性来检索分析中药专利的设想成为可能,更为中药企业提供了一种针对所专注的疾病来分析竞争对手核心技术的方法。本节基于所建立的数据库对包含 A61P 这一小类的专利申请作了进一步的统计分析,如图 5-4 所示,首先,"与治疗消化道或消化系统疾病的药物(A61P1)"相关的专利申请所占比例最大,为中药产业的热门研发领域;其次是 A61P3(治疗代谢疾病的药物)、

A61P17（治疗皮肤疾病的药物）、A61P31（抗感染药，即抗生素、抗菌剂、化疗剂）、A61P29（非中枢性止痛剂，退热药或抗炎剂）、A61P9（治疗心血管系统疾病的药物）、A61P11（治疗呼吸系统疾病的药物）、A61P25（治疗神经系统疾病的药物）、A61P15（治疗生殖或性疾病的药物）和 A61P19（治疗骨骼疾病的药物）治疗领域的中药专利申请也占据着较大的比例。

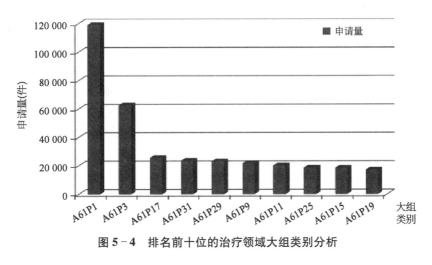

图 5-4　排名前十位的治疗领域大组类别分析

（五）基于 IPC 的主要申请人核心技术领域分析

专利申请人即申请专利的人，《中华人民共和国专利法》将一项发明创造分为职务发明和非职务发明。职务发明的申请人应当是发明人所在单位，而非发明人个人。同时发明人在执行本单位所交付的任务或主要是利用本单位的物质技术条件所完成的发明创造均为职务发明。非职务发明的申请人为对发明创造做出突出的实质性贡献的人。无论个人还是单位，申请人在整个技术开发和创新环节中都起着重要作用，他不仅要为发明创造提供技术、设备和科研经费的支持，还对研发的方向具有决定性作用。因此，不同的申请人所侧重的技术领域不同，研发重点也不尽相同。

表 5-5 统计了 1985—2016 年间中药产业专利申请量排名前十位的申请人所申请专利涉及的排名前三位的大组类别，希望以此观测我国中药产业主要申请人的专利技术布局。从表中可以看出，中药专利申请人几乎均在 A61K36、A61K35、A61K9 三个热点技术领域重点布局，同时又在其他领域有所侧重。比如"杨孟君"在 B82B1（通过操纵单个原子、分子或作为孤立单元的极少量原子或分子的集合而形成的纳米结构）大组类别中的申请有 909 个，占有 99.02%的比例；"北京艺信堂医药研究所"在 A61P15（治疗生殖或性疾病的药物）领域进行布局；"北京绿源求证科技发展有限责任公司"专注于 A61P3（治疗代谢疾病的药物）领域中药技术开发；"北京冠五洲生物科学研究院"在 A61P25（治疗神经系统疾病的药物）大组类别中涉足；"天津天士力制药股份有限公司"的科研团队致力于开发 A61P9（治疗心血管系统疾病的药物）领域专利；"余内逊"

在 A23C9(奶配制品;奶粉或奶粉的配制品)大组拥有技术优势。这种布局体现了各主要申请人既在现有热点领域有所作为又拥有积极开拓具有潜在前景的技术领域作为后续优势的前瞻意识。

表 5-5　申请量排名前十的专利申请人核心技术领域分析

申　请　人	申请量(件)	涉及大组(种)	大组类别	相应类别所占比重(%)
杨孟君	940	26	A61K35	19.38
			A61K9	19.31
			B82B1	18.74
北京艺信堂医药研究所	763	24	A61K36	26.94
			A61P1	22.78
			A61P15	12.15
北京绿源求证科技发展有限公司	676	24	A61K36	28.88
			A61P1	18.45
			A61P3	18.11
北京冠五洲生物科学研究院	580	13	A61K36	20.54
			A61P25	20.43
			A61P3	20.25
天津天士力制药股份有限公司	516	58	A61K36	19.99
			A61P9	12.78
			A61K9	12.78
余内逊	433	34	A61K36	16.67
			A61K35	16.09
			A23C9	12.35
济南星懿医药技术有限公司	380	28	A61K36	25.37
			A61K31	18.89
			A61P1	10.81
河南中医药大学	376	45	A61K36	26.32
			A61P1	13.33
			A61K9	8.21
天津生机集团股份有限公司	346	28	A61K36	24.72
			A61P3	16.34
			A61P31	12.08
青岛信立德中药技术研究开发有限公司	331	22	A61K36	31.05
			A61P1	16.79
			A61P3	9.10

自我国建立专利制度以来,尤其是加入世贸组织以后,为了尽快缩小与发达国家在专利存量上的差距,我国颁布实施了一系列的鼓励措施和资助政策。如专利申请的"费用减缓制度",各地方政府在一项专利申请(包括中国国家专利申请及 PCT 国际专利申请)的

过程中产生的费用给予的资助。有学者指出"专利资助政策是国家和各级政府灵活运用财政政策的调控功能来达到促进技术革新和知识产权保护事业发展的目的的一项重要举措"。这些举措确实大大鼓励了我国企业、大专院校、科研单位及个人针对自己的发明创造申请专利保护的积极性,使得我国受理的专利申请量节节攀升,自 2012 年起一跃成为专利申请的第一大国。然而,这些年来,我国专利数量在迅速增加并积累的过程中也产生了一些不容忽视的问题,由于我国各地多年来沿用专利申请量及授权量作为专利工作评价的指标,单纯追求数量而忽视质量的结果导致了"垃圾"专利、"泡沫"专利的数量也在逐年攀升。上海大学知识产权学院院长陶鑫良指出:"如今我国企事业单位中存在多低层次专利,少战略性专利;应当重视专利质量。"大量低质量的专利不仅使公众产生"专利无用"的论断,还会使我国经济和技术的发展受制于人,从而在国际竞争中处于不利地位。高质量的专利不仅能增加专利权的稳定性,还是提升企业及国家综合竞争力的重要保障。

本节基于 IPC 信息表示专利申请所涉及的具体技术领域,还在一定程度上用于分析专利的质量这一理论,从主要申请人维度对中药产业专利申请进行了质量分析,以期探寻我国受理的中药产业专利质量的整体状况。

三、基于 IPC 共现网络的专利运营技术领域分析

(一) IPC 共现网络分析及专利运营内涵

1. IPC 共现网络分析　共现分析是一种重要的科学计量研究方法,被广泛地应用于科学和专利文献分析中,通过描述关键词之间的关联,可以有效地揭示某一领域内的技术网络结构特征,技术领域间的相互关系以及动态演化等。在专利技术领域,如果一项专利同时涵盖两个或多个技术领域,则认为这两个或多个技术领域间存在共现关系,共现次数越多,则关联强度越大。

在专利申请的审查过程中每件专利会被赋予一个或多个专利分类号,如某项专利涵盖的技术知识较广泛,运用了不止一个技术领域的技术主题来支撑该项发明创造,就会被赋予多个专利分类号,同时也意味着不同技术主题在该项专利技术中互相交叉融合,当出现这种情况时,即表示专利技术共现。以 IPC 分类号共现次数为基础的专利技术共现方法可以帮助分析特定技术领域多维度的技术特征,例如当某个分类号出现次数越多,与其他分类号关联关系越广泛,则说明该分类号下的技术知识在整个网络中处于关键位置,具有较高的核心性、开放性和交叉融合性;当分类号与分类号之间的共现次数越多,则表明在该领域中这两个分类号下的技术主题之间关系越紧密。

将基于专利分类号的共现矩阵导入 Ucinet 软件中,运用社会网络分析方法,对专利分类号的关联网络进行分析,可视化地生成专利技术的共现网络,直观地揭示关联网络内部的组成结构及其相互之间的复杂网络关系。在关联网络中,每个节点代表一个研究对象,本节中即代表一个技术领域,节点之间的连线代表技术领域之间的关联。节点的大小和连线数量反映了节点在网络中的重要性,可以借助相关社会网络分析指标来分析网络特

征,从而识别技术领域关联特征。

中心性是社会网络研究中一个重要的个体结构位置指标,用于量化节点(行动者)在网络中的权力。节点的中心性可分为度数中心性,接近中心性和中介中心性。度数中心性衡量一个节点与其他节点的交往能力,接近中心性关注节点在多大程度上不受其他节点的控制,而中介中心性衡量一个节点在多大程度上居于其他两个节点之间,是表征控制能力的指数。其中高度数中心性是核心技术的特点,本节主要运用度数中心性来衡量IPC 共现网络中节点的地位,从而分析中药专利运营的核心技术领域。

2. 专利运营　一项发明创造向国家知识产权局提出专利申请,经依法审查合格后向申请人授予的该国内规定时间内对该项发明创造享有的独占的排他权,称为专利权。专利权是以专利技术公开的代价来换取专利权人对其技术的合法性垄断。而专利运营是利用专利的技术价值,将之转化为产业发展中的经济价值,是开展专利工作的最终目的。2012 年,《国家知识产权战略纲要》从知识产权创造、知识产权保护和知识产权运营管理等多个维度出发,提出了知识产权发展战略,提升了企业开展专利运营的意识。2013 年4 月 2 日,国家知识产权局《关于实施专利导航试点工程的通知》中明确了专利运营的概念,专利运营是实现专利价值的重要方式,以专利的转移、专利实施许可、专利质押保全、专利融资、构建专利池、专利投资入股等多种方式为基础,引导专利运营主体充分挖掘专利技术的潜在价值,在核心技术领域进行有效的运营管理,以专利运营带动产业创新。

本节基于国家知识产权局中药专利数据,以专利转移、专利实施许可以及专利权质押三种专利运营方式为研究对象。其中专利权转移是指专利的权属发生变化的行为,包括专利申请权转移和专利权转移。需要转让人和受让人按照相关法律法规签订转让合同,由国家知识产权局对提交的材料进行审核,审核通过后出具审批通知书,转让后,原权利人失去所有的权利。但专利实施许可中相应的专利所属的专利权人并不会发生变化,而是许可方(专利权人)与被许可方进行约定,允许被许可方在某个具体期限内以约定的方式实施该项专利技术,同时可以约定由被许可方根据约定的方式向许可方支付合理的实施许可费用。专利实施许可中许可方和被许可方相应的权利和义务随着实施许可方式的不同而发生变化,独占许可、排他许可和普通许可是常见的实施许可形式。专利权质押是指将专利权作为质押的标的物,出质人与质权人订立书面质押合同,合同中可以约定被担保债权的种类和数额、债务人履行债务的期限、质押的范围以及质押期间专利维持年费的缴纳等内容,并根据相关的法律法规办理专利权质押登记手续,如果债务人届期无法履行相应的债务,债权人有权对该项专利权进行拍卖或折价变卖等行为,并以所获得的钱款优先受偿。

专利运营作为专利的商业化应用,是将专利技术优势转变为产业竞争优势,将专利数量优势转变为产业发展优势的重要途径,体现了在产业创新发展中的经济意义。当前,随着全球一体化进程的深入以及知识经济的快速发展,专利权及专利运营已经成为企业抢占市场竞争优势,获取高额利润的重要武器。尤其是近些年来,美日欧等发达国家及其企业利用在知识产权领域的优势地位,通过专利转移、实施许可、质押、诉讼等多种专利运营方式,不断推进专利领域的战略布局,实现专利科技成果的转化与价值增值,从而获得了市场主动权。我国目前正在实施创新驱动发展战略,推进专利运营进程对于提升我国企业自主创新能力,推动创新成果产业化和市场化,推动我国经济的创新发展有着重要的现实意义。

（二）中药专利运营技术领域实证分析

本节以国家知识产权局专利信息服务平台数据库为数据源,以获得的由国家知识产权局授权并发生了专利权转移、实施许可或质押的中药发明专利为样本,提取这些专利的IPC 国际专利分类号、申请人、运营时间等信息,对我国特色中药产业在专利运营领域的具体情况进行分析。此外需要考虑到专利在授权之后到发生转移、实施许可或质押等法律状态的变化之间存在滞后性,而近 3 年获得授权的专利数据大多尚未发生专利运营,因此分析时一般不考虑近 3 年的数据。因此本节的中药专利运营样本数据截止至 2013 年。

1. 中药专利运营发展趋势　我国现行专利法规定专利权的转移及质押需经国务院专利行政部门登记和公告,专利权人与他人订立专利实施许可合同则应向国务院专利行政部门备案,因此通过对样本中中药发明专利在国家知识产权局登记的发生转移或质押时间,以及备案的实施许可时间的统计分析,可以发现中药专利发生运营总体呈现不断攀升的趋势(图 5-5),这与我国相关知识产权保护法律法规的影响是紧密相关的。目前,我国中药知识产权保护采用行政法规保护和专利法律保护两套体系并行的方式,其中专利保护是对中药发明创造最有效和最重要的保护形式。然而,1985 年我国专利法规定对"药物利用化学方法获得的物质不授予专利权",直到 1992 年我国专利法进一步扩大了受专利保护的范围,取消了对药品和用化学方法获得的物质不授予专利权的规定,保护内容涵盖中药材、中药饮片、处方、制药工艺等。2000 年为了适应世界贸易组织(WTO)的要求,我国专利法又一次进行了修改,药品专利的保护范围不断扩大,对药品知识产权的重视程度进一步强化,使得我国中药专利申请数量和专利运营数量不断增长。此外由于专利发生运营需要一定的时间间隔,因此专利运营数量增长相对于专利申请量的增长相对滞后和迟缓,直到 2001 年之后才开始有明显的上升趋势,并且增长的速度不断加快。

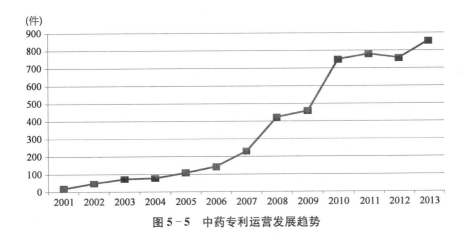

图 5-5　中药专利运营发展趋势

2. 中药专利运营技术领域整体共现网络 据统计,在本节发生专利运营的中药发明专利样本数据中,94.77%的专利含有两个或两个以上的分类号,据此可知绝大部分的专利存在专利技术共现。因此本节根据专利分类号之间的共现频次建立大组级别上的大型共现对称矩阵,并使用社会网络分析软件 Ucinet 绘制中药专利运营技术领域的整体共现网络图。

从整体来看,技术领域共现网络由主网络、小型网络和孤立点三部分组成。主网络即为网络图的中心部分,包含了大部分的节点,并且节点之间存在不同强度的错综复杂的关联关系。主网络的周围存在不少小型网络,这些技术领域所涉及的专利数量相对较少,彼此之间关联程度较弱,与主网络也有较弱的关联。此外网络图中还包括若干孤立点,表明这些技术领域暂未与其他技术领域存在关联,相互依存关系很弱。从图 5-6 中药专利运营技术领域整体共现网络可以看出,中药专利运营中技术领域并不是孤立存在的,不同技术领域之间存在普遍而广泛的关联,且不同技术领域在网络中所处的地位也不尽相同,有核心和热点技术领域,也有边缘和新兴技术领域,众多技术领域共同形成了一个多层次的错综复杂的技术共现网络。

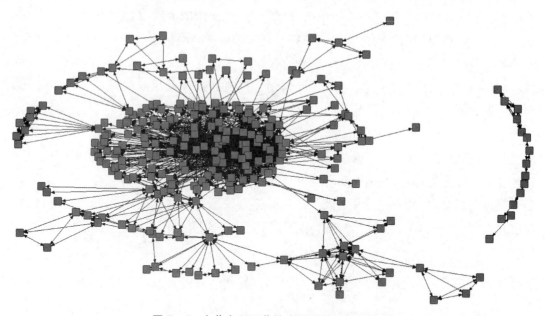

图 5-6 中药专利运营技术领域整体共现网络

3. 中药专利运营技术领域核心共现网络 基于节点(专利分类号)之间的共现频次,网络图中存在不同大小的节点,并且节点之间存在不同强度的连接,因此本节将"m-核"分析方法应用于中药专利运营技术领域共现网络的研究中。为了使整体共现网络图可以清楚地呈现基础和核心技术领域之间的关联关系及强度,本节考虑节点之间的连接强度,通过设置 m 值,将初始网络图中关联程度较弱的节点和连线,以及一些未能与主网络产生足够强的共现关系的独立分散的小聚类过滤掉,即去掉弱连接和偶然连接,保留强连接及相应拥有强连接的节点。根据专利分类号的共现矩阵,本节对 m 从 0 开始取值,逐步过滤掉网络中较弱的连接和孤立点,当 m 值为 5 时,得到比较清晰的中药专利运营技术领域的核心共现网络。中药专利运营的技术领域核心共现网络情况如图 5-7 所示。

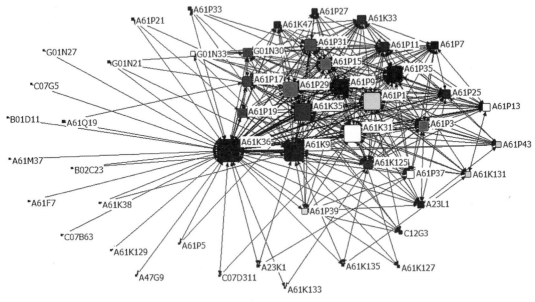

图 5-7 中药专利运营技术领域核心共现网络

此外,本节中运用了社会网络分析中的度数中心性指标,来分析不同的分类号所表征的技术主题在网络中的分布情况、重要程度以及不同技术主题之间的复杂关系,直观地体现在各节点的大小以及节点之间连线的粗细上。当某个节点与其他节点之间关联越强,越处于网络的中心位置,则相应的该节点越大;当节点之间的共现频次越高,则相应的节点之间的连线越粗。

(1)基于度数中心性的中药专利运营核心技术分析:从图 5-7 中我们可以看到 A61K 和 A61P 这两个大类处于网络的核心位置,集中体现在相关节点的数量、大小以及节点间关联的强度上,其中前者主要表征医疗、牙科或梳妆等领域的配置品,后者则表征特定的治疗活性。A61K 和 A61P 各自类下的分类号之间以及两类下的分类号彼此之间都存在广泛且较强的共现关系,表明这些领域间共性大、相互依赖程度高,构成了中药专利运营最核心的技术关联网络。其中最为重要和活跃的技术领域为 A61K36 技术主题,该分类号下主要涵盖了来源于植物、藻类及真菌等的药物制剂,其相应的节点频次最高,且与多个节点之间存在较强的共现,说明该技术主题与其他领域之间交叉、渗透、融合的程度相当高。

整个网络形成了以 A 部(人类生活必须)为主,B 部(作业、运输)、C 部(化学、冶金)、G 部(测量;测试)为辅;以 A 部与 A 部之间的关联为主,其他部与 A 部之间的关联为辅的层次结构。B 部涉及的技术主题有 B01D(分离),B01J(化学或物理方法,如催化作用、胶体化学)、B07B(用细筛、粗筛、筛分或用气流将固体从固体中分离)、B02C(破碎、磨粉或粉碎;谷物碾磨的预处理)等。追踪到相应的中药发明创造,具体涉及的技术主题有中药药液连续高效真空浓缩工艺及设备,药材的提取分离方法,离子交换树脂等等。C 部最主要的技术领域为 C12G(果汁酒;其他含酒精饮料),例如滋阴壮阳保健酒、五加皮酒、保健醋、白蚁健身酒、养生酒、风湿酒、杜仲酒等药酒均是重要的技术主题。其次为 C07H(糖类;核苷酸;核酸),主要为各种苷类的制备方法、提取物以及应用等技术主题。G 部则主要为 G01N,涉及中药质量检测技术、质量控制方法等技术主题,中药成分比较复杂,较多传统制剂缺乏有效的检测方法和质量标准,影响了中药制剂的疗效和稳定性,因此有效的质量控制和检测技术对于中药的创新研发大有裨益。

不同于现代医学药物,除了医用药用外,中药专利还广泛地涉及了饮料、食品、化妆品等领域。饮料相关的专利分类号主要为上述的 C12G,与食品领域相关的主要为 A23L,涉及食品、食料的制备,品质改进等技术,例如具有增强免疫力、缓解疲劳、延缓衰老的各类保健食品。此外 A23K 则主要涉及中药在动物饲料、饲料添加物等领域的应用。此外,由于相对频次较低未能在核心技术网络中体现的 A61K8/00(化妆品或类似的梳妆用配置品)亦是中药应用的一个较新领域,具体涉及的发明创造有中药染发剂、面膜、面霜、护手霜、牙膏等。

(2) 基于共现频次的中药专利运营核心技术分析:本节进一步统计了样本中前15组共现频次最高、连接强度最大的共现分类号的情况,来分析中药专利运营技术网络中的核心部分技术领域分布情况,如图 5-8 所示。经过分析发现,共现频次最强的大组主要可以归为代表药物来源、药物剂型以及药物治疗领域三大类,因此本节分别从这三方面来研究中药专利运营核心技术领域的分布以及技术领域之间的关系。

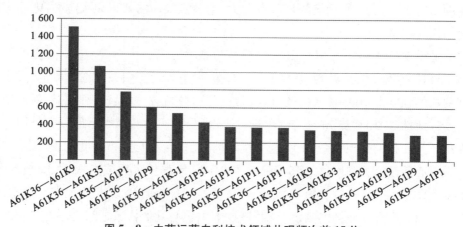

图 5-8 中药运营专利技术领域共现频次前 15 位

第一,药物来源相关分类号共现关联分析。根据来源不同,中药可以分为药用动物、植物和矿物三种。与药用动物来源相关的专利分类号主要包括 A61K35/12 和 A61K35/56,前者涉及哺乳类和鸟类来源,后者涉及除前者之外的其他来源。与药用植物来源相关的专利分类号主要包括 A61K36/00,涉及植物、藻类及真菌等来源,该大组进行细分,包括门、纲、科、属,进一步细分包括小组下的藻类、被子植物亚门和裸子植物亚门等。A61K35/02 和 A61K33/00 表征矿物来源相关的技术主题,前者涉及非生命物质来源,后者涉及无机成分来源,其中后者又根据元素的不同进一步细分为金属、氨、硫、磷、碳、过氧化物等。从图 5-9 中我们可以看出,药用动植物来源相关的技术主题是最受关注的领域,该现象的存在与我国拥有丰富的中药植物资源这一条件密不可分,使得我国中药以依赖于动植物原材料的技术主题为主,充分利用本土资源优势进行技术研发,并使之成为中药制造业技术创新的核心领域。通过统计关于药物来源相关专利分类号的情况,可以发现药用动物和矿物来源发明专利总体上覆盖范围相对较小,不过该类技术主题与其他技术主题之间的关系仍然相当复杂,说明涉及动物和矿物来源的中药技术创新虽然在成熟度上不如植物,但正是在这些"共现点"上蕴含着突破性技术创新的可能。

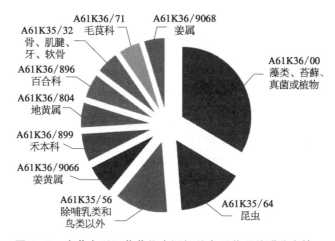

图 5-9　中药专利运营药物来源相关专利共现关联分布情况

　　第二,药物剂型相关分类号共现关联分析。为了更有效充分地发挥中药疗效以及降低毒副作用和不良反应,在坚持中医药传统理论的指导下,运用现代化科学技术,进行中药剂型开发与改进,使得中药剂型能够满足现代临床实践的需求,也是中药产业技术研发的核心领域之一,从而使得传统的中药剂型不断发生巨大的变化。本节统计显示,片剂、丸剂、胶囊剂、口服液、注射剂是中药创新研究较热的剂型。图 5-10 具体显示了中药剂型相关专利分类号的分布情况。

　　在中药专利运营核心技术共现网络图中,药物剂型相关 A61K9(以特殊物理形状为特征的医药配制品)大组所涉及的技术领域仅次于 A61K36 大组,在网络中也处于重要位置,充分体现了中药新剂型的研发和改革在中药技术创新中的重要性。图 5-11 进一步具体显示了 A61K9 大组与其他技术领域之间的关联情况,并且只展示了网络图中关联强度较大的部分(分类号之间共现次数大于等于 5),我们可以发现 A61K9 大组与 A61K 和

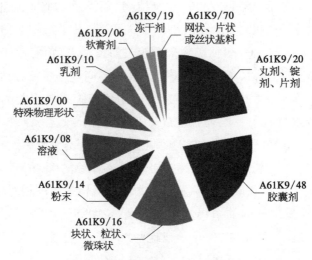

图 5-10 中药专利运营剂型相关专利共现关联分布情况

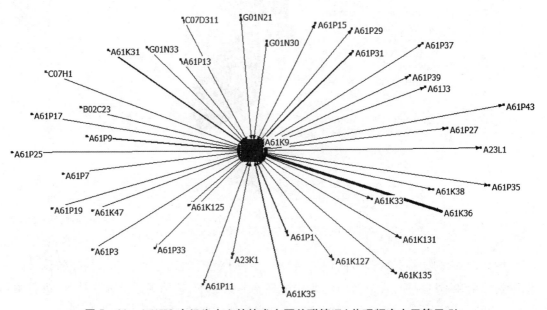

图 5-11 A61K9 大组为中心的技术主题关联情况(共现频次大于等于 5)

A61P 等类下的众多技术主题形成了广泛的关联关系,此外关联网络中还涉及了 B、C、G 等多个部下的技术主题,说明以 A61K9 为核心的技术领域关联网络的开放性和交叉融合性都相对较高。由此可知,根据药物本身及其成分性质选择各自相适应的剂型,既能最大限度地提取有效成分,也能提高制剂的疗效、稳定性,对中药技术创新和现代化发展有重要意义。由于病有缓急,证有表里,须因病施治,对症下药,从而对中药剂型的要求也不相同,合理的剂型可以提高疗效,降低毒副作用。此外,利用现代科学技术,例如口服缓控释、透皮吸收、靶向给药、脂质体、微囊等,进一步加强中药新剂型,也是中药专利运营崭新的技术热点。从质量检测和质量控制角度出发来提高中药制剂的有效性和安全性,对于中药制剂走向国际化也有重要意义。总而言之,分析中药专利运营技术领域网络图中不同技术领域的分布情况以及技术领域之间的关联情况及强度,往往能够给我们带来技术创新的启示。

第三,药物治疗领域相关分类号共现关联分析。图 5 - 12 进一步显示了中药专利运营中与治疗活性相关 IPC 分类的分布情况。

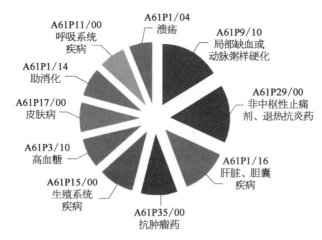

图 5 - 12　中药专利运营治疗活性相关专利共现关联分布情况

经过分类统计我们发现 A61P9/10 分类号所表征的技术主题是中药专利运营中的核心技术主题,该分类号属于心脑血管类疾病治疗领域,例如心绞痛、心肌梗死等局部缺血或动脉粥样硬化疾病。心脑血管疾病是当今威胁人类健康最重要的疾病之一,发病率不断攀升,且心脑血管疾病属于必须长期用药的慢性病,在关于西药副作用和不良反应的报道层出不穷的情况下,中药制剂在治疗心脑血管疾病方面的优势受到了前所未有的关注。一方面,我国中医药历史悠久,人们对于毒副作用小、疗效确切、治疗费用较低的中药制剂抱以极大的期望及信心;另一方面,从丰富的治疗实践中来看,中药的多样性更符合整体治疗原则,中药在治疗心脑血管疾病方面对于维护人类健康有着不容忽视的重要作用,因而中药企业在心脑血管治疗领域的技术研发和专利运营布局方面付诸了极大的努力,以期在相应的市场竞争中占据有利位置。

A61P29/00 表征的技术主题所占比重也较高,仅次于 A61P9/10,该分类号主要涉及非甾体抗炎药、抗风湿药等,发挥止痛、退热及抗炎等治疗作用。风湿及类风湿性关节炎、肩周炎、痛经、癌性疼痛、颈椎痛、头痛等是常见的反复发作的疾病,通常会影响患者的工作、学习、休息、饮食、精神等方面,严重降低患者的生活品质,该类技术主题在中药专利运营中也值得我们重点关注。具有抗炎抗风湿、止痛、解热等功效的中药及其组合物,包括片剂、颗粒剂、注射剂、胶囊剂、贴剂等多种剂型,不仅疗效好,而且不良反应和毒副作用小,被广泛应用于骨关节病,感冒发热,以及各种疼痛的治疗,备受患者的青睐。

涉及肝脏及胆囊疾病治疗领域的 A61P1/16 技术主题,涉及助消化治疗领域的 A61P1/14 技术主题以及涉及胃溃疡、反流性食管炎治疗领域的 A61P1/04 技术主题所占比重相对较大,这三类技术主题都归属于 A61P1 大组,主要涉及消化系统疾病治疗领域,该领域也是中药专利运营关键技术领域之一。现代社会生活工作压力大,饮食结构、饮食习惯不科学等使得消化道疾病越来越常见多发,严重影响了人们的身体健康和生活质量。而中医药讲究从整体上辨证施治,具有疏肝利胆、理气化郁、调理脾胃等功效,在有效缓解症状的同时,药后病情较稳定,还可长期服用,并降低复发率,甚至对于一些西医无法找出病因的非器质性病变具有可观的疗效。

A61P35/00 中药抗肿瘤药也是目前研究的技术热点,众所周知恶性肿瘤的发病率和死亡率逐年上升,是困扰人类的一个重大难题。目前临床上主要采用手术、放疗及化疗等抗肿瘤手段,疗效显著,但存在价格昂贵,毒副作用较大,且肿瘤患者长期用药容易产生耐药性等问题。中药具有多靶点、多效应、副作用小、价格低廉,来源广泛,安全性高等优点,在某种程度上来说可以弥补西医的不足,是肿瘤患者的福音,因此在抗肿瘤方面备受关注并取得了可喜的成就。

第二节 中药创新技术演进路径分析

本节使用中药专利的各 IPC 分类在 1985—2014 年间的变化对中药技术演进过程进行分析。通过各年份 IPC 出现的频度,可以发现在中药领域的技术演进过程中,有的分类出现,有的分类消失,而有的分类却始终是中药领域研究的重点。通过这种对于 IPC 分类的时间演进分析,可以把握中药的热门与冷门领域及中药的发展轨道,为企业研发方向的确定和专利战略的制定提供参考。

基于前面对中药专利分类的讨论,本节将对中药技术演进从活性成分,剂型和治疗活性三方面进行探究。根据国际 IPC 分类表(第八版),中药的活性成分主要集中在 A61K35 和 A61K36,中药剂型集中在 A61K9,中药治疗活性则在 A61P 中体现。

一、中药活性成分的演进分析

(一)植物来源相关的中药专利技术领域演进

植物来源相关的中药专利主要分布在 A61K36 分类号中,具体又分为藻类、真菌类、地衣、苔藓、蕨类植物门或真蕨植物门、裸子植物亚门、银杏门、麻黄门、被子植物亚门(双子叶植物纲、单子叶植物纲)。根据每个小组授权数量分配到相应的专利申请年份后,绘制出了排名前四位的小组授权量随年份的变化趋势图。由于 1995 年前植物来源相关的专利数量很少,因此本节选取 1995 年作为研究的起点绘制趋势图(图 5 - 13)。

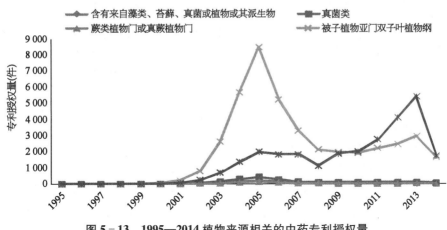

图 5-13 1995—2014 植物来源相关的中药专利授权量

1995—2014 年植物来源相关的中药专利热门领域,如表 5-6 所示。

表 5-6 1995—2014 年植物来源相关的中药专利热门领域

年　　份	专利授权量排名		
	1	2	3
1995	双子叶		
1996	单子叶		
1997	藻　类	银　杏	单子叶
1998	双子叶		
1999	双子叶		
2000	双子叶	单子叶	
2001	双子叶	单子叶	真菌
2002	双子叶	单子叶	真菌
2003	双子叶	单子叶	真菌
2004	双子叶	单子叶	真菌
2005	双子叶	单子叶	真菌
2006	双子叶	单子叶	真菌
2007	双子叶	单子叶	真菌
2008	双子叶	单子叶	真菌
2009	双子叶	单子叶	真菌
2010	单子叶	双子叶	真菌
2011	单子叶	双子叶	真菌
2012	单子叶	双子叶	真菌
2013	单子叶	双子叶	真菌
2014	单子叶	双子叶	真菌

从上述的结果可以看出,在植物来源的相关专利中被子植物亚门中的双子叶植物纲和单子叶植物纲及真菌是技术研究的热点。其中含有双子叶植物的中药专利 1995 年开

始出现,2005 年达到最高值,1998—2009 年一直处于热门领域的第一位,2006 年出现下降,2010 年有小幅度的回升;而含有单子叶植物的中药专利 1996 年出现,一直处于总体上升趋势中,2010 年超越双子叶植物成为热门领域第一位。总体上看,被子植物中的单子叶和双子叶是药用植物成分的核心技术领域,专利授权量远远高于其他植物成分。而含有真菌成分的中药是仅次于上述两者的热门领域,2005 年到达授权量最高值,随后缓慢下降。

（二）非植物来源相关的中药专利技术领域演进

非植物来源相关的中药专利主要分布在 A61K35 分类号中,根据来源具体分为非生命物质、哺乳动物、除哺乳动物以外的其他动物、微生物或从其中而来的材料。根据每个小组授权数量分配到相应的专利申请年份后,绘制出了每个小组授权量随年份的变化趋势图。

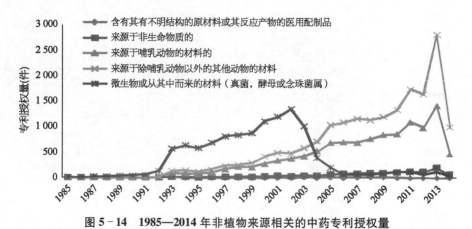

图 5‑14　1985—2014 年非植物来源相关的中药专利授权量

表 5‑7　1985—2014 年非植物来源相关的中药专利热门领域

年　份	专利授权量排名		
	1	2	3
1985	微生物	哺乳动物	非生物
1986	微生物	哺乳动物	哺乳动物以外
1987	微生物	哺乳动物	哺乳动物以外
1988	微生物	哺乳动物	哺乳动物以外
1989	微生物	哺乳动物	哺乳动物以外
1990	微生物	哺乳动物	哺乳动物以外
1991	微生物	哺乳动物以外	哺乳动物
1992	微生物	哺乳动物以外	哺乳动物
1993	微生物	哺乳动物以外	哺乳动物
1994	微生物	哺乳动物以外	哺乳动物

（续表）

年　份	专利授权量排名		
	1	2	3
1995	微生物	哺乳动物以外	哺乳动物
1996	微生物	哺乳动物以外	哺乳动物
1997	微生物	哺乳动物以外	哺乳动物
1998	微生物	哺乳动物以外	哺乳动物
1999	微生物	哺乳动物以外	哺乳动物
2000	微生物	哺乳动物以外	哺乳动物
2001	微生物	哺乳动物以外	哺乳动物
2002	微生物	哺乳动物以外	哺乳动物
2003	微生物	哺乳动物以外	哺乳动物
2004	哺乳动物以外	哺乳动物	微生物
2005	哺乳动物以外	哺乳动物	微生物
2006	哺乳动物以外	哺乳动物	非生物
2007	哺乳动物以外	哺乳动物	非生物
2008	哺乳动物以外	哺乳动物	非生物
2009	哺乳动物以外	哺乳动物	非生物
2010	哺乳动物以外	哺乳动物	非生物
2011	哺乳动物以外	哺乳动物	非生物
2012	哺乳动物以外	哺乳动物	非生物
2013	哺乳动物以外	哺乳动物	非生物
2014	哺乳动物以外	哺乳动物	非生物

从上述的结果可以看出含有微生物的中药在 1985—2003 年是处于热门的技术领域，一直位于授权量的第一位，但是从 2003 年开始处于下滑，近几年的授权量虽有上升，但是远远少于过去。而来源于哺乳动物以外材料（如鸟类、爬行动物、鱼、甲壳类等）和哺乳动物材料的中药授权量却一直处于核心技术领域前三位，在 2004—2014 年 10 年间稳定在前两位，增长趋势稳定，是该领域的研发重点。来源于非生命物质（焦油、矿物油、矿泉水、泥炭、草皮等）的中药从 2006 年开始进入前三的热门领域，授权量也在不断增长，是近10 年开始涌现的热门领域。

二、中药剂型的演进分析

与中药剂型相关的 IPC 分类号为 A61K9，具体分为塞剂、栓剂、塞剂或栓剂的基质，软膏剂及其基质，溶液，分散液、乳剂，细粒状，丸剂、锭剂或片剂，胶囊制剂，口香糖类型的，网状、片状或丝状基料，供吸烟或吸入用的。根据每个小组授权数量分配到相应的专利申请年份后，绘制出了每个小组授权量随年份的变化趋势图（图 5－15）。

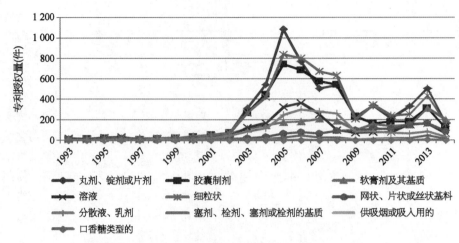

图 5‑15　1993—2014 年与剂型相关的中药专利授权量

表 5‑8　1987—2014 年与剂型相关的中药专利热门领域

年 份	专利授权量排名			
	1	2	3	4
1987	丸剂、锭剂或片剂			
1988	软膏剂及其基质	溶液	细粒状	供吸烟或吸入用的
1989	软膏剂及其基质	溶液	细粒状	分散液、乳剂
1990	丸剂、锭剂或片剂	软膏剂及其基质	溶液	网状、片状或丝状基料
1991	网状、片状或丝状基料	溶液	细粒状	塞剂、栓剂、塞剂或栓剂的基质
1992	软膏剂及其基质	溶液	网状、片状或丝状基料	分散液、乳剂
1993	溶液	软膏剂及其基质	网状、片状或丝状基料	
1994	溶液	软膏剂及其基质	丸剂、锭剂或片剂	
1995	溶液	软膏剂及其基质	胶囊制剂	
1996	溶液	细粒状	软膏剂及其基质	丸剂、锭剂或片剂
1997	软膏剂及其基质	溶液	胶囊制剂	
1998	软膏剂及其基质	细粒状	溶液	
1999	细粒状	丸剂、锭剂或片剂	软膏剂及其基质	
2000	软膏剂及其基质	胶囊制剂	丸剂、锭剂或片剂	细粒状
2001	胶囊制剂	软膏剂及其基质	细粒状	
2002	胶囊制剂	细粒状	丸剂、锭剂或片剂	
2003	丸剂、锭剂或片剂	细粒状	胶囊制剂	
2004	丸剂、锭剂或片剂	胶囊制剂	细粒状	

（续表）

年　份	专利授权量排名			
	1	2	3	4
2005	丸剂、锭剂或片剂	细粒状	胶囊制剂	
2006	细粒状	丸剂、锭剂或片剂	胶囊制剂	
2007	细粒状	胶囊制剂	丸剂、锭剂或片剂	
2008	细粒状	胶囊制剂	丸剂、锭剂或片剂	
2009	细粒状	胶囊制剂	丸剂、锭剂或片剂	
2010	细粒状	丸剂、锭剂或片剂	胶囊制剂	
2011	细粒状	丸剂、锭剂或片剂	胶囊制剂	
2012	丸剂、锭剂或片剂	细粒状	胶囊制剂	
2013	丸剂、锭剂或片剂	细粒状	胶囊制剂	软膏剂及其基质
2014	软膏剂及其基质	细粒状	丸剂、锭剂或片剂	

　　从表5-8可以看出,细粒状,丸剂、锭剂或片剂,胶囊制剂是中药剂型领域的核心技术领域,尽管这三种剂型在2005年后有所下降,但是在2002—2013年间始终稳居前三位,交替占据第一位。近几年,软膏剂及其基质增长迅速,是近几年的热门研究领域。

三、中药治疗领域的演进分析

　　与中药治疗领域相关的IPC分类号位是A61P,此处采用大组对治疗领域进行分类,具体分为消化道或消化系统,代谢,内分泌系统,血液或细胞外液,心血管系统,呼吸系统,泌尿系统,生殖或性疾病,皮肤,骨骼,肌肉或神经肌肉系统,麻醉剂,神经系统,感觉疾病,非中枢性止痛剂、退热药或抗炎剂,抗感染,抗寄生虫,抗肿瘤,治疗免疫或过敏性疾病,全身保护或抗毒剂,用于外科手术方法中和用于特殊目的。根据每个大组授权数量分配到相应的年份后,绘制出了排名前十位的每个大组授权量随年份的变化趋势图(图5-16)。

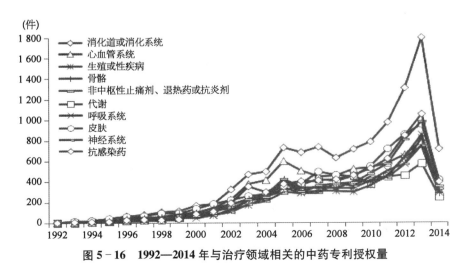

图5-16　1992—2014年与治疗领域相关的中药专利授权量

表 5-9 1990—2014 年与治疗领域相关的中药专利热门领域

年 份	专利授权量排名				
	1	2	3	4	5
1990	抗肿瘤药				
1991	抗肿瘤药				
1992	神经系统	免疫或过敏性疾病			
1993	皮肤	消化道或消化系统	骨骼	神经系统	生殖或性疾病
1994	抗肿瘤药	皮肤	消化道或消化系统	心血管系统	免疫或过敏性疾病
1995	消化道或消化系统	皮肤	神经系统	骨骼	心血管系统
1996	消化道或消化系统	皮肤	骨骼	抗肿瘤药	心血管系统
1997	消化道或消化系统	皮肤	骨骼	特殊目的	抗肿瘤药
1998	消化道或消化系统	皮肤	心血管系统	骨骼	抗肿瘤药
1999	消化道或消化系统	皮肤	骨骼	心血管系统	抗肿瘤药
2000	消化道或消化系统	皮肤	骨骼	心血管系统	抗感染药
2001	消化道或消化系统	皮肤	骨骼	心血管系统	抗感染药
2002	消化道或消化系统	心血管系统	皮肤	抗感染药	骨骼
2003	消化道或消化系统	心血管系统	抗感染药	皮肤	骨骼
2004	消化道或消化系统	心血管系统	抗感染药	骨骼	代谢
2005	消化道或消化系统	骨骼	非中枢性止痛剂、退热药或抗炎剂	呼吸系统	皮肤
2006	消化道或消化系统	心血管系统	抗感染药	皮肤	代谢
2007	消化道或消化系统	皮肤	心血管系统	代谢	抗感染药
2008	消化道或消化系统	皮肤	心血管系统	代谢	神经系统
2009	消化道或消化系统	心血管系统	抗感染药	皮肤	骨骼
2010	消化道或消化系统	皮肤	心血管系统	抗感染药	非中枢性止痛剂、退热药或抗炎剂
2011	消化道或消化系统	皮肤	心血管系统	非中枢性止痛剂、退热药或抗炎剂	呼吸系统
2012	消化道或消化系统	皮肤	非中枢性止痛剂、退热药或抗炎剂	心血管系统	生殖或性疾病
2013	消化道或消化系统	抗感染药	非中枢性止痛剂、退热药或抗炎剂	皮肤	生殖或性疾病
2014	消化道或消化系统	皮肤	抗感染药	非中枢性止痛剂、退热药或抗炎剂	神经系统

从表5-9可以看出治疗消化道或消化道系统疾病和治疗皮肤疾病的中药为治疗领域的热门,特别是治疗消化道类疾病的中药从1995—2014年一直位居授权量第一位,而且始终处于总体上升的趋势。治疗心血管疾病的药物过去一直是热门的研究领域,在2005年达到了授权量的最高值,随后开始下降,虽然近几年又上升,但是热度明显比不上其他领域。最近几年上升迅速的有非中枢性止痛剂、退热药或抗炎剂和抗感染药,抗感染药和治疗生殖或性疾病的中药三类。

第三节 现代科学研究对中药创新技术的影响

一、现代科学与中药创新技术发展的相关理论

(一)科学引文

相关法律要求专利申请人要对其所属技术领域的现有技术进行详细的说明,来避免诉讼和侵权的风险,而审查员也会对相关技术领域的现有技术进行检索来审查专利的新颖性、创造性和实用性,以此决定是否授予其专利权,因此专利文献中对现有技术的引用是为了限制权利,与期刊论文之间的引用相比申请人和审查员在文献选择上会格外的谨慎注意。现有技术大体上可以分为两类,一类为专利文献,另一类为非专利文献,二者可以是在本专利申请日以前的任何地域、任何语言的技术文件。引用的非专利文献被认为是公共科技对工业技术的贡献的指标(Narin)。非专利文献并不都是科学文献,包括科学出版物、会议论文、书籍、技术手册、行业标准等。而期刊通常被认为是创新性最强的,因此Narin提出科学关联度这一指标,来代表专利技术与科学研究之间联系密切程度的观测指标。Callaert等人认为该指标越大,专利技术越接近研究前沿,因此用来描述技术和科学发展的接近程度。Cassiman等人表示引证了科学的专利很可能包含更多复杂和基本的知识,创新性越强。Branstetter进一步发现引用科学文献的专利的质量明显高于不引用科学文献的专利,观测专利引用的科学文献越多,表明科学研究对专利技术的贡献越大,专利质量越高。

Narin定义技术循环周期是在申请文件的扉页中所引证专利技术年龄的中位数,多用于评价公司技术创新程度或科技演化的速度。因此技术生命周期实际就是现有技术和最新技术之间的时间间隔。如果一个专利的生命周期较短,表明其是以较新的技术为基础进行的技术创新,其技术创新性较强,产品更新换代速度较快。Nagaoka的研究发现在相同的技术领域中如果引用较近的专利,那么它的专利质量(用平均每件专利的被引次数或权利要求数量来度量)比较高。

(二)科学与技术的发展关系

科学是技术发展的源泉,技术的发展是带动社会向前进步的车轮,科学研究的进步带

领技术的进步。科学是技术进步的第一生产力,科学与技术的边界越来越模糊。Mansfield 认为如果没有学术研究的前期铺垫,那么,大约有将近 10% 的技术创新不会发生,或者将会滞后相当长的时间才会发生。所以说科学研究是技术产生的先导,纵观各种科学研究大多是通过论文期刊的形式发表出来。而技术是产业发展的源泉,产业的进步需要相应的技术来做支撑,将技术转化为现实生产力,带动产业进步是最终的发展目标。技术创新建立在科学理论的发现基础之上,而产业创新主要建立在技术创新基础之上。因此科学论文代表着最先进的科学技术,科学论文的数量代表着一个国家的科研水平,现代科学技术是第一生产力,同时也是经济增长的第一战斗力。

（三）现代科学对中药现代化、国际化的促进作用

中医药文化是我国传统文化中最璀璨的一朵,在市场中的疗效口碑有目共睹,中医药产业是我国新的经济增长点,中医药技术创新在卫生与健康科技创新中占有重要地位,是加强现代科学技术与卫生与健康事业发展的关键步骤,对建设健康中国具有里程碑的意义。而在积极推进中医药国际化发展的过程中,却面临着走不出去的尴尬境地,首先中药国际化最重要的一点就是用现代的质量标准"说不清",中药单方就有许多化合物,复方所含成分更是复杂,在国外的药品监管体系中从未对多组分、多药效、多靶点的中药复方进行过审批,因为很难说清各方的疗效是什么,相互是什么样的作用机制,谁为主成分,谁为辅助;其次,中医存在很大的沟通障碍。有很多专业词汇,但是如果和 FDA 的人交流,他们完全听不懂什么是补气,活血,阳虚。最后就是中药的质量标准不同于西药质量标准,如何控制重金属,农药残留也是要考虑的问题。因此需要运用现代科学技术对中药进行系统科学的临床研究和再评价,制定出一套让国际认同的标准体系,用真实的试验数据说明中药的药理毒理作用,这是中药国际化的基础,如此也会让中药有自己的国际通用语言,这需要贯穿于中药的种植、研发、有效组分的分析提取、生产、临床试验的实施到最终的上市。所以运用现代科学技术让中药走向国外市场是中医药国际化的必由之路。

二、数据样本的来源与清洗

本节统计数据样本源于专利信息服务平台,由于发明专利会经过实质审查的步骤,通常会认为发明专利的技术价值更高,创新性更强,核心技术应该包含其中,其审查过程也更为严格,审查员基于新颖性与创新性的考虑会更加谨慎的引用专利与非专利文献。由于专利前引有时滞性的影响,一件专利从开始到收到较高的被引次数大概需要 5 年的时间,因此为了排除时滞性的影响本节选取 1985—2011 年所有公开并授权的中药发明专利为样本,对数据进行进一步的清洗后（删除化妆品、保健品、兽用药等）得到专利共计21 439 件,共引证非专利文献 46 255 件。由于国外专利文献大多引用 SCI 文献,而对我国中药专利数据进行研究发现,由于语言的差异,大多均为引用本国的期刊文献。因此本节将非专利文献中的期刊论文引证作为科学引文的代理指标,将 46 255 个非专利文献进行清理时发现,有大量重复的期刊,有些期刊的来源难以确定,因此将大量重复期刊去做重

处理,将所有期刊文献逐一在中国知网进行查询,针对查询不到的做删除处理,最后整理得到科学引文 33 702 篇。

三、中药专利科学引文分析

《中医药发展规划纲要》提出加强科研院所的支持作用,充分使用生物、仿生等现代科学研究,加速中西医的协同创新,提升中医药的科技创新能力,形成自主知识产权,加快中医药技术与产业体系的建设。因此加快中医药与现代科学的融合程度,利用现代科学的技术手段帮助中医药走出中国开拓海外市场具有重要的现实意义,针对现存已授权的专利的创新性进行多维度的研究,期望找出其中的问题所在,为更好地促进中药产业发展提供合理的建议。

一些学者认为创新性的发明不建立在任何的现有技术上,但实际上不建立在任何现有技术基础上的发明创造是突破性发明,与创新性发明有着根本上的区别。在大多数实证研究中,技术的创新性仅通过事后对未来技术发展、产品性能或市场结构的巨大影响来确定。技术的创新性是使其成为高质量发明的先决条件,具有创新性的发明通常认为其在专利交易市场上更受欢迎,对产业技术升级具有重大的意义。本节从科学论文引证的角度来定义专利技术的创新性。利用新的知识体系、新的技术手段来丰富和发展中药,即是创新。因此笔者认为后引中有更多的科学论文即代表此专利整合和吸收了更多的现代科学知识,紧跟现代科学研究的前沿,而其所引证的科学论文的发表时间与该专利的申请时间之间的时间间隔越短,代表此技术更新换代的速度越快,创新的速度越快。本节从创新的程度和速度对我国中药专利的科学引文现状进行多维度分析。

(一) 中药专利技术创新程度分析

1. 中药专利科学引文时间序列分析 图 5-17 是对从 1985 年开始有专利制度以来申请并授权的中药专利中含有科学论文引证专利数量百分比和科学关联度的时间趋势分析图。由图可知二者整体走势大致一致,我国中药专利技术创新性在不断提高,而整体发展趋势大致可分为四个阶段。第一阶段为 1985—1994 年起步阶段,1985 年申请并授权的专利中有一件专利引证了 3 篇期刊,因此起点较高;1986—1988 年一直维持零的状态,1989 年突破零的状态,1992 年开始快速发展,到 1994 年平均每件专利引证 1.08 篇科学论文,从 1985 年实施专利制度以来,在最初的时候只是保护药品的方法专利,各方申请专利的积极性也不是很高,在这一阶段专利技术创新性不高,我国的知识产权在这一时期还只是起步阶段,科学技术是第一生产力,这期间我国的科研技术水平也不高,也难以为技术的发展做出支持。第二阶段为 1994—1999 年,平稳过渡期。1993 年我国专利法经历了第一次的修改,这次将药品产品专利纳入保护范围,更严格的法律要求,对我国的制药行业也是一次洗礼,过去国家允许大量的改剂型即成为新药是为了改变缺医少药的局面,想快速的满足广大人民的用药需求,而且也有利于药品市场的发展,而在发展到一定规模的时候,就要考虑量变到质变的问题,在这一过程中必然会有一些企业被淘汰,留存的企业都是行业中的佼佼者。第三阶段为 2000—2006 年的快速发展期,具有科学论文引证专利的百分比从 2000 年的 23% 增加到 2006 年的 54%,平均每件专利引证科学论文 1.49 篇,从图中可以看出这一阶段发展迅速,稳步上升,说明我国技术研发人员逐渐意识到基础研究对技术创新的促进作用,越来越多的参考来自基础研究的知识。2000 年中国加入世贸组织,对中国来说这是一件具有划时代意义的大事件,在全球经济一体化的背景下,与世界接轨,引进国外的先进技术尤为重要,在加入世贸组织之后大量的外商来中国进行投资,带来许多先进的技术,加速了我国的经济发展,与此同时我国的法律体系也进一步得到完善,2000 年我国专利法进行了第二次修改,使我国的药品专利保护制度达到了国际先进水平,与世界接轨。第四阶段为 2007—2011 年,由于统计时间窗口为截止到 2011 年公开并授权的,所以对于 2008、2009 年的很多专利还处于公开还没有授权阶段,因此这一阶段的数据仅作为参考,因此这一阶段波动比较大,但从这一阶段的整体趋势来看,还是处在一个快速增长的阶段,平均每件专利引证两篇科学文献,二者之间的交流越来越密切,相互的影响作用越来越大。具有科学文献引证的专利比例一直处于上升的阶段。

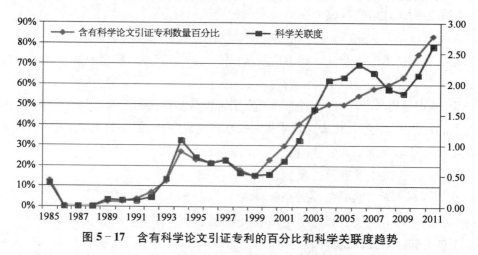

图 5-17 含有科学论文引证专利的百分比和科学关联度趋势

2. 中药专利科学引文区域分布研究　1985—2011 年我国各省(自治区、直辖市)科学关联度如表 5-10 所示,该表的科学论文引证数据主要来自审查员的科学论文引证,可见我国各地区专利授权量在 2 000 件以上的省(自治区、直辖市)中,山东在 1985—1993 和 2003—2011 年两个阶段的科学论文引证均为最高,分别为 0.6 和 2.4,北京在 1994—2002 年的科学关联度较山东较高,但整体水平还是较山东低。而发明专利在 1 000~2 000 件的省(自治区、直辖市)中,浙江在 1985—1993 年和 2003—2011 年间的科学关联度均为最高,在 2003—2011 年间科学关联度更是高达 2.6,远远高于其他省(自治区、直辖市),在 1994—2002 年间与最高的辽宁也仅是相差 0.1,因此浙江整体专利技术的科学关联度较其他地区较高,说明浙江专利技术与现代科学技术紧密连接,吸收和整合较多的现代科学知识。辽宁在这期间虽然授权专利数量是最少的,但是科学论文引证数量增长速度是最快的,河南的专利数量在这期间是最高的,但是整体科学关联度较低,都是在 1 以下,技术创新性不高。专利数量在 1 000 件以下的省(自治区、直辖市)中,为了方便统计,分为两个梯度来分析,专利数量在 500~1 000 件的省(自治区、直辖市)中,上海在 1985—1993 和 2003—2011 年间科学关联度都是最高的,增长速度也较快,天津的增长速度是最快的,从最开始的 0 到后来的 1.2,再到 2003—2011 年间的 2.9,与现代科学的融合程度不断加深。专利数量在 500 件以下的省(自治区、直辖市)中,甘肃的科学关联度指标在 1985—1993 和 2003—2011 年间都是最高的,而河北在这三个时间段的科学关联度指标均不高,而且增长速度也是最慢的。由以上分析可以发现,整体在 2003—2011 年间的科学关联度较之前均有较大的波动,这期间受加入世贸组织的影响我国经济技术迅猛发展,各方面都较之前有质与量的飞跃,大力扶持基础科学研究与应用科学研究,知识经济一度成为大家热议的话题,因此这期间无论是专利数量还是科学关联度,均有较大的飞跃。在 1985—1993 年间,很多省(自治区、直辖市)的科学关联度还处于零的状态,科学关联度均为 1 以下,在 1994—2002 年间,科学关联度都有所提升,原本为 0 的省(自治区、直辖市),都实现了零的跨越,但这期间的科学关联度均在 2 以下,进入 21 世纪后即 2003—2011 年间,科学关联度较之前有显著提高,福建、甘肃达到了 3 以上。整体科学关联度为 0~3.2,而且大多均为 1 以下,整体科学关联度不高,但是有加强的趋势。

表 5‑10　1985—2011 年全国各省(自治区、直辖市)科学关联度

省(自治区、直辖市)	科学关联度			累计授权量(件)
	1985—1993	1994—2002	2003—2011	
安　徽	0.0	0.7	2.6	407
北　京	0.2	0.8	1.5	2 134
福　建	0.1	0.9	3.2	294
甘　肃	1.3	0.4	3.2	194
广　东	0.0	0.4	1.3	1 284
广　西	0.8	0.7	1.3	350
贵　州	0.5	0.7	2.2	595
海　南	0.0	0.5	2.7	65
河　北	0.1	0.8	2.5	964
河　南	0.2	0.4	0.9	1 348
黑龙江	0.3	0.7	1.3	838
湖　北	0.2	0.3	0.4	489
湖　南	0.5	0.7	1.3	710
吉　林	0.0	0.4	1.4	769
江　苏	0.3	1.2	2.7	950
江　西	0.0	0.9	2.3	487
辽　宁	0.4	0.8	1.4	1 095
内蒙古	0.0	0.8	1.9	273
宁　夏	0.0	0.8	1.6	74

（续表）

省（自治区、直辖市）	科学关联度			累计授权量（件）
	1985—1993	1994—2002	2003—2011	
青　海	0.0	1.8	1.5	46
山　东	0.6	0.7	2.4	2 587
山　西	0.0	1.1	1.3	510
陕　西	0.4	0.9	2.5	872
上　海	0.7	1.5	3.1	661
四　川	0.5	1.0	2.5	824
天　津	0.0	1.2	2.9	653
西　藏	0.0	0.6	3.0	18
新　疆	0.5	0.7	2.1	153
云　南	0.9	0.7	2.4	462
浙　江	0.5	0.7	2.6	1 119
重　庆	0.2	0.8	2.6	214

（二）中药专利技术创新速度分析

图 5－18 是对引证科学论文的时滞的统计即技术生命周期，被引用科学论文的寿命的中位数，即被引用科学论文的发表时间与专利申请时间的间隔的中位数来表示，以此来表示专利技术的创新周期，此定义借鉴专利对专利的引用来确定。通过对我国中药专利引用的科学论文的时滞性进行统计发现，平均每件专利引用的都是申请日前 6 年的科学技术，下图有很长的右尾，有 40% 的专利引用的是申请前 3 年发表的科学论文，有 56% 的专利引用的是发表在申请前 5 年的科学论文，说明我国中药技术领域的专利多引用较近期的科学论文，紧跟最新的科学前沿，借鉴更多现代先进的技术知识。对较早知识的引用也存在，但是较少。

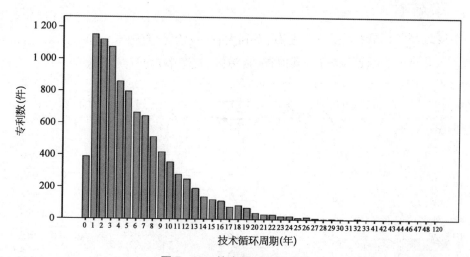

图 5－18　技术循环周期分布

（1）技术循环周期的时间分布：表 5-11 是对从 1985 年至今中药技术领域专利引用科学论文的技术循环周期分时间段的一个统计数据，由表可知，在最初实行专利制度的1985—1990 年，所引用的科学论文平均为申请前 15.67 年发表的期刊，在专利制度实行初期，各种制度还处于不完善的阶段，我国科学研究的水平不高，科学论文发表量较少，能作为中医领域的参考文献更是寥寥无几，此阶段专利申请授权量均不高，授权的专利中共有三件专利参考了科学论文，其中 CN85100318 引用了 3 篇科学论文，技术循环周期中位数为 4 年，CN89104492.2 引用了 5 篇科学论文，技术循环周期中位数为 33 年，CN90108019.5 引用了 4 篇科学论文，技术循环周期为 10 年。所以此时中药专利的创新性不高，均是以较早的技术为基础进行的技术研究。而在这此后的 20 年中均是以申请前5~6 年的科学论文（现有技术）为基础进行的改造，专利数量也是呈现跨越式的增长。

表 5-11　技术循环周期时间分布统计

时　间　段	技术循环周期平均数（年）	专利数量百分比（%）
1985—1990	15.67	0.03
1991—1995	5.49	2.72
1996—2000	6.73	6.98
2001—2005	5.71	43.80
2006—2011	6.31	46.47

（2）技术循环周期的区域分布：图 5-19 是对各省（自治区、直辖市）技术循环周期平均值的统计图，由图可知各省（自治区、直辖市）技术循环周期分布在 5~8 年，5~7 年居绝大多数，5 年以下的有两个，分别为青海和广东，均为 4.9 年，说明其中药专利技术是以专利申请前 4.9 年的科学论文为基础撰写的技术方案。5~6 年的有 17 个，其中海南最短为 5.1 年，北京、江西、福建、上海为 5.3 年；6~7 年的有 12 个，贵州最短 6.1 年，作为专利大省（自治区、直辖市）的山东和浙江为 6.4 年。因此我国各省（自治区、直辖市）中药专利的创新速度最高和最低相差 2.5 年左右，专利大省（自治区、直辖市）北京、广东、山东和浙江中，广东、北京的创新速度较快，其他省（自治区、直辖市）均较慢。

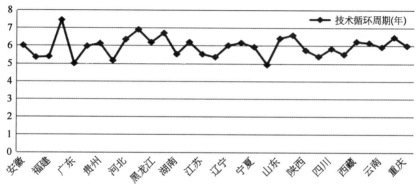

图 5-19　技术循环周期区域分布

综上所述,从地域的角度,专利数量较多的北京、山东,引证的科学论文不是最多的,因此专利数量没有与专利创新程度同步发展。由于专利从申请到授权至少需要 3 年时间,因此 2009—2011 年的数据仅作为参考。纵观各省(自治区、直辖市)近几年的发展趋势,科学论文引证数量虽然都有提高,但是幅度小,波动性大。大多数省(自治区、直辖市)专利技术创新程度有所提高,专利累计授权量大的省(自治区、直辖市),如北京、山东、广东、河南,其科学关联度指标都较小,且除了北京以外的省(自治区、直辖市)技术创新速度较慢,因此这些地区专利数量并没有与技术创新性同步快速发展。安徽、福建、甘肃、西藏、海南波动较大,说明技术创新性虽然有所进步,但是不够稳定。近几年,科学关联度指标最大的是 5.8,最少的是 0,近几年排名第一的省(自治区、直辖市)的科学关联度是排名最后省(自治区、直辖市)的 4~6 倍,说明各省(自治区、直辖市)之间的差距较为稳定。

参考文献

[1] 北京绿源求证科技发展有限责任公司官网[EB/OL]. http://www.bjlyqz.com/about.asp.
[2] 周胜生.专利转化之道[M].北京:知识产权出版社,2016.
[3] 张强.基于专利计量的专利实施许可实证研究[D].重庆:西南政法大学,2012.
[4] 周嘉,董丽,曹婷.浅析我国医药企业的专利转化[J].中国新药杂志,2013,22(16):1864-1867.
[5] 林聚任.社会网络分析:理论、方法与应用[M].北京:北京师范大学出版社,2009.
[6] 张洋,施毅.谈中药技术在国际专利分类法中的分布[J].世界科学技术-中医药现代化,2012,14(3):1728-1731.
[7] 熊江波,孙柳燕,王如伟,等.临床治疗心脑血管疾病的中药与天然植物药[J].中国药业,2009,18(13):3-6.
[8] 赵欣,白伟,房涛.中药抗肿瘤机制的研究进展[J].广东医学,2014,35(3):466-469.
[9] 侯未.基于IPC共现网络的中药专利运营技术领域分析[D].沈阳:沈阳药科大学,2016.

第六章
中药专利许可及影响因素分析

第一节　专利许可概述

专利许可是专利转化方式的一种,是科学技术向生产力转化的主要途径之一,也是国内外学者考察技术转移规律、衡量技术转移能力的重要手段。纵观国际市场,专利许可这一转化方式占有相当重要的地位。据估计,世界前十大制药公司在 1997 年获得的收益中,34% 是来自企业获得许可的产品(1992 年是 29%)。1996 年,Hitachi(株式会社日立制作所)的专利许可收入是 4.55 亿美元,同年,它支付出去的专利许可费是 9 100 万美元,当年专利交易总利润是 3.64 亿美元,是日本从专利中获取收入最多的公司。从以上数据可以看出,专利许可无论是在国内还是国外都已成为许多高科技企业尤其是制药产业的一种重要的盈利方式,是企业专利战略中的最核心部分,也是推动企业实现专利转化的重要力量。

2007 年 6 月,我国首个抗痴呆创新中药以独家专利许可的方式许可给了英国植物制药上市公司。作为我国独立开发的具有自主知识产权的中药项目,抗痴呆创新中药的成功许可,标志着我国在药物研究水平及研究规范等方面已逐步获得国际认可。这种以自主创新为核心,以国际标准为矛、以专利保护为盾的研究模式是一个生动的进军国际市场的成功案例。由于开发新药投入巨大、周期长,而且难度越来越大,近几年很多跨国大公司选择从世界各地引进新药项目。因此,专利许可可能成为让中药进入欧洲这一全球最大的植物药市场的一条新路。有数据显示,在众多知名跨国大公司中,自主研发的新药项目只占全部在研项目的 1/3,其余项目都是从世界各地引进,中国已成为跨国医药公司猎取新药的场所。

近几年对专利许可的研究,主要集中在以下几个方面:

(1) 许可情况分析:张强从专利许可主体类型、专利许可时间、专利许可备案情况等方面对中国专利许可的现状进行了统计分析,并根据目前我国专利实施许可存在的问题,从6个方面提出了对策和建议。王呈斌和任声策利用浙江省专利示范企业的调查数据对比了中外企业专利许可的现状,发现中国企业参与专利许可活动的积极性较低;高锡荣、罗琳利用突变级数方法分析中国专利许可情况,从而得到中国创新转型的启动证据;谭龙、刘云和侯媛媛利用专利许可数据,从总量和结构的角度分析了中国高校专利许可的现状和特征,结果表明高校的专利许可具有显著的技术溢出效应,但相比于每年的专利申请量和授权量,这种效应依然微不足道;温芳芳利用2012年度国内专利许可合同备案登记信息,对专利许可的现状和模式进行了全面分析,发现企业在专利许可中发挥主导作用,个人是专利输出的主要来源。

(2)许可战略和伙伴选择:2009年Kim Y的《国际技术许可伙伴的选择:美国生物公司的实证分析》,探讨了可能影响美国生物技术持有者在全球环境背景下作为外国许可合作伙伴选择的许可决定的潜在因素。

(3)许可影响因素分析:熊磊、吴晓波等人利用二元逻辑回归分析排他许可与普通许可的影响因素,结果发现企业技术能力和企业技术深度对国际许可中采取排他性许可的倾向有显著负向的影响;东道国市场经验越丰富,企业技术能力与采取排他性许可的倾向间的负向关系越强。Kazuyuki Motohashi通过Probit回归研究企业规模与许可倾向的关系,研究发现补充资产较少的小企业,如生产设施和营销渠道,往往有更多的许可证。Masayo Kani和Kazuyuki Motohashi使用两阶段模型评估公司的许可倾向与实际许可之间的差异,从而揭示了技术许可市场存在的缺陷;Yansong Hu、Peter McNamara和Damien McLoughlin运用负二项模型研究生物制药领域初创企业的社会地位及失败的经验对克服实施许可过程中存在的市场不完全、信息不对称等缺陷的重要性。

(4)许可合同的制订:2000年Anand BN对许可合同的结构进行研究,揭示了许多合同特征的强有力的跨产业差异。

(5)技术许可人的权利保护:2006年Arora A分析了技术许可与专利保护的有效性之间的关系,研究发现当公司缺乏将新技术商业化所需的专门的补充资产时,专利保护有效性的提高增加了许可倾向。

(6)技术许可的作用:王元地等人利用国家知识产权局备案登记的专利技术许可数据,从理论上论证了技术许可提高了企业自主创新能力,提升了企业知识结构与市场需求结构的匹配性,同时也有助于技术许可企业和受让企业建立长期合作关系。

(7)技术让与人和技术受让人的关系:胡欣悦等人使用2012年我国专利许可备案数据,采用社会网络分析方法,对中国跨区域的专利许可人与被许可人的关系进行了计量分析,研究发现中国跨区域的专利许可关系整体较为脆弱,且各省(自治区、直辖市)的专利许可行为存在较为严重的不均衡现象。温芳芳使用社会网络分析方法对我国2012年发生许可备案专利进行一系列许可关系分析,研究发现在现有的技术转移活动当中,企业发挥着主导性作用。国内专利技术转移尚处于初级发展阶段,技术转移程度较低,技术转移模式有待优化,尤其需要加强产学研合作与交流。

一、专利许可概念

关于专利许可的概念,有很多学者从不同维度给出了定义。漆苏等人认为专利实施许可(简称为专利许可)是技术市场交易的一种特定形式,是指专利技术所有人许可另外的自然人或法律实体,在一定期限、一定地域、以一定方式实施其所拥有的专利,并向他人收取使用费用。曹博认为专利许可就是累积性创新模式下实现技术实施进而保证创新的解决之道。倪静云等人认为专利的实施许可(简称专利许可),是一种有关专利的相关权能(如使用权、产品销售权、专利申请权等)通过契约或合同关系授权被许可方使用的过程。与专利的转让不同,专利许可仅让渡专利的使用和实施权利,专利的权属人不变。周嘉等人认为专利许可指专利使用权的出租,专利权人将其所拥有的专利技术许可他人实施。在专利许可中,专利权人成为许可方,允许实施的人成为被许可方,许可方与被许可方要签订专利许可合同。

在法律层面上,国家也对专利许可给出了明确规定,根据专利法第十二条规定:"任何单位或者个人实施他人专利的,应当与专利权人订立实施许可合同,向专利权人支付专利使用费。被许可人无权允许合同以外的任何单位或者个人实施该专利。"从本条规定中可以看出,专利权人实施许可的前提条件是实施者与专利权人要订立实施专利的许可合同,这份许可合同也是认定实施者是否获得专利权人许可的重要依据。专利许可是专利权人享有的专利权中的权能之一,是其对专利权的一种处置行为,通过订立专利许可合同,专利权人和被许可人往往可以实现相应的利益交换,营造一种互利共赢的局面:对专利权人来说,虽然要部分放弃其独占权利,但却可以获得被许可人支付的专利许可使用费用,不但有望收回其在研发创新方面的投入,还可能获得更多的经济效益;对于被许可人来说,虽然其为获得许可付出了一定的经济代价,但却换取了实施专利的权利,不但使其实施行为获得可靠的法律保障,而且可能通过实施专利获得更多的经济利益。

从以上几方面对专利许可的不同理解中可以看出,专利许可在本质上就是平等的民事主体之间依照自己的利益诉求,以自愿协商的方式订立专利许可合同,从而使双方利益最大化的一种专利转化方式。

二、专利许可类型及效力

根据专利许可合同中被许可人获得的实施权大小的不同可以将专利许可分为普通许可、排他许可以及独占许可3种方式。根据许可人和被许可人之间的关系,还可以细分为分许可和交叉许可。此外,还有一种特殊的专利许可方式即专利实施的强制许可。下面对几种类型的专利许可做简要介绍。

（一）普通许可

普通许可是专利许可模式中最常见的一种类型。它指的是专利许可合同的许可人允许被许可人在规定的时间和（或）地域内使用在该实施许可合同中指定的专利技术,同时许可人自己仍然保留有在该时间和（或）地域内使用该项专利技术的权利以及再与任何第三方就该专利技术签订实施许可合同的权利。基于以上定义可以看出,普通许可的专利权人可以就同一专利技术的实施权不受限制地多次授予给不同的被许可人,或者同时向几个被许可人授予同一专利技术的实施权,同时自己仍然有权继续使用这一专利技术。

（二）排他许可

排他许可也称独家许可,它指的是在一定时间和（或）地域内,除专利许可合同的许可人允许被许可人实施其专利技术外,许可人自己也拥有使用同一专利技术的权利,但是在此时间和（或）地域内,许可人不得将同一专利技术的实施权授予第三者,即专利权人不得在同一范围内将同一专利技术的实施权同时授予给两个受让人。如果一项专利技术能够在几个领域都可以运用,专利权人在其中一个领域与被许可人订立排他许可合同后,并不妨碍专利权人在另外的领域与其他任何人进行任何形式的实施权授予。但如果被许可人在能够运用该项专利技术的几个领域,同时与专利权人订立了排他许可合同,专利权人则不能再与其他任何人进行任何形式的实施权授予。排他许可的"排他"含义,从范围看,应限定在特定的时间和（或）地域内;从主体看,应限定于许可人和被许可人。与普通许可比较,排他许可赋予被许可人的权利相对扩大了,除专利权人之外,被许可人能够独自享有专利技术的使用权,但同时却给专利权人的独占权以较大的限制。此外,排他许可比普通许可的竞争能力要强,可以在很大程度上排除同一范围内的竞争,使被许可人居于优势地位。因此,排他许可的许可使用费要比普通许可高得多。

（三）独占许可

独占许可指的是在一定的时间和（或）地域内,被许可方对其所购买的专利技术具有独占的使用权,许可方和任何第三方都不能在该时间和（或）地域内使用该专利技术、制造或销售该专利产品,许可方也无权再同他人签订同一技术的许可合同。基于以上可以看出,独占许可的实质,是专利权人将自己独占权中的使用权在一定时间和（或）地域内完全授予给被许可人。由此可见,独占许可比前两种许可形式更具有竞争能力,可以使被许可人拥有极大的优势。在市场容量不大的情况下,如果专利权人想通过许可的方式去实施专利,自己不准备实施,或者自己不具备实施条件时,则一般选择独占许可。专利权人可以通过被许可人的充分实施而获得较大收益。

（四）分许可

分许可又称分售许可或从属许可,是指专利许可合同的许可方在合同中规定被许可方除对该项专利技术享有使用权外,还可以再向第三者授予同类专利技术的使用权。一般说来,只有当原实施许可合同签订有授权条款的情况下,被许可方才可以再与第三方订立分许可合同。这样分许可的被许可方的行为由其许可方对原许可人承担法律责任。原许可方之所以允许被许可方向第三方提供分许可,其目的是为了更充分、更有效地实施他的专利技术,以期获得更大的经济利益。这种许可是在订立前面几种许可合同的同时,许可人给予被许可人的一项权限范围,它从属于主合同。在国际许可贸易中,出售这种从属许可的企业大部分是跨国公司或垄断集团的子公司或者其驻海外的机构,这些跨国公司或垄断集团往往由于某种原因不能直接授权许可给第三者,就只好先将技术出让给其子公司或海外机构,然后再由这些子公司或海外机构与第三者签订这种从属许可合同。

（五）交叉许可

交叉许可也称互换许可,它是交易双方以价值相当的技术互惠交换的一种许可合同。这种许可合同比较常见于原发明创造的专利权人与改进发明创造的专利权人之间,改进发明创造的专利权人要实施他自己的发明创造须得到原发明创造专利权人的许可,而原专利权人如果更新他的专利产品,采用改进的专利技术时,也要得到改进发明创造专利权人的许可。在这种情况下,贸易双方一般会采用相互交换专利使用权的方式来代替相互支付使用费。此外,在以下两种情况下也使用交叉许可:

（1）在技术贸易中,有的专利许可合同规定,如果被许可人将来（在合同有效期内）以许可人的专利技术为基础研发出了革新的发明创造并取得了新的专利,则必须首先要把新专利的使用权许可给原许可人;而原许可人在发放许可证后,如果自己改革了有关专利技术,则也必须把它继续许可给原被许可人使用。这样的合同条款,称为"反馈条款"（也叫"返授条款"）,它实质上是一种交叉许可。

（2）大企业之间订立技术协作协议,规定各自搞出的发明创造都应许可对方使用,这实质上也是一种交叉许可。

（六）强制许可

《专利法》第六章对实施强制许可的专利所具备的条件做出了明确规定,其中第四十八条指出有下列情形之一的,国务院专利行政部门根据具备实施条件的单位或者个人的申请,可以给予实施发明专利或者实用新型专利的强制许可:

（1）专利权人自专利权被授予之日起满3年,且自提出专利申请之日起满4年,无正当理由未实施或者未充分实施其专利的。

（2）专利权人行使专利权的行为被依法认定为垄断行为,为消除或者减少该行为对竞争产生的不利影响的。

第四十九条规定在国家出现紧急状态或者非常情况时,或者为了公共利益的目的,国务院专利行政部门可以给予实施发明专利或者实用新型专利的强制许可。

第五十条对药品专利实施强制许可做出了具体规定:为了公共健康目的,对取得专利权的药品,国务院专利行政部门可以给予制造并将其出口到符合中华人民共和国参加的有关国际条约规定的国家或者地区的强制许可。专利强制实施许可实质上是指国家的专利行政部门依法定条件和程序颁发的使用专利的许可。申请人获得这种许可后无须经过专利权人的同意即可实施专利,并可以不支付专利使用费。强制许可的对象指发明专利和实用新型专利,不包括外观设计。

（七）专利许可战略联盟——专利池

随着技术构成日益复杂化，单个专利主导的时代已过去，出现了多个专利重叠交织形成的专利群，类似生长茂盛、相互纠缠的灌木丛，因此被称为专利丛林（Patent Thickets）。专利丛林的出现使企业在研发新技术或新产品时，必须获得"互补性专利"和"牵制性专利"的授权，专利许可交易费急剧增加。专利池有利于消除障碍性专利、促进技术快速发展、节省交易成本、减少专利纠纷及诉讼等。Shapiro 研究指出，专利池是穿越"专利丛林"的有效方式。

美国专利商标局将专利池定义为"两个或两个以上的专利所有人之间将其一个或多个专利许可给一方或第三方的协议"。日本《标准化和专利池安排指南》中的定义为：专利池是一种组织，多个专利权人授权该组织向用户发放其专利许可，并且用户从该组织获得必需的各种许可。可以看出，专利池（Patent Pool）就是指两个或两个以上的专利权人达成协议，相互间交叉许可专利或向第三方许可专利而形成的一种联营性组织。

不同专利许可存在不同效力。以被许可人为中心比较不同的专利许可方式，其中独占许可、排他许可和普通许可三者的效力等级排序为：独占许可>排他许可>普通许可。这也说明，在通常情况下，专利被许可方支付的代价与获得的权利效力的大小是成正比关系的，即获得的权利越多，所付出的代价就越大。对于交叉许可来说，许可方和被许可方从对方处获得自己所需的利益，两者本身的权利起点是相同的，即双方都有自己的专利权。

三、专利许可数据来源

企业是中药专利许可的核心主体，对其许可情况的研究有助于提升我国中药产业整体的许可能力和竞争能力，故本章将申请主体限制为中药企业。选取 1985—2011 年申请的专利作为研究样本。在国家知识产权局专利信息服务平台，以分类号 A61K 进行检索，时间截止到 2011 年，共包括 1 530 家拥有授权中药发明专利的企业，4 342 件授权中药发明专利，其中法律状态包含许可的专利共计 179 件，作为本章研究的数据样本。

第二节　中药专利许可演进过程分析

近 15 年来，中国中药企业专利数量总体有了大幅提升，专利许可数量也日趋增加，制药企业之间的技术交流更加频繁密切。图 6-1 给出的是我国中药企业发明专利申请时间和许可量与专利发生许可时间和许可量的比较图，从图中可以看出，中药企业的专利许可存在着一定的时间滞后问题，也就是说，当年申请的专利往往不会立即发生许可。

然而，这种单纯数量上的改变并不能准确表明中药产业技术转化的变化状态及路径。因此，本章借鉴高锡荣等人的突变级数法，如表 6-1 所示，对中国中药产业以企业为主体的专利许可数据进行分析，以获得中药产业技术实施状态随时间演进的趋势。

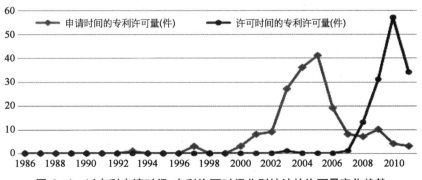

图 6-1 以专利申请时间、专利许可时间分别统计的许可量变化趋势

表 6-1 常见的四种突变系统模型及其特征

系统类型	势函数	状态变量	控制变量	归一化公式
折叠突变	$f(x) = x^3 + ax$	x	a	$x_a = a^{\frac{1}{2}}$
尖点突变	$f(x) = x^4 + ax^2 + bx$	x	a,b	$x_a = a^{\frac{1}{2}}, x_b = b^{\frac{1}{3}}$
燕尾突变	$f(x) = x^5 + ax^3 + bx^2 + cx$	x	a,b,c	$x_a = a^{\frac{1}{2}}, x_b = b^{\frac{1}{3}}, x_c = c^{\frac{1}{4}}$
蝴蝶突变	$f(x) = x^6 + ax^4 + bx^3 + cx^2 + dx$	x	a, b, c, d	$x_a = a^{\frac{1}{2}}, x_b = b^{\frac{1}{3}}, x_c = c^{\frac{1}{4}}, x_d = d^{\frac{1}{5}}$

　　突变级数法是一种对评价目标进行多层次矛盾分解,然后利用突变理论与模糊数学相结合产生突变模糊隶属函数,再由归一公式进行综合量化运算,最后归一为一个参数,即求出总的隶属函数,从而对评价目标进行排序分析的一种综合评价方法。它考察了研究对象在观测时间框架下是否经历了跳跃与突变,常被用来分析状态的演进过程,因此本节采用此种方法以对我国中药企业专利许可的演进过程进行详细分析。

　　表征技术实施许可状态的专利许可指标,可以细分为专利许可数量和专利许可质量两个维度。其中,专利许可数量是中药产业在一定时期内的专利许可总量,专利许可质量是中药产业在一定时期内发生许可的企业数量以及省(自治区、直辖市)数量。据此,构建中国中药产业专利许可状态的突变级数评价模型,如图6-2所示。

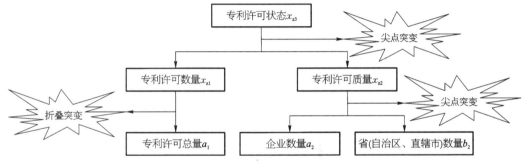

图 6-2 中药企业专利许可状态的突变级数评价模型

根据突变级数评价模型对数据进行如下操作：首先将底层指标的数据正规化,正规化转换公式为 $v_{ij} = \dfrac{u_{ij}}{\max(u_{ij})}$, u_{ij} 代表第 j 个底层指标的第 i 个原始数据, $\max(u_{ij})$ 代表第 j 个底层指标的原始数据中的最大值, v_{ij} 代表正规化转换后在 $[0,1]$ 范围的值。接下来,由下至上按照突变类型计算各层次指标的归一化值 x_a、x_b, 折叠突变的势函数为 $f(x) = x^3 + ax$, x 为状态变量, a 为控制变量,归一化公式为 $x_a = a^{\frac{1}{2}}$, 尖点突变的势函数为 $f(x) = x^4 + ax^2 + bx$, x 为状态函数, a, b 为控制变量,归一化公式为 $x_a = a^{\frac{1}{2}}$, $x_b = b^{\frac{1}{3}}$; x_a, x_b 是系统处于临界状态时用控制变量 a, b 分别表达的状态变量值,其重要度为 $a > b$。注意,当本层各控制变量之间属于互补关系时,需求其状态变量归一化值的综合值,采用算数平均值算法,公式为 $x_z = average(x_a, x_b)$。最后,对中药产业技术流动状态综合值 x_{z3} 进行聚类分析,判断不同阶段之间是否发生状态突变。各步骤结果值如表 6-2 所示。

表 6-2 专利许可突变级数评价模型各步骤数据结果统计

步 骤	2001	2002	2003	2004	2005	2006	2007	2008	2009	2010	2011	2012	2013
专利许可总量的正规化值 a_1	0	0	0.02	0	0	0	0.02	0.23	0.53	1.00	0.60	0.25	0.18
发生专利许可的企业数量正规化值 a_2	0	0	0.04	0	0	0	0.04	0.38	1.00	0.79	1.00	0.50	0.42
发生专利许可的省(自治区、直辖市)数量正规化值 b_2	0	0	0.07	0	0	0	0.07	0.50	1.00	0.86	0.93	0.57	0.64
a_1 的归一化值 x_{a1}(其综合值 $x_{z1} = x_{a1}$)	0	0	0.13	0	0	0	0.13	0.48	0.73	1.00	0.77	0.50	0.42
a_2 的归一化值 x_{a2}	0	0	0.20	0	0	0	0.20	0.61	1.00	0.89	1.00	0.71	0.65
b_2 的归一化值 x_{b2}	0	0	0.41	0	0	0	0.41	0.79	1.00	0.95	0.98	0.83	0.86
x_{a2} 与 x_{b2} 的综合值 x_{z2}	0	0	0.31	0	0	0	0.31	0.70	1.00	0.92	0.99	0.77	0.75
x_{z1} 的归一化值 x_{a3}	0	0	0.36	0	0	0	0.36	0.69	0.85	1.00	0.88	0.70	0.65
x_{z2} 的归一化值 x_{b3}	0	0	0.68	0	0	0	0.68	0.89	1.00	0.97	1.00	0.92	0.91

（续表）

步　骤	2001	2002	2003	2004	2005	2006	2007	2008	2009	2010	2011	2012	2013
x_{a3}与x_{b3}的综合值x_{z3}	0	0	0.52	0	0	0	0.52	0.79	0.93	0.99	0.94	0.81	0.78
排名	9	9	7	9	9	9	7	5	3	1	2	4	6
K－均值聚类	1	1	2	1	1	1	2	3	3	3	3	3	3

由表6-2中的排名可知,中药产业技术许可状态整体呈波动性增强态势。

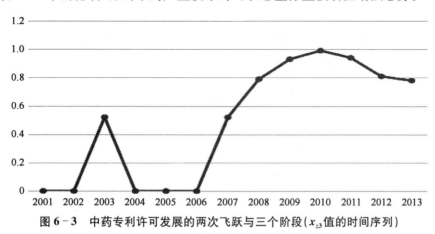

图6-3　中药专利许可发展的两次飞跃与三个阶段(x_{z3}值的时间序列)

初步观察图6-3可以看出,中药企业的专利许可在2001—2013年间可能经历了两次质的飞跃,第一次发生在2003年,第二次发生在2007年,其中以2007年的飞跃最为明显。这两次飞跃将最近13年专利许可的发展划分成了三个阶段,第一阶段是2001—2006年(不包括2003年),专利许可处于低水平徘徊时期,其x_{z3}值大致在0附近,并构成了一个低水平平台;第二阶段是2003—2007年,专利许可发生两次突跃,其x_{z3}值大幅上升到0.5以上的水平,并显示出一个继续向上的趋势;第三阶段是2008—2013年,专利许可平稳时期,其x_{z3}值平稳上升到0.9左右,并形成了一个较高水平的发展平台。

根据K－均值聚类结果,2001—2006年(2003年除外)被聚为第一类,聚类中心为0.000 0;2003年、2007年被聚为第二类,聚类中心为0.520 1;2008—2013年被聚为第三类,聚类中心为0.871 4。聚类结果的方差分析显示,F统计量为262.682,显著性水平为0.000,即三个类别之间存在显著性差异,应当相互分离。因此得知,中药产业的技术许可状态在2007年和2008年分别发生了状态的跃升及突变,2008年之后趋于稳定状态。

第三节　中药专利许可区域分布

经济地理学者认为,一个地区的创新产出必然受到当地创新投入、经济水平、科技水平、制度条件、社会文化等环境因素的综合影响。因此,创新产出应具有在特定地区聚集的空间分布特征,这就是所谓的"空间依赖(Spatial Dependence)或空间相关性"。同样的,与创新产出息息相关的技术流动能力也存在这种空间相关性。罗发友(2004)通过对专利授权数据的研究发现我国创新产出集中在东部沿海地区。刘凤朝等(2005)发现我国专利结构的优化呈现区域不平衡。经本书的研究发现,我国中药企业发明专利产出分布以及专利许可分布同样表现出这种区域不平衡现象。

一、中药专利许可数量地域分布

图6-4给出了各省(自治区、直辖市)专利许可数量,从图中可以看出各省(自治区、直辖市)间的专利许可量存在着较明显的差异,其中山东以36件位居第一。

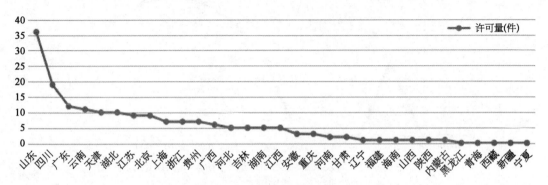

图6-4 各省(自治区、直辖市)中药专利许可数量分布

二、中药专利许可数量区域分布

本节首先按东中西部区域进行划分,对各地区各省(自治区、直辖市)的中药专利许可数量作图。图6-5~图6-7分别显示东部地区、中部地区、西部地区各省(自治区、直辖市)的专利许可总量。

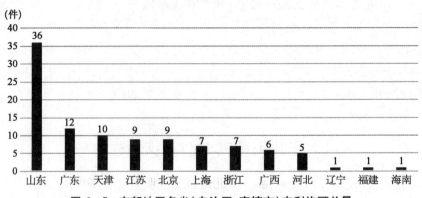

图6-5 东部地区各省(自治区、直辖市)专利许可总量

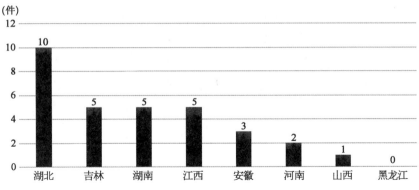

图6-6 中部地区各省(自治区、直辖市)专利许可总量

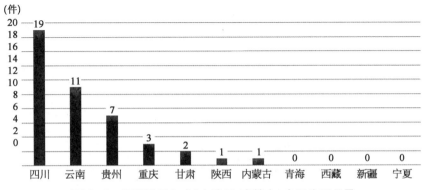

图6-7 西部地区各省(自治区、直辖市)专利许可总量

从图6-5~图6-7中可以看出,许可专利数量排名前十一的省(自治区、直辖市)为:山东36件,四川19件,广东12件,云南11件,湖北10件,天津10件,北京9件,江苏9件,贵州7件,上海7件,浙江7件。其中7个位于东部地区,1个位于中部地区,3个位于西部地区。

就专利许可数量排名前十一的省(自治区、直辖市)而言,东中西部地区的比例7:1:3,各地区企业表现出中药专利许可方面的不平衡,东部地区最优,西部地区次之,中部地区亟待提升。这种现象一方面与西部地区存在四川、贵州等中药强省有关,其中药专利基数较大,因而专利许可数量较中部地区多;另一方面可能与中部地区专利转化思维较弱,专利转化模式不成熟有关。

为了提供更详细的分析,将地理区域进一步细分为华东、华北等七个区域。如表6-3所示,其中华东地区以63件总专利许可数位列第一,西南和华北地区分别以40件和27件位列第二、第三。

从表6-3中可以看出,华南地区虽然总许可量不如西南、华北和华中地区高,但平均每省(自治区、直辖市)许可量却高于这三个地区,华中地区的总许可量低于华北地区,但平均每省(自治区、直辖市)许可量高于华北地区。说明华南和华中地区各省份专利许可实力不均,许可主要集中在少数省(自治区、直辖市)。

表6-3 七大区域专利许可量及平均每省(自治区、直辖市)许可量

区 域	总许可量(件)	比例(%)	平均每省(自治区、直辖市)许可量(件)
华 东	63	35.20	10.5
西 南	40	22.35	8
华 北	27	15.08	4.5
华 中	22	12.29	5.5
华 南	18	10.06	9
东 北	6	3.35	3
西 北	3	1.68	1.5

通过上述对地理区域更详细的划分所得出的结果可知:七个区域的专利许可总量的差异相差并不是很大,但平均每省(自治区、直辖市)许可量的变化趋势和许可总量的变化趋势稍有不同,如图6-8所示。

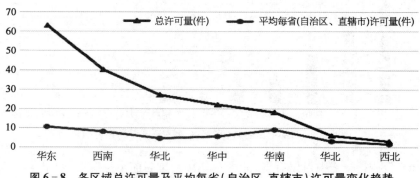

图6-8 各区域总许可量及平均每省(自治区、直辖市)许可量变化趋势

三、中药专利许可区域发展差异分析

为研究我国中药企业专利许可的区域发展差异和影响因素,建立了许可网络,将专利许可分为省(自治区、直辖市)内许可和省(自治区、直辖市)外许可两类,如图6-9所示。图中节点大小用以表示省(自治区、直辖市)内许可的数量,连线箭头方向表示省(自治区、直辖市)外许可的中药专利技术流向。

（一）中药专利许可社会网络的构建和分析

1. 许可网络节点大小分析 在以制药企业为主体的中药专利许可样本中,省(自治区、直辖市)内许可是许可的最主要方式,在中药专利许可总量中占比很高,达71.51%。从图6-9中节点大小可知中药专利省(自治区、直辖市)内许可数量最大的前八位是山东、四川、天津、浙江、湖北、贵州、江苏、河北。此外,安徽、福建、甘肃、贵州、河北、河南、辽宁、内蒙古、山西、陕西、浙江、重庆等十二个省(自治区、直辖市)许可类型全部为省(自治区、直辖市)内许可,对其他区域的中药专利技术贡献为0。

2. 许可网络连线方向分析 从网络图6-9中可知甘肃、山西、河北、贵州在中药专利

技术交流中是完全独立的,既无技术流出,也无技术流入。天津、吉林只存在单向流出式许可交流;重庆、内蒙古、福建、河南只存在单向流入式技术许可交流。相反,广东、四川、上海、北京、云南、江西、山东、湖南等连线比较密集,是我国以制药企业为主体的中药专利技术交流中心。

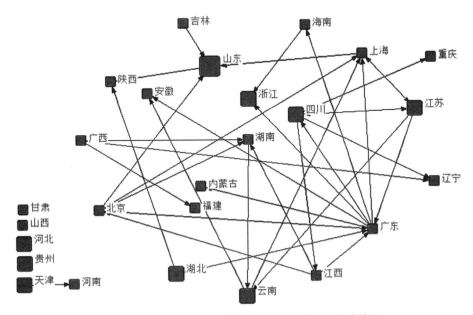

图 6-9 各省(自治区、直辖市)中药专利许可流动情况

(二) 中药专利许可各省(自治区、直辖市)重要度和影响力分析

基于许可网络中节点的技术流入和流出程度,可识别出不同节点的重要度和权威度:重要度(hubs)表示在技术接收中占据的地位,可从两个角度分析,一是净流入数量分析,二是流入技术跨省(自治区、直辖市)数量分析。影响力(authority)表示在技术发散中占据的地位,同样可从两个角度分析,一是净流出数量分析,二是流出技术跨省(自治区、直辖市)数量分析。

表 6-4 我国各省(自治区、直辖市)中药专利技术许可交流重要度和影响力分析

顺序	许可交流重要度排名		影响力排名	
	省(自治区、直辖市)外流入数量	流入技术跨省(自治区、直辖市)数量	省(自治区、直辖市)内流出数量	流出技术跨省(自治区、直辖市)数量
1	上海 8	上海 5	广东 9	广东 7
2	福建 4	广东 5	广西 6	北京 5
3	广东 4	山东 4	云南 6	江苏 5
4	山东 4	湖南 4	北京 5	四川 5

表6-4显示重要度排名中,无论是从中药技术省(自治区、直辖市)外流入数量还是从流入技术跨省(自治区、直辖市)数量上看,上海、广东、山东都具有重要地位,吸纳中药技术能力强,其余出现在表中的省(自治区、直辖市)在吸纳中药技术的单个方面也是具有不可忽视作用的。影响力排名中,无论是从中药技术省(自治区、直辖市)内流出数量还是流出技术跨省(自治区、直辖市)数量上看,广东、北京在中药技术输出方面作用大,其余出现在表中的省(自治区、直辖市)在输出中药技术的单个方面具有不可忽视作用。值得注意的是,广东既出现在重要度排名中,也出现在影响力排名中,显示出广东制药企业在中药技术许可方面贡献很大。此外,通过对净许可量的分析,发现除上海、福建有较大的净流入量,广西、广东有较大的净流出量外,其余省(自治区、直辖市)中药专利技术的流动近似围绕均衡状态,没有出现很大的技术流动逆差或顺差。表6-5给出了各省(自治区、直辖市)许可和被许可的绝对量。

表6-5 各省(自治区、直辖市)许可与被许可绝对量

排　　名	许可绝对量(件)	被许可绝对量(件)
1	山东 36	山东 39
2	四川 19	四川 18
3	广东 12	上海 12
4	云南 11	天津 9
5	湖北 10	浙江 9
6	天津 10	江苏 8
7	北京 9	广东 7
8	江苏 9	贵州 7
9	贵州 7	湖北 7
10	上海 7(浙江 7)	湖南 7(云南 7)

许可绝对量排名前十的省(自治区、直辖市)与被许可绝对量排名前十的省(自治区、直辖市)大体一致,不同仅在于许可绝对量前十名中有北京无湖南,湖南排名 14 位;而被许可绝对量前十名的省(自治区、直辖市)中则是有湖南无北京,北京排名 13 位,因此许可活跃省(自治区、直辖市)和被许可活跃省(自治区、直辖市)并无实质性差异。因此对于同种类型的技术流动而言,技术流出多的省(自治区、直辖市)也是技术流入多的省(自治区、直辖市)。

第四节　中药专利许可技术领域分布

国家知识产权局对发生实施许可的专利 IPC 主分类号进行备案,IPC 主分类号中蕴含着大量的技术信息,通过对中药专利 IPC 主分类号进行统计可以大致看出该项专利所

涉及的技术领域以及所涵盖的有价值信息,因此本节通过对以制药企业为主体的中药实施许可专利 IPC 主分类号进行统计,得到了 2011 年以前发生许可的 179 件中药企业专利 IPC 主分类号的分布情况,汇总结果如表 6-6 所示。

表 6-6　中药专利许可 IPC 信息统计

大组	含　义	数量（件）	占比（%）	小组	含　　义	数量（件）	占比（%）
A61K36	含有来自藻类、苔藓、真菌或植物或其派生物,例如传统草药的未确定结构的药物制剂	111	62.01	36/00	含有来自藻类、苔藓、真菌或植物或其派生物,例如传统草药的未确定结构的药物制剂	4	2.23
				36/28	紫菀科或菊科	3	1.68
				36/481	黄芪属	3	1.68
				36/53	唇形科,例如百里香、迷迭香、薰衣草	5	2.79
				36/539	黄芩属	4	2.23
				36/708	大黄属	2	1.12
				36/71	毛茛科,例如飞燕草、獐耳细辛、黄连碱、耧斗菜、白毛茛	3	1.68
				36/718	黄连属	4	2.23
				36/734	山楂属	2	1.12
				36/74	茜草科	3	1.68
				36/744	栀子属	8	4.47
				36/756	黄檗属,例如黄柏	2	1.12
				36/78	三白草科	2	1.12
				36/804	地黄属	2	1.12
				36/884	泽泻科	3	1.68
				36/889	棕榈科,例如枣椰子、椰树、美洲蒲葵	3	1.68
				36/8945	薯蓣属,例如山药、薯蓣、水薯蓣	2	1.12
				36/896	百合科,例如萱草、车前草百合、风信子、水仙	4	2.23
				36/8968	沿阶草属	7	3.91
				36/8969	黄精属	3	1.68
				36/8988	天麻属	3	1.68
				36/899	禾本科,例如芦根、竹叶、玉蜀黍	2	1.12
				36/9064	豆蔻属,例如小豆蔻	2	1.12
				36/9066	姜黄属,例如姜黄、东印度竹芋、芒果姜	5	2.79
				36/9068	姜属,例如花姜	3	1.68

（续表）

大组	含　义	数量（件）	占比（%）	小组	含　义	数量（件）	占比（%）
A61K35	含有其有不明结构的原材料或其反应产物的医用配制品	34	18.99	35/38	胃、肠	1	0.56
				35/78	（转入 A61K 36/00）	31	17.32
				35/84	（转入 A61K 36/06 真菌类,例如酵母）	2	1.12
A61K9	以特殊物理形状为特征的医药配制品	11	6.15	9/00	以特殊物理形状为特征的医药配制品	1	0.56
				9/19	冻干的	1	0.56
				9/20	丸剂、锭剂或片剂	7	3.91
				9/48	胶囊制剂,例如用明胶、巧克力制造的	2	1.12
A61P3	治疗代谢疾病的药物	2	1.12	3/00	治疗代谢疾病的药物	1	0.56
				3/10	治疗高血糖症的药物,例如抗糖尿病药	1	0.56
A61P17	治疗皮肤疾病的药物	1	0.56	17/06	治疗牛皮癣药	1	0.56
A61P37	治疗免疫或过敏性疾病的药物	1	0.56	37/08	抗过敏剂	1	0.56
A61P7	治疗血液或细胞外液疾病的药物	1	0.56	7/00	治疗血液或细胞外液疾病的药物	1	0.56
A61P9	治疗心血管系统疾病的药物	1	0.56	9/10	治疗局部缺血或动脉粥样硬化疾病的,例如抗心绞痛药、冠状血管舒张药以及治疗心肌梗死、视网膜病、脑血管功能不全、肾动脉硬化疾病的药物	1	0.56

通过初步统计,179 件发生许可的中药专利共涉及 14 个大组,77 个小组,其中 50 个小组属于 A61K36 这一大组,7 个小组属于 A61K31 这一大组,4 个小组属于 A61K9,3 个小组属于 A61K35。主分类号为 A61K36 的包含专利 111 件,在总体中占比 62.01%,上表列出了主分类号为 A61K36 专利许可数量大于等于 2 的各小组情况,其数量在 A61K36 中占比 75.68%;主分类号为 A61K35 包含专利 34 件,占比 18.99%;主分类号为 A61K9 包含专利 11 件,占比 6.15%。发生许可的中药专利中有 6 件其主分类号涉及 A61P 下的 5 个大组,6 个小组,占比 3.35%;其余各大组总占比 9.5%。

从表 6-6 可知,包括黄芪属、黄芩属、大黄属、黄连属、山楂属、栀子属、黄檗属(例如黄柏)、地黄属、薯蓣属(例如山药、薯蓣或水薯蓣)、沿阶草属、黄精属、天麻属、豆蔻属(例如小豆蔻)、姜黄属(例如姜黄、东印度竹芋、芒果姜)、姜属(例如花姜)在内的15个属,以及包括紫菀科、菊科、唇形科(例如百里香、迷迭香、薰衣草)、毛茛科(例如飞燕草、獐耳细辛、黄连碱、楼斗菜、白毛茛)、茜草科、三白草科、泽泻科、棕榈科(例如枣椰子、椰树、美洲蒲葵)、百合科(例如萱草、车前草百合、风信子、水仙)、禾本科(例如芦根、竹叶、玉蜀黍)在内的10个科是专利许可中的核心植物品种。丸剂、锭剂、片剂、胶囊制剂、冻干是中药专利许可的主要剂型;治疗代谢疾病、皮肤疾病、免疫或过敏性疾病、血液或细胞外液疾病、心血管系统疾病的药物是中药专利许可中的重要药物。

第五节 中药专利许可时机选择

进行专利许可时机选择的分析之前,先来了解这样一个概念,即专利许可时滞。从理论的角度来说,一件专利申请在公开之后,就可以为社会公众和技术需求方所知晓,而要完成专利许可交易还存在着许多障碍,比如,实现专利信息传播扩散、寻找相匹配的交易对象、以合适的价格在合适的时间和地域实施许可等,这些过程往往要经历一段时间。所以本节将专利从公开到实现许可这段过程所经历的时间称为许可时滞。分析专利的许可时滞,关乎专利权利主体维持专利和进行专利许可交易的决策。

专利许可的客体既可以是专利申请也可以是授权专利,即无论专利是否获得授权,都可以在国家知识产权局进行许可合同的备案。本节以专利授权时间为基准,对专利许可时机进行统计,许可时机均为正值。图6-10为中药专利许可时机分布图。由图6-10可知,专利许可时机曲线在专利授权后5年内呈现波浪态递减状态,第6年迅速减至较低水平后,随时间发展许可概率持续降低,最终趋于0。也就是说,专利许可的最佳时机应该是专利授权后的5年内,超过授权后5年的时间许可的概率则相对较低。

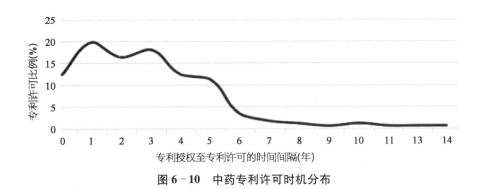

图6-10 中药专利许可时机分布

第六节 中药专利许可主体分析

一、专利许可主体关系分析

专利许可涉及的主体包括两类,许可方和被许可方。许可方和被许可方又可以分别包括企业、个人、医疗机构、高校、研究院所及合作主体六种类型。

样本数据的研究发现专利许可的受让人类型只有公司这一单一类型,在此基础上,对专利许可受让人与让与人之间的关系进行深入研究,发现许可受让人与让与人之间多存在内部联系,属于同一集团内部公司。如申请号为 CN200710193718.7,专利名称为一种抗炎抗病毒的药物组合物其制备方法和应用,申请人为河北智同医药控股集团有限公司的专利,其于 2014 年 2 月 14 日独占许可给河北爱尔海泰制药有限公司,实际上河北爱尔海泰制药有限公司是由河北智同医药控股集团有限公司投资 1.3 亿元兴建的生物医药高科技的产业化平台,因此专利的让与人与受让人存在关联,属于母公司向子公司进行专利许可的情况,此种许可占许可总量的 48.04%;申请号为 CN200510063387.6,专利名称为一种中药提取方法的专利,在 2010 年 9 月 21 日由江苏天士力帝益药业有限公司独占许可给云南天士力生物茶科技有限公司,实际上江苏天士力帝益药业有限公司是天津天士力集团公司和江苏淮阴华新集团在原江苏帝益药业有限公司基础上实行股权转让,于 2003 年 4 月组建成立的集医药研究、生产、销售为一体的现代化制药企业,而云南天士力生物茶科技有限公司则是由天津天士力集团于 2008 年 10 月在云南省普洱市投资设立,因此专利的让与人与受让人存在关联,属于子公司向子公司进行专利许可的情况,此种许可占许可总量的 9.50%;申请号为 CN201010606364.6,专利名称为一种治疗痔疮外用中药制剂的制备及检测方法的专利,在 2011 年 9 月 23 日由荣昌制药(淄博)有限公司普通许可给烟台荣昌制药有限公司,实际上烟台荣昌制药股份有限公司创建于 1993 年 3 月,公司下设荣昌制药(淄博)有限公司、北京荣昌药物研究院、烟台立达医药有限公司、烟台荣昌生物工程有限公司和烟台迈百瑞国际生物医药有限公司,因此专利的让与人与受让人存在关联,属于子公司向母公司进行专利许可的情况,此种许可占许可总量的 11.73%;上述母公司许可给子公司、子公司之间许可以及子公司许可给母公司这三种许可行为的许可对象均属于集团内部,这种专利在集团内部实施许可的数量占许可总量的 69.27%;其余专利的许可对象属于外部企业。

此外,研究发现中药产业专利被许可方存在聚集现象,88.24% 的许可方所对应的被许可方数量为 1,只有 11.76% 的许可方所对应的被许可方数量多于 1,因此被许可方存在明显的聚集现象,这种现象的出现与被许可方多属于集团内部有关,这种许可方式只是发明创新在集团内部的简单流动,并没有起到专利许可合作共赢,创新共享的作用。此外,被许可方存在明显的聚集现象还与企业发生许可的专利数量稀少有关,74.51%的许可方只有1个专利进行实施许可,且许可方式多为独占许可,导致其被许可方较为单一。这表明我国中药产业专利许可行为尚不成熟,专利许可数量少,许可方式单一,被许可方属于集团内部且单一。要改变这种现状,让专利许可行为得到发展,应从三点出发:一是增强专利许可意识,提升专利许可数量;二是充分利用专利许可方式的多样性,使专利价值最大化;三是积极开拓市场,广泛寻找合作对象,构建专利交易平台,降低市场沟通成本,使有价值的专利得以共享。

二、专利许可主要企业分析

根据企业专利许可数量进行排序,对专利许可数量多于3的相关企业信息进行收集汇总,如表6-7汇总展示了相关企业的企业性质、企业所属地区、企业成立时间、企业年龄、注册资金、平均发明人数量、批准文号数量等信息。

表6-7　专利许可数量≥3的相关企业信息汇总表

序号	许可方	公司专利许可数量	企业性质	省(自治区、直辖市)	地区	企业成立时间	注册资金(万元)
1	鲁南制药股份有限公司	31	含外国资产	山东	华东	1995/12/14	8 170.5
2	天津天狮生物发展有限公司	11	有限责任公司(台港澳与境内合资)	天津	华北	1998/3/27	6 891(汇率: 6.891)
3	施强药业集团有限公司	9	有限责任公司(台港澳与境内合资)	浙江	华东	2004/04/18	37 900.5(汇率: 6.891)
4	贵州神奇制药有限公司	9	纯内资	贵州	西南	2002/2/28	50
5	广州蓝韵医药研究有限公司	7	其他股份有限公司(非上市)	广东	华南	2002/08/30	3 363
6	紫光古汉集团股份有限公司	6	纯内资	湖南	华中	1993/11/12	22 333.13
7	云南本善制药有限公司	6	纯内资	广东	华南	1997/06/04	2 142.86
8	江苏天士力帝益药业有限公司	5	纯内资	江苏	华东	1999/3/24	6 686
9	劲牌有限公司	5	纯内资	湖北	华中	1997/8/4	10 405.8
10	中美合资四川太极制药有限公司	5	纯内资	四川	西南	1992/7/4	217
11	昆明滇虹药业有限公司	4	含外国资产	云南	西南	1999/12/30	20 512.82

（续表）

序号	许可方	公司专利许可数量	企业性质	省（自治区、直辖市）	地区	企业成立时间	注册资金（万元）
12	洛阳远洋制药有限公司	4	纯内资	河南	华中	2003/10/15	60
13	漳州片仔癀药业股份有限公司	4	纯内资（且为国有或集体形式）	福建	华东	1999/12/28	16 088.46
14	湖北恒安药业有限公司	3	含港澳台资产	湖北	华中	2001/6/15	1 000
15	吉林省通化白山药业股份有限公司	3	纯内资	吉林	东北	1985/7/30	3 300
16	昆明制药股份有限公司（更名为昆药集团股份有限公司）	3	其他股份有限公司（上市）	云南	西南	1995/12/14	78 868.862
17	四川科伦药业股份有限公司	3	纯内资	四川	西南	2002/5/29	72 000
18	浙江康恩贝制药股份有限公司	3	纯内资	浙江	华东	1993/1/9	80 960
19	成都新世纪科技有限责任公司	3	纯内资	四川	西南	1995/3/20	10 000

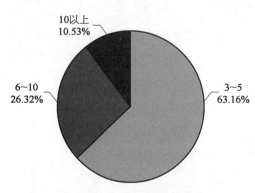

图 6 - 11　中药企业专利许可数量区间分布

中药专利许可数量 ≥3 的制药企业共有 19 家,其中专利许可数量位于 3~5 区间的企业共 12 家,位于 6~10 区间的企业有 5 家,位于 10 以上区间的企业有 2 家,如图 6-11 所示。

在地区分布方面,东北地区 1 家,华东地区 5 家,华中地区 4 家,华北地区 1 家,华南地区 2 家,西北地区 0 家,西南地区 6 家。

在企业年龄方面,5 年以下（0~60 区间）的企业有 0 家,5~10 年（61~120 区间）的企业有 3 家,10~15 年（121~180 区间）的企业有 9 家,15~20 年（181~240 区间）的企业有 6 家,20 年以上（241 以上区间）的企业有 1 家,因此专利许可较多的企业年龄多为 10~20 年,如图 6-12 所示。

在注册资金方面,位于 100 万元以下的企业有 2 家,101 万元~1 000 万元区间的企业有 2 家,1 001 万元~10 000 万元区间的企业有 7 家,10 001 万元以上企业有 8 家,因此注册资金处于千万级别和亿万级别的企业是中药专利许可的主要单位,如图 6-13 所示。

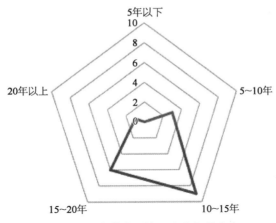

图 6 - 12　中药专利许可企业年龄分布

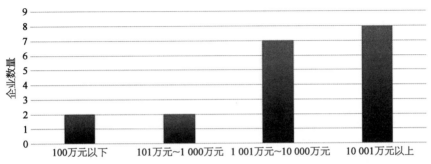

图 6 - 13　中药专利许可企业注册资金分布

在批准文号数量方面,有 3 家企业无任何中药领域批准文号,有 5 家企业其中药批准文号数量在 1~5 区间,有 3 家企业其中药批准文号数量在 6~15 区间,1 家企业其中药批准文号数量在 16~25 区间,4 家企业其中药批准文号数量在 26~50 区间,3 家企业其中药批准文号数量在 50 以上,如图 6 - 14 所示。

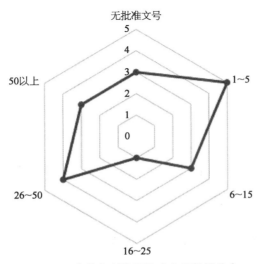

图 6 - 14　中药专利许可批准文号数量分布

第七节　中药专利许可影响因素分析

一、指标选取及结果预测

分析哪些因素影响着中药企业的专利许可行为,可以使企业更好地进行战略制定,及时调整企业的专利战略,利于企业的长久发展。国内外许多学者对专利许可的影响因素进行了研究,学者毛昊、刘澄等人构建专利实施与产业化的影响因素模型,并利用 probit 分步回归得出各影响因素的显著性。Masayo Kani 和 Kazuyuki Motohashi 认为技术潜在需求反映市场需求方的特点,并且用每个专利前向引证的次数作为技术潜在需求的测量方法。Masayo Kani 和 Kazuyuki Motohashi 认为,技术市场的竞争程度是通过一家公司的专利与其他公司属于同一技术领域的程度测得,其对于许可倾向起重要作用,作者引入技术竞争 TECH - COMP 指标,首先计算关于每个 IPC 大组的赫芬达尔-赫希曼指数(HHI),然后使用公司层面的加权平均 HHI 构建公司层面的指数,这反映了一家公司专利的技术分类在其他专利持有人中流行的程度。Shane 认为具有实质的互补性资产的大企业趋向于独立地使技术商业化。Kazuyuki Motohashi 认为一个高科技的初创企业通常将大量资源投入研发,它不具备生产和销售等技术自实施的能力,这些公司的技术往往倾向于进行许可而非自实施。日本学者 Masayo Kani 和 Kazuyuki Motohashi 定义了技术的科学性,他们认为对于技术科学性的计量,是基于每个专利的非专利文献(通常为科研论文)引证数目;并且认为一种技术的科学性是该技术本身的性质,但是它可以被解释为更多地被整理的知识,这有助于在技术市场实现更高的效率。Elena Novelli 认为专利审查员给专利的技术分类的数量是对发明在空间上的定位,技术覆盖范围越广,公司能够依靠和占据的专利潜在知识的程度越小,甚至可能会降低公司专利商业化的可能性。Elena Novelli 认为发明公司依赖自己专利的程度随着权利要求数量而增加。Xuesong Tong 和 J. Davidson Frame 研究了权利要求数量是如何与科学、技术、经济变量相关的。

如上所述,专利许可受多种维度因素影响,本节根据其角度的不同将其归为三大类:企业外部维度因素、企业内部维度因素和专利维度因素。为了提供更好的解释效果,本节建立了相对简单的指标评价体系及模型,表 6 - 8 给出了各因素的代表变量、计算方法及预测关系。

表 6 - 8　各变量计算方法及预测

因素类型	变　量	计　算　方　法	变量类型	预测关系
控制变量	企业年龄(月)	企业成立时间至企业注销(吊销)或至 2012 年 6 月 30 日期间包含的月数	分类	+

（续表）

因素类型	变　量	计　算　方　法	变量类型	预测关系
企业外部因素	技术潜在需求	用公司持有中药专利的平均被引次数表示	分类	+
	技术市场竞争程度	赫芬达尔集中指数	分类	−
企业内部因素	技术人员投入力度	平均发明人数量	分类	+
	企业生产能力	企业批准文号数量	分类	+
专利因素	技术科学性	平均审查员引证非专利文献数量	分类	+
	技术覆盖范围	平均 IPC 号数量	分类	+
	技术保护复杂度	平均权利要求数量	分类	+

二、描述性统计及差异性检验

（一）非参数检验——K-S检验

非参数检验是统计分析方法的重要组成部分,它与参数检验共同构成统计推断的基本内容。非参数检验是在总体方差未知或知道甚少的情况下,利用样本数据对总体分布形态等进行推断的方法。由于非参数检验方法在推断过程中不涉及有关总体分布的参数,因而得名为"非参数"检验。K-S检验是进行非参数检验的一种常用方法,它能够利用样本数据推断样本来自的总体是否服从某一理论分布,是一种拟合优度的检验方法,适用于探索连续型随机变量的分布。在这里,本章想分析的是样本中未实施专利许可的企业与实施专利许可的企业在上述几种指标间是否存在显著差异,从而判断出哪些因素对企业的实施专利许可的行为产生影响,因此适用于 K-S 检验。

（二）统计及检验结果分析

由表6-8中各变量的计算方法可知各变量原始数值差别很大,这会影响雷达图的呈现效果,因此对各变量进行如下归一化处理。步骤一:将各指标均值转化为均值与最大值的比值。由于各比值仍处于不同数量级,因此,步骤二为:将技术潜在需求这一变量扩大 100 倍,企业生产能力这一变量扩大 15 倍,其余变量均扩大 10 倍,最终使数值处于0~3 这一范围内。因此技术市场竞争程度这一指标在雷达图6-14 中表现为向内凹陷,其实际上应该是显著向外突出。

表6-9 为未发生专利许可企业与发生专利许可企业的指标描述及差异性检验表。图6-15 为未发生专利许可企业与发生专利许可企业的各指标均值雷达图。根据指标雷达图以及指标描述表可以得知,发生专利许可企业的全部指标均值均高于未发生专利许可企业的均值。

两独立样本 K-S 检验结果显示,发生与未发生专利许可的企业在技术潜在需求、技术市场竞争程度、技术人员投入力度、技术覆盖范围和技术保护复杂度等指标方面均不存

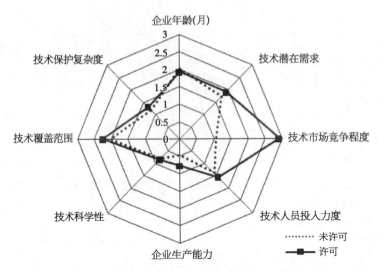

图 6 - 15　许可与未许可企业各指标均值比较

在显著性差异,表明其并不是影响专利许可的有效因素;而企业年龄、企业生产能力、技术科学性指标能够影响企业专利的许可行为。因此从数据方面来看,可以得出企业年龄越大、企业生产能力越大、技术科学性越强的企业其专利越容易发生许可这一结论。

表 6 - 9　未发生专利许可企业与发生专利许可企业各指标描述及差异性检验

指　　　标	未发生专利许可企业			发生专利许可企业			K - S 检验
	数量	均值	标准差	数量	均值	标准差	p 值
企业年龄(月)	1 136	153.40	76.77	89	145.79	58.195	0.00
技术潜在需求	1 428	3.28	6.394	102	3.63	3.417 730	0.97
技术市场竞争程度	1 428	0.10	0.20	102	0.27	0.267 852	0.96
技术人员投入力度	1 428	2.93	2.16	102	3.29	1.978 578	0.80
企业生产能力	1 428	16.76	41.68	102	27.04	53.264 217	0.01
技术科学性	1 428	3.52	3.90	102	3.65	2.900 346	0.03
技术覆盖范围	1 428	5.49	3.10	102	6.09	3.016 675	0.87
技术保护复杂度	1 428	6.12	3.94	102	6.76	3.538 322	0.41

　　注:企业年龄变量下未发生专利许可与发生专利许可的企业数量总和并不等于1 530,主要是由于个别企业的企业年龄数据缺失导致的。

参考文献

[1]　任声策,尤建新.企业专利许可策略及其决策机理分析[J].科技进步与对策,2009,26(22):38 - 42.
[2]　张强.基于专利计量的专利实施许可实证研究[D].重庆:西南政法大学,2012.
[3]　王呈斌,任声策.我国制造企业的创新与专利许可行为——基于浙江省的实证分析[J].科技管理研究,2009,2910:491 - 494.
[4]　高锡荣,罗琳.从专利实施许可数据的突变看中国创新能力的状态演进[J].中国科技论坛,2015(4):17 - 23.

［5］ 谭龙,刘云,侯媛媛.我国高校专利实施许可的实证分析及启示[J].研究与发展管理,2013,25(3)：117－123.

［6］ 温芳芳.基于专利许可关系网络的技术转移现状及规律研究[J].情报科学,2014,32(11)：24－29.

［7］ KIM Y. Choosing between International Technology Licensing Partner：an Empirical Analysis of U. S. Biotechnology Firms ［J］. Journal of Engineering and Technology Management, 2009,26(1－2)：57－72.

［8］ 熊磊,吴晓波,朱培忠,等.技术能力、东道国经验与国际技术许可：境外企业对中国企业技术许可的实证研究[J].科学学研究,2014,32(2)：226－235.

［9］ MOTOHASHI K. Licensing or not licensing? An empirical analysis of the strategic use of patents by Japanese firms ［J］. Research Policy, 2008,37(9)：1548－1555.

［10］ KANI M, MOTOHASHI K. Understanding the technology market for patents：New insights from a licensing survey of Japanese firms ［J］. Research Policy, 2012,41(1)：226－235.

［11］ HU YS, MCNAMARA P, MCLOUGHLIN D. Outbound open innovation in bio-pharmaceutical out-licensing ［J］. Technovation, 2015,35(46)：46－58.

［12］ ANAND BN, KHANNA T. The structure of licensing Contracts ［J］. Journal of Industrial Economics, 2000,48(1)：103－135.

［13］ ARORA A, CECCAGNOLI M. Patent Protection, complementary Assets, and Firms' Incentives for Technology Licensing ［J］. Management Science, 2006,52(2)：293－308.

［14］ 王元地,刘凤朝,潘雄锋.专利许可、技术学习与企业创新能力成长[J].研究与发展管理,2012,24(5)：55－63.

［15］ 胡欣悦,李媛媛,汤勇力.基于网络分析的中国跨区域专利许可关系研究[J].技术经济,2015,34(6)：1－6.

［16］ 漆苏.杨为国.专利许可实施权转让研究[J].科研管理.2008,29(6)：89－91.

［17］ 曹博.专利许可的困境与出路[D].重庆：西南政法大学,2012.

［18］ 倪静云,蔡勇,徐嘉辰,等.专利许可与中药国际化发展的策略探讨[J].中草药,2013,44(21)：3080－3083.

［19］ 周嘉,董丽,曹婷.浅析我国医药企业的专利转化[J].中国新药杂志,2013,22(16)：1864－1867.

［20］ 牛利双.专利实施许可类型化研究[J].今日湖北(中旬刊),2013(7)：15.

［21］ 张米尔,张美珍,冯永琴.技术标准背景下的专利池演进及专利申请行为[J].科研管理,2012,33(7)：67－73.

［22］ 李岩,陈燕,孙全亮.构建我国企业专利池的策略及运作模式研究[J].知识产权,2013,23(10)：83－89.

［23］ ANSELIN L, VARGA A, ACS Z. Local Geographic Spillovers between University Research and High Technology lnnovatians ［J］. Journal ofUrban Economics, 1997,42：422－448.

［24］ 罗发友.中国创新产出的空间分布特征与成因[J].湖南科技大学学报,2004,7(6)：76－81.

［25］ 刘凤朝,潘雄锋.我国八大经济区专利结构分布及其变动模式研究[J].中国软科学,2005(6)：96－100.

［26］ 毛昊,刘澄,林瀚.中国企业专利实施和产业化问题研究[J].科学学研究,2013,31(12)：1816－1825.

［27］ SHANE S, VENKATARAMAN S. Guest editors' introduction to the special issue on technology entrepreneurship ［J］. Research Policy, 2003,32(2)：181－184.

［28］ NOVELLI E. An examination of the antecedents and implications of patent scope ［J］. Research Policy, 2015,44(2)：493－507.

［29］ TONG XS, FRAME JD. Measuring national technological performance with patent claims data ［J］. Research Policy, 1994,23(2)：133－141.

第七章
中药专利转移及影响因素分析

第一节　专利转移概述

党的十八大提出了创新驱动发展战略,这意味着由投资与要素推动的经济高速增长方式要转变为以技术创新和管理创新驱动的中高速增长方式,这其实是要求经济结构不断地优化升级,加强科技成果转化是转变经济增长方式的需要,也是保持中国经济发展呈现新常态的需要。专利转移作为实现技术成果转化的一种重要方式之一,其研究意义已不言而喻。

通过对现有文献的分析发现,技术转移研究主要集中在如下几个方面：① 国外实施技术转移的方法。Moira Decter 等人的研究对比英国与美国的高校与企业之间的技术转移;李小丽研究三螺旋模型下美国大学专利技术转移机构的动态演进及其启示;饶凯对瑞士大学专利技术转移进行研究。② 专利转移数量与转移主体的关系。蒋君等人以美国胰岛素领域为研究对象,对企业技术转移关系进行研究;陈妍等人以对我国专利制度的理论分析为切入点,探究中国语境下专利权利转移的核心问题并从专利权利转移维度提出专利制度本土化建议。③ 技术转移存在的问题。肖国华等人进行面向专利技术评估的专家维基系统建设研究。④ 技术转移的评价指标。肖国华等人对我国专利技术转移评价指标设计及应用研究。⑤ 如何促进技术转移、提高专利的转化率。如张慧等人的研究论高校专利技术转移及产业化;宋东林等人对高校专利技术转移模式分析进行研究。⑥ 专利技术转移的作用。Ginarte 和 Park 研究了 1960—1990 年间,以专利技术转移为代表的知识产权与某些国家经济增长之间的关系,从而更好地指导研发和物资资本的激励投入;卞雅莉利用时间序列研究了专利技术转移对企业研发的贡献度;魏剑等人研究了中国专利产出与科研经费、人员投入之间的关系,并且对专利产出、专利技术转移与经济增长的关系进行实证检验;温芳芳通过专利技术转移的时间分布来识别专利的潜在市场价值。

一、专利转移概念

关于专利转移的相关概念，很多学者也从不同角度进行了解释。韩夏介绍了专利技术转移是技术、法律、经济的"结合体"，是指专利技术从一个地方以某种形式转移到另一个地方，最后能完成技术成果的转化，转化为现实的市场生产力，包括发明专利、实用新型专利、外观设计专利的应用和推广。用公式可以表述成：技术+专利权+专利技术贸易=（企业的）竞争力。周嘉等人从专利转让的角度切入，认为专利转让是指专利所有权的出售，专利权人作为转让方，将其发明创造专利的所有权或将持有权转移给受让方，受让方支付约定价款，是所有权的转移，企业在该过程中直接以专利转让费用来获取经济回报。

从已有文献可以看出，很多学者并没有对专利转移和专利转让的概念作出明确区分，甚至一些人混淆了二者的概念。根据《专利法》第十条的规定：专利申请权和专利权可以转让。《专利法实施细则》第十四条第一款指出除依照《专利法》第十条规定转让专利权外，专利权因其他事由发生转移的，当事人应当凭有关证明文件或者法律文书向国务院专利行政部门办理专利权转移手续。从这些相关规定中可以看出，专利转让和专利转移是两种不同的概念，从覆盖范围方面来说，专利转移包括专利转让。这一点从《专利审查指南》第一部分第一章 6.7.2.2（2）中也可以看出，该条款指出申请人（或专利权人）因权利的转让或者赠与发生权利转移提出变更请求的，应当提交转让或者赠与合同。因此，本章认为，专利转移是专利申请权人（或专利权人）将专利的所有权全部转移给受让人的一种过程，而关于是否涉及专利转移费用则要看具体发生了哪种方式的转移。而对于专利转让，它是指专利转化主体出售其占有的全部权利，即发生了买卖行为。当专利主体将受专利保护的发明的全部独占权，不加时间限制或任何额外条件而转让给他人时就发生了专利转让，从企业的角度来说，专利转让就是企业为了获得专利经济效益以及事业发展的转变而采取的一种专利权利转移手段，所以专利转让也可以称为专利出售，这种定义可以更明确专利转让与专利转移之间关系。

二、专利转移类型

通过相关法律可以看出，专利转移包含专利转让、赠与及继承等方式，是专利申请权人（或专利权人）将专利的所有权全部转移给受让人的过程。对于因专利转让而发生的权利转移，转让人要与受让人之间签订专利转让合同，同时转让人可以从受让人那里获得一定的专利转让费作为回报；而对于赠与或继承等方式，专利权人则一般不会涉及费用的问题。所以不难理解，大多数企业主要以专利转让这一方式进行专利转移，从而获得更多的经济利益。

专利许可与专利转移也存在着显著的差异，主要的不同在于专利许可是专利权人赋予被许可人实施专利的权利，许可方仍然享有专利的所有权；而专利转移则是一旦发生专利权的转移，原专利权人就不再对该专利拥有任何权利，受让方即成为该专利的新的所有者,有权行使专利权的所有权利。

三、中药专利转移数据来源

本章选取 1985—2011 年申请的专利作为研究样本。在国家知识产权局专利信息服务平台,以分类号 A61K 进行检索,截止到 2011 年,共包括 1 530 家拥有授权中药发明专利的企业,4 342 件授权中药发明专利,其中法律状态包含转移的专利共计 1 038 件,作为本章研究的数据样本。

第二节　中药专利转移演进过程分析

近些年来,中国中药产业专利数量总体有了大幅提升,专利转移数量也日趋增加,制药企业之间的技术交流更加频繁密切。图 7-1 给出的是我国中药企业发明专利申请时间和转移量与专利发生转移时间和转移量的比较图,从图中可以看出,中药企业的专利转移存在着一定的时间滞后问题。

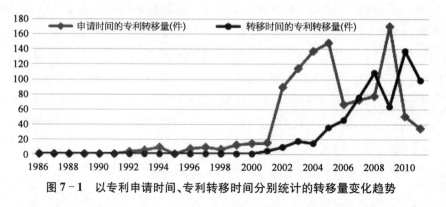

图 7-1　以专利申请时间、专利转移时间分别统计的转移量变化趋势

然而,这种单纯数量上的改变并不能准确表明中药企业技术流动的变化状态及路径。因此,同专利许可演进过程的分析一致,本节仍是引用高锡荣等人的突变级数法,对中国中药产业以企业为主体的专利转移数据进行分析,以获得中药企业技术流动状态随时间演进的趋势。表征技术流动状态的专利转移指标,可以细分为专利转移数量和专利转移质量两个维度。其中,专利转移数量是中药企业在一定时期内的专利转移总量,专利转移质量是中药企业在一定时期内发生转移的企业数量以及省(自治区、直辖市)数量。据此,构建中国中药企业技术流动状态的突变级数评价模型,如图 7-2 所示。

模型的处理过程在上一章已做描述,这里不再赘述。图 7-3 给出的是专利转移发展的两次飞跃与三个阶段。从中可以看出,专利转移的发展总体趋势呈稳步上升的趋势,但从图中并不能直观地识别出专利转移突变和跃迁的时间点,因此进一步做 K-均值聚类分析。

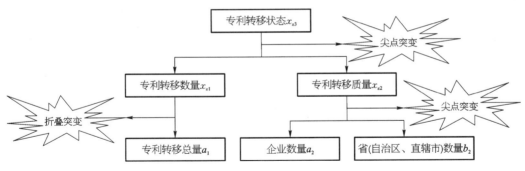

图7-2　中药企业专利转移状态的突变级数评价模型

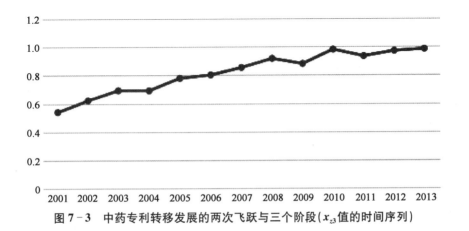

图7-3　中药专利转移发展的两次飞跃与三个阶段(x_{z3}值的时间序列)

　　表7-1给出了突变级数模型各步骤的统计结果。由表7-1中的排名可知,中药产业技术流动状态整体呈波动性增强态势。根据K-均值聚类结果,2001年和2002年被聚为第一类,聚类中心为0.5808;2003—2006年被聚为第二类,聚类中心为0.7423;2007—2013年被聚为第三类,聚类中心为0.9319。聚类结果的方差分析显示,F统计量为39.423,显著性水平为0.000,即三个类别之间存在显著性差异,应当相互分离。因此得知,中药产业的专利转移状态在2003年和2007年分别发生了状态的跃升及突变,2007年之后趋于稳定增强状态。

表7-1　专利转移突变级数模型各步骤数据结果统计

步　骤	2001	2002	2003	2004	2005	2006	2007	2008	2009	2010	2011	2012	2013
专利转移总量的正规化值 a_1	0.02	0.05	0.09	0.09	0.19	0.24	0.40	0.62	0.41	0.87	0.61	0.79	0.02
发生专利转移的企业数量正规化值 a_2	0.04	0.07	0.15	0.17	0.36	0.38	0.40	0.62	0.70	1.00	0.82	0.99	0.04

（续表）

步　骤	2001	2002	2003	2004	2005	2006	2007	2008	2009	2010	2011	2012	2013
发生专利转移的省（自治区、直辖市）数量正规化值 b_2	0.13	0.25	0.46	0.42	0.67	0.67	0.71	0.79	0.79	0.92	1.00	1.00	0.13
a_1 的归一化值 x_{a1}（其综合值 $x_{z1} = x_{a1}$）	0.14	0.23	0.31	0.31	0.43	0.49	0.63	0.79	0.64	0.93	0.78	0.89	0.14
a_2 的归一化值 x_{a2}	0.19	0.27	0.39	0.41	0.60	0.62	0.64	0.79	0.84	1.00	0.91	0.99	0.19
b_2 的归一化值 x_{b2}	0.50	0.63	0.77	0.75	0.87	0.87	0.89	0.93	0.93	0.97	1.00	1.00	0.50
x_{a2} 与 x_{b2} 的综合值 x_{z2}	0.34	0.45	0.58	0.58	0.74	0.75	0.76	0.86	0.88	0.99	0.95	1.00	0.34
x_{z1} 的归一化值 x_{a3}	0.38	0.48	0.55	0.55	0.66	0.70	0.79	0.89	0.80	0.97	0.88	0.94	0.38
x_{z2} 的归一化值 x_{b3}	0.70	0.77	0.84	0.83	0.90	0.91	0.91	0.95	0.96	1.00	0.98	1.00	0.70
x_{a3} 与 x_{b3} 的综合值 x_{z3}	0.54	0.62	0.69	0.69	0.78	0.80	0.85	0.92	0.88	0.98	0.93	0.97	0.54
排名	13	12	10	11	9	8	7	5	6	2	4	3	1
K-均值聚类	1	1	2	2	2	2	3	3	3	3	3	3	3

第三节　中药专利转移区域分布

中药在我国有着两千年的历史，专利制度在我国实施已三十载，我国不同地区中药专利的发展状况呈现差异化，不仅表现在中药专利数量不同，也表现在中药专利流动状态不同。已有研究发现我国专利结构的优化呈现区域不平衡，专利产出存在聚集的现象，那么，我国的中药产业专利是否同样存在这种现象，中药专利流动状态如何，形成了怎样的区域格局是一个令人感兴趣的问题。本节使用申请日为1985—2011年且申请人为企业的中药专利数据为样本，研究中药专利在我国省级区域间的转移情况。

一、中药专利转移数量地域分布

图7-4给出了各省（自治区、直辖市）专利转移数量，从图中可以看出各省（自治区、

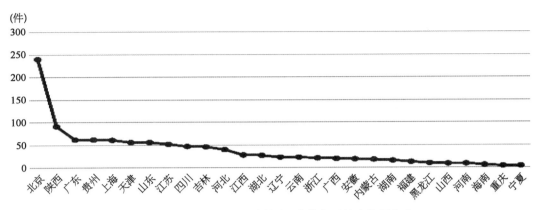

图7-4 各省(自治区、直辖市)中药专利转移数量分布

直辖市)间的专利转移量存在着较明显的差异,其中北京以241件遥遥领先。

二、中药专利转移数量区域分布

将以上各省(自治区、直辖市)的中药专利转移量按照东中西部区域划分,如图7-5~图7-7所示。从三个图中可以看出,专利转移数量排名前十的为:北京239件,陕西90件,广东61件,贵州61件,上海60件,山东55件,天津55件,江苏51件,四川46件,吉林45件;其中6个位于东部地区,1个位于中部地区,3个位于西部地区。

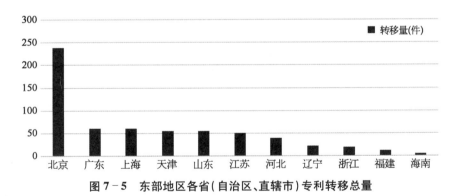

图7-5 东部地区各省(自治区、直辖市)专利转移总量

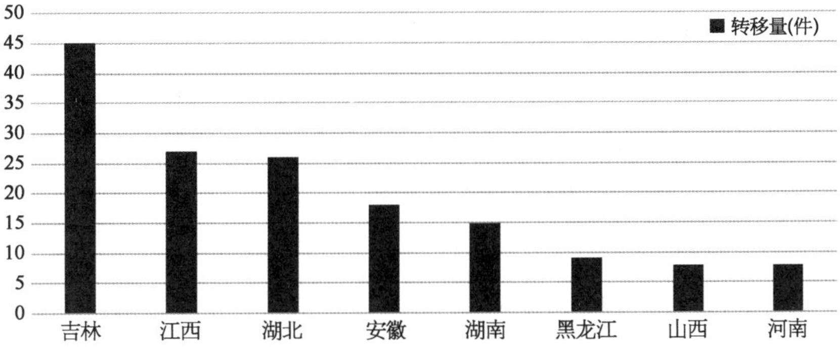

图7-6 中部地区各省(自治区、直辖市)专利转移总量

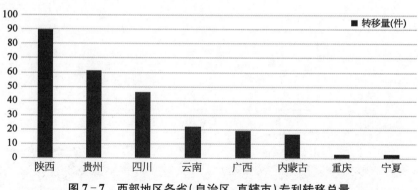

图7-7 西部地区各省(自治区、直辖市)专利转移总量

为了提供更详细的分析,本章将地理区域进一步细分为华北、华东等七个区域,如表7-2所示。其中华北地区以358件总专利转移数遥遥领先,华东和西南地区分别以217件和132件位列第二、第三。

表7-2 七大区域专利转移量及平均每省(自治区、直辖市)转移量

区　域	总转移量(件)	比例(%)	平均每省(自治区、直辖市)转移量(件)
华　北	358	34.56	72
华　东	217	20.95	36
西　南	132	12.74	33
西　北	93	8.98	47
华　南	85	8.20	28
东　北	76	7.34	25
华　中	76	7.34	19

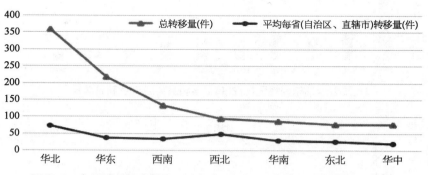

图7-8 各区域总转移量及平均每省(自治区、直辖市)转移量趋势比较

从图7-8中可以看出,华北地区总转移量最高,占总量的34.56%;东北地区和华中地区总转移量最低,分别只占了总量的7.34%。西北地区虽然总转移量不如华东和西南地区高,但平均每省(自治区、直辖市)转移量却高于华东和西南地区。东北地区和华中地区总专利转移量持平,但东北地区的平均每省(自治区、直辖市)转移量要高于华中地区。

由以上数据可得知：首先，经济较发达地区中药专利转移水平高，良好的经济、贸易基础有利于专利的转移；其次，专利交易平台较多且颇具规模的地区中药专利转移水平高，良好的交易平台促进了专利经济价值的实现；最后，中药生产企业较多的地区中药专利转移水平高，专利是企业的核心竞争力，而专利转移作为推动企业技术成果转化的重要途径，是企业发展的重要力量。

三、中药专利转移区域发展差异和影响因素分析

（一）中药专利转移社会网络的构建与分析

图7-9为中药专利转移区域格局网络图，转移网络将专利转移分为省（自治区、直辖市）内转移和省（自治区、直辖市）外转移两类，图中节点大小用以表示省（自治区、直辖市）内转移的数量，连线箭头方向表示省（自治区、直辖市）外转移的技术流向。

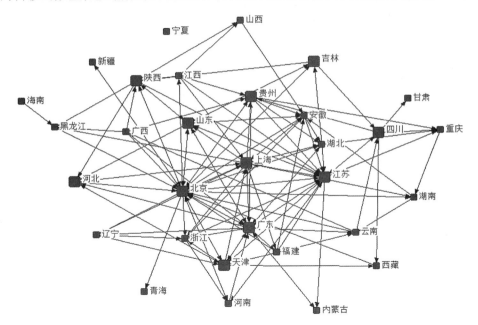

图 7-9　中药专利转移区域格局网络图

1. **转移网络节点大小的分析**　在以制药企业为主体的中药专利转移样本中，省（自治区、直辖市）内转移是转移的最主要方式，占比达63.03%。中药专利省（自治区、直辖市）内转移数量最高的前六位省（自治区、直辖市）是陕西、北京、贵州、山东、广东、天津。其中，只有宁夏的中药专利转移全部为省（自治区、直辖市）内转移，对其他区域的中药专利技术贡献为0。

2. **转移网络连线方向的分析**　从网络图中可知宁夏在中药专利技术流动中是完全独立的，既无技术流出，也无技术流入。海南、甘肃、新疆、青海只存在单向流入式技术转移。相反，北京、上海、广东、江苏、安徽、贵州、天津、山东、陕西等连线比较密集，是我国以制药企业为主体的中药专利技术转移的中心。

（二）中药专利转移各省（自治区、直辖市）重要度及影响力分析

基于转移网络中节点的技术流入和流出程度，可识别出不同节点的重要度和影响力：重要度（hubs）表示在技术接收中占据的地位，可从两个角度分析，一是净流入数量分析，二是流入技术跨省（自治区、直辖市）数量分析。影响力（authority）表示在技术发散中占据的地位，同样可从两个角度分析，一是净流出数量分析，二是流出技术跨省（自治区、直辖市）数量分析。

表7-3显示的重要度排名中，无论是从中药技术省（自治区、直辖市）外流入数量还是从流入技术跨省（自治区、直辖市）数量上看，江苏、北京、广东、上海都具有重要地位，吸纳中药技术的能力强，其余出现在表7-3中的省（自治区、直辖市）在吸纳中药技术能力方面也是不可忽视的作用。影响力排名中，无论是从中药技术省（自治区、直辖市）内流出数量还是流出技术跨省（自治区、直辖市）数量上看，同样是北京、上海、广东、江苏在中药技术输出方面作用大，其余出现在表中的省（自治区、直辖市）在输出中药技术方面也具有不可忽视的作用。值得注意的是，中药专利转移中，技术输出作用大的省（自治区、直辖市）同样也是技术输入作用大的省（自治区、直辖市），这表明北、上、广、苏在中药专利转移方面居于活跃的核心地位。此外，通过对净转移量的分析，发现除江苏、山东有很大的净流入量，北京、陕西有较大的净流出量外，其余省（自治区、直辖市）中药专利技术的流动近似均衡状态，没有出现很大的技术流动逆差或顺差。

表7-3　中药专利转移重要度和影响力排名

顺序	重要度排名		影响力排名	
	省（自治区、直辖市）外流入数量	流入技术跨省（自治区、直辖市）数量	省（自治区、直辖市）内流出数量	流出技术跨省（自治区、直辖市）数量
1	江苏 153	北京 17	北京 185	北京 19
2	山东 48	江苏 13	陕西 30	广东 13
3	北京 32	广东 12	上海 23	上海 12
4	广东 23	上海 9	广东 19	江苏 11
5	上海 23	安徽 8	江苏 18	天津 9

第四节　中药专利转移技术领域分布

国家知识产权局对发生转移的专利IPC主分类号进行备案，通过对以制药企业为主体的中药转移专利IPC主分类号的统计，发现1 037件发生转移的中药专利中，有808件其主分类号归属于A61K36/00这一大组下的109个小组（A61K36/00含有来自藻类、苔藓、真菌或植物或其派生物，例如传统草药的未确定结构的药物制剂），在总体中占比

77.92%,80件归属于A61K9/00这一大组下的16个小组,占比7.71%,68件归属于A61P这一小类下的26个小组,占比6.56%。这三种分类号囊括的专利数量占全部转移专利的92.19%,因此,对这三种分类号的解析可以获取大量的中药转移专利信息。表7-4是对A61K36/00大组下数量占比之和近50%的小组的统计。表7-5是对A61K9/00大组(以特殊物理形状为特征的医药配制品)和A61P亚类(化合物或药物制剂的特定治疗活性)下占比之和近50%的小组的统计。

表7-4中专利的主分类号有的定义到了科,有的定义到了属,科是属的上一级概念,因此表7-4的统计存在轻微的相互交叉现象。从表7-4可知,包括地黄属、沿阶草属、姜黄属在内的14个属,以及包括禾本科、百合科、唇形科在内的10个科是技术转移中的核心植物品种。从表7-5可知,丸剂、锭剂、片剂、胶囊制剂、块状、粒状、微珠状是中药技术转移中的主要剂型;治疗心血管系统、消化道或消化系统、呼吸系统、泌尿系统疾病的药物是中药技术转移中的重要药物。

表7-4　A61K36/00下占比之和近50%的小组

小组	含义	专利数量占比(%)	小组	含义	专利数量占比(%)
36/804	地黄属	7.43	36/808	玄参属	0.99
36/8968	沿阶草属	4.08	36/756	黄檗属	0.87
36/9066	姜黄属	3.59	36/899	禾本科	2.97
36/9068	姜属	2.97	36/896	百合科	2.85
36/8945	薯蓣属	2.35	36/53	唇形科	1.86
36/537	鼠尾草属	2.35	36/898	兰科	1.61
36/8969	黄精属	1.86	36/906	姜科	1.49
36/258	人参属	1.24	36/71	毛茛科	1.49
36/815	枸杞属	1.24	36/884	泽泻科	1.49
36/481	黄芪属	1.11	36/73	蔷薇科	1.36
36/752	柑橘属	1.11	36/889	棕榈科	1.11
36/8888	半夏属	0.99	36/888	天南星科	1.11

表7-5　A61K9/00和A61P下占比之和近50%的小组

大组	小组	含义	专利数量占比(%)
A61K9/00	9/20	丸剂、锭剂或片剂	25
	9/16	块状、粒状、微珠状	22.5
	9/48	胶囊制剂	11.25
A61P	9/00	治疗心血管系统疾病的药物	19.12
	1/00	治疗消化道或消化系统疾病的药物	8.82
	11/00	治疗呼吸系统疾病的药物	8.82
	13/00	治疗泌尿系统的药物	8.82

第五节　中药专利转移时机选择

专利转移包括申请权转移和专利权转移两种方式,两种转移方式均具有不可忽视的价值。本节以专利授权时间为基准,对专利(申请)权转移时机进行统计,若为专利申请权转移,则转移时机为负值,若为专利权转移,则转移时机为正值。图7-10为中药产业专利转移时机分布图。由图7-10可知,专利转移时机曲线呈山峰形,专利授权前2年至专利授权后5年这一时期,是企业中药专利转移的活跃时期,81.79%的专利转移发生在这一时间段内;中药专利在获得授权5年之后发生转移的概率大大降低,并且随着时间的进一步推移,转移概率持续降低,最终趋于0。

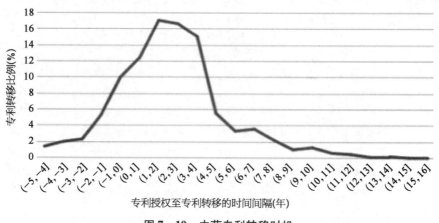

图 7-10　中药专利转移时机

因此,企业必须要充分把握好专利转移的时机,这样一方面可以节省时间和精力,另一方面也可以增大专利转移的成功率,为企业带来更多的收益。

第六节　中药专利转移主体分析

一、专利转移实施主体分析

专利转移主体涉及两类,即让与人和受让人。本节主要针对专利转移主体的让与人进行详细分析。

本节通过网络图对中药产业以企业为主体的专利转移的主体关系进行研究,为能使主体之间的关系清晰呈现,本节截取部分具有代表性的主体进行分析,如图7-11所示。整体而言,企业间技术转移关系极为分散孤立,状态不够活跃,处于技术转移的初级阶段。最主要的技术转移发生在企业内部,表现为集团内部子公司之间的互相转移以及子公司与母公司之间的技术转移,如图7-11中扬子江药业集团有限公司,向扬子江药业集团四川海蓉药业及扬子江药业集团上海海尼药业的技术转移,成都康弘制药有限公司和成都康弘科技实业(集团)有限公司之间的技术双向流动。较为复杂的技术转移表现为将多个企业的专利吸收或者自身专利向多个企业扩散,如杨凌东科麦迪森制药的专利分别转移到陕西东利一制药、江西博士达药业和保定步长天浩制药三家企业;重庆希尔安药业的专利分别转移到成都精勤卓越药物和湖南德康制药两家企业;修正药业集团吸收了吉林天药科技和吉林本草堂制药两家企业的专利,并且向吉林修正药业新药开发企业扩散专利。此外,比较常见的转移关系表现为两家企业之间的单向转移。比较特殊的是存在个别企业转向个人后又转向企业的情况,如北京神农坛医药将专利转给个人,个人又将此专利转移给天津天士力之骄药业;太阳石(唐山)药业将专利转向个人后,个人又将此专利转回太阳石(唐山)药业。此外还存在专利由企业转向医院这种个例。

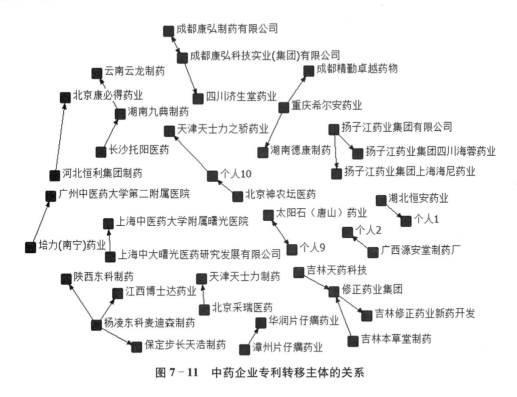

图7-11 中药企业专利转移主体的关系

二、专利转移主要企业分析

本节根据企业专利转移数量进行排序,对专利转移数量≥4的相关企业信息进行收集汇总,如表7-6所示。

表 7-6 专利转移数量 ≥4 的相关企业信息汇总表

序号	专利申请人	专利转移数量	企业性质	省(自治区、直辖市)	地区	企业成立时间	企业年龄(月)	注册资金(万元)	批准文号数量
1	山东绿叶制药股份有限公司	54	含外国资产	山东	华东	1994/6/8	216	27 180	1
2	天津天狮生物发展有限公司	39	有限责任公司(台港澳与境内合资)	天津	华北	1998/3/27	171	6 891 (汇率:6.891)	43
3	江西百神药业股份有限公司	15	纯内资	江西	华东	2002/5/21	121	5 625	71
4	河北以岭医药研究院有限公司	14	纯内资	河北	华北	2001/4/19	134	508	0
5	贵州奥特药业有限公司	13	纯内资	贵州	西南	1997/7/26	179	549.3	5
6	贵州神奇制药有限公司	13	纯内资	贵州	西南	2002/2/28	124	50	44
7	吉林天药科技股份有限公司	12	纯内资	吉林	东北	2001/2/7	136	4 380	18
8	南宁市维威制药有限公司	12	纯内资	广西	华南	1997/10/23	176	5 000	56
9	上海玉森新药开发有限公司	12	纯内资	黑龙江	东北	2003/5/7	109	650	0
10	江苏中康药物科技有限公司	11	纯内资	江苏	华东	2001/3/16	135	100	0
11	广西仙草堂制药有限责任公司	10	纯内资	广西	华南	2002/6/19	120	1 000	2
12	贵阳云岩西创药物科技开发有限公司	10	纯内资	贵州	西南	2004/6/16	96	10	0
13	陕西九州生物科技股份有限公司	9	股份有限公司(非上市、自然人投资或控股)	陕西	西北	2001/8/9	130	12 000	1

（续表）

序号	专利申请人	专利转移数量	企业性质	省(自治区、直辖市)	地区	企业成立时间	企业年龄（月）	注册资金（万元）	批准文号数量
14	北京北大药业有限公司	9	纯内资	北京	华北	1980/10/1	380	403	3
15	成都康弘制药有限公司	9	纯内资	四川	西南	1992/12/28	234	8 000	14
16	岐黄药业科技投资有限责任公司	8	纯内资	北京	华北	1998/1/12	173	3 000	4
17	漳州片仔癀药业股份有限公司	8	纯内资（且为国有或集体形式）	福建	华东	1999/12/28	150	16 088.46	43
18	沈阳红药集团股份有限公司	8	股份有限公司（台港澳与境内合资、未上市）	辽宁	东北	1999/12/06	150	6 000	0
19	山东步长制药股份有限公司	7	含港澳台资产	山东	华东	2001/5/10	133	61 200	60
20	西安中科生物有限公司	7	纯内资	陕西	西北	2005/6/10	84	50	4
21	中山市中智药业集团有限公司	7	含港澳台资产	广东	华南	1993/3/5	231	3 000	1
22	成都中汇制药有限公司	7	纯内资	四川	西南	2002/7/22	119	6 050	1
23	蚌埠丰原涂山制药有限公司	6	纯内资	安徽	华东	2008/9/3	45	186	20
24	吉林省辽源亚东药业股份有限公司	6	纯内资	吉林	东北	1998/1/5	173	4 310.6	0
25	湖南汉森制药有限公司	5	含外国资产	湖南	华中	1993/1/16	160	2 108	0
26	昆明滇虹药业有限公司	5	含外国资产	云南	西南	1999/12/30	150	20 512.82	13
27	深圳太太药业有限公司	5	纯内资	广东	华南	2002/9/18	117	10 000	5
28	四川宇妥藏药药业有限责任公司	5	纯内资	四川	西南	2003/9/12	105	1 000	4

（续表）

序号	专利申请人	专利转移数量	企业性质	省（自治区、直辖市）	地区	企业成立时间	企业年龄（月）	注册资金（万元）	批准文号数量
29	杨凌东科麦迪森制药有限公司	5	纯内资	陕西	西北	2004/6/23	96	8 000	1
30	安徽省泽平制药有限公司	5	纯内资	安徽	华东	2001/12/12	126	49.6	1
31	贵州世禧制药有限公司	5	纯内资	贵州	西南	2003/5/13	109	4 800	6
32	云南本善制药有限公司	5	纯内资	云南	西南	1997/6/4	180	2 142.86	0
33	北京和润创新医药科技发展有限公司	5	纯内资	北京	华北	2007/2/16	64	200	0
34	贵州本草堂药业有限公司	5	纯内资	贵州	西南	1998/9/18	165	50	0
35	南京中山制药有限公司	4	纯内资	江苏	华东	1992/12/28	234	9 714.31	22
36	宁夏启元药业有限公司	4	纯内资	宁夏	西北	2001/1/21	137	29 291	136
37	三金集团湖南三金制药有限责任公司	4	有限责任公司（自然人投资或控股的法人独资）	湖南	华中	2000/1/19	149	16 000	26
38	上海中药制药技术有限公司	4	其他有限责任公司	上海	华东	2000/6/23	144	1 661	24
39	浙江大学药业有限公司	4	含外国资产	浙江	华东	2000/3/8	147	8 000	1
40	中奇制药技术(石家庄)有限公司	4	含港澳台资产	河北	华北	2003/4/25	110	3 975.47	2
41	成都地奥制药集团有限公司	4	纯内资	四川	西南	1988/8/25	286	72 800	4
42	大百汇生物科技(深圳)有限公司	4	有限责任公司（台港澳法人独资）	广东	华南	2001/12/21	126	79	1

（续表）

序号	专利申请人	专利转移数量	企业性质	省（自治区、直辖市）	地区	企业成立时间	企业年龄（月）	注册资金（万元）	批准文号数量
43	广州康臣药业有限公司	4	含港澳台资产	广东	华南	1997/12/29	174	30 000	4
44	天津飞鹰制药有限公司	4	有限责任公司（中外合资）已注销	天津	华北	1995/1/20	209	2 115	0
45	北京世纪博康医药科技有限公司	4	纯内资	北京	华北	2005/9/7	81	500	0
46	广东顺峰药业有限公司	4	有限责任公司（非自然人投资或控股的法人独资）	广东	华南	1997/1/23	185	1 228	0

　　如图 7-12 所示，中药专利转移数量大于等于 4 的制药企业共有 46 家，其中专利转移数量位于 4~9 区间的企业共 34 家，位于 10~19 区间的企业有 10 家，位于 20 以上区间的企业有 2 家。

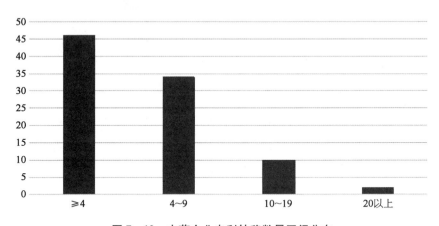

图 7-12　中药企业专利转移数量区间分布

　　在企业性质方面，多为有限责任公司（自然人投资或控股的法人独资），含少量股份有限公司（非上市、自然人投资或控股）、纯内资（且为国有或集体形式）以及含港澳台资产或含外国资产的公司。

　　在地区分布方面，东北地区 4 家，华东地区 10 家，华中地区 2 家，华北地区 8 家，华南地区 7 家，西北地区 4 家，西南地区 11 家，见图 7-13。

　　在企业年龄方面，5 年以下（0~60 区间）的企业有 1 家，5~10 年（61~120 区间）的企

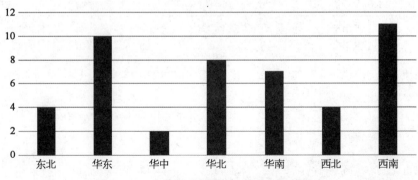

图 7 - 13　中药转移数量≥4 的企业区域分布

业有 12 家,10~15 年(121~180 区间)的企业有 17 家,15~20 年(181~240 区间)的企业有 14 家,20 年以上(241 以上区间)的企业有 2 家,因此专利转移较多的企业年龄多为 5~20 年,如图 7 - 14 所示。

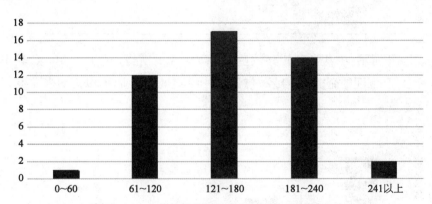

图 7 - 14　中药转移数量≥4 的企业年龄(月)分布

　　在注册资金方面,位于 100 万元以下的企业有 7 家,101 万元~1 000 万元区间的企业有 9 家,1 001 万元~10 000 万元区间的企业有 21 家,10 001 万元以上企业有 9 家,因此注册资金处于千万级别的企业是中药专利转移的主要单位,如图 7 - 15 所示。

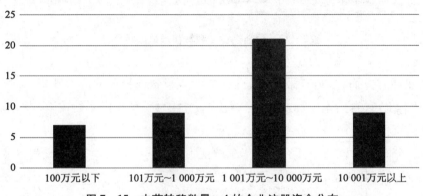

图 7 - 15　中药转移数量≥4 的企业注册资金分布

在批准文号数量方面,有 13 家企业无任何中药领域批准文号,有 18 家企业中药批准文号数量在 1~5 区间,有 3 家企业中药批准文号数量在 6~15 区间,4 家企业中药批准文号数量在 16~25 区间,4 家企业中药批准文号数量在 26~50 区间,4 家企业中药批准文号数量在 50 以上,如图 7-16 所示。

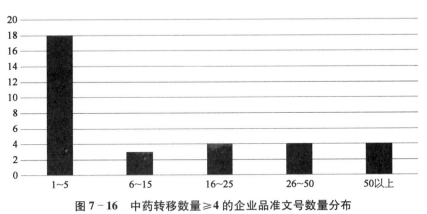

图 7-16　中药转移数量≥4 的企业品准文号数量分布

第七节　中药专利转移影响因素分析

一、指标选取及结果预测

专利转移受到多种因素影响,本节仍以企业外部维度因素、企业内部维度因素和专利维度因素作为自变量。为了提供更好的解释,本节建立了相对简单的指标评价体系及模型,表 7-7 给出了各因素的代表变量、计算方法及预测关系。

表 7-7　各变量计算方法及预测

因素类型	变量	计算方法	变量类型	预测关系
控制变量	企业年龄(月)	企业成立时间至企业注销(吊销)或至 2012 年 6 月 30 日期间包含的月数	分类	+
企业外部因素	技术潜在需求	用公司持有中药专利的平均被引次数表示	分类	+
	技术市场竞争程度	赫芬达尔集中指数	分类	−
企业内部因素	技术人员投入力度	平均发明人数量	分类	+
	企业生产能力	企业批准文号数量	分类	+
专利因素	技术科学性	平均审查员引证非专利文献数量	分类	+
	技术覆盖范围	平均 IPC 号数量	分类	+
	技术保护复杂度	平均权利要求数量	分类	+

二、描述性统计及差异性检验

图7-17为未发生专利转移企业与发生专利转移企业的各指标均值雷达图。表7-8为未发生专利转移企业与发生专利转移企业的指标描述及差异性检验表。

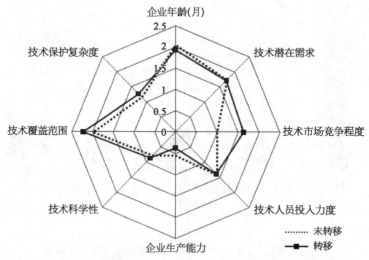

图7-17 未发生专利转移企业与发生专利转移企业的各指标均值

在企业年龄(月)、技术潜在需求、技术人员投入力度、企业生产能力等指标方面,未发生专利转移企业的均值要大于发生专利转移企业的均值;而在技术市场竞争程度、技术科学性、技术覆盖范围以及技术保护复杂度等指标方面,发生专利转移企业的均值大于未发生专利转移企业的均值。

同时两独立样本K-S检验结果显示,在除技术人员投入力度和技术科学性之外的其余变量方面,两类企业数据在总体分布上均存在显著性差异。因此从数据方面来看,可以得出企业年龄(月)越小、技术潜在需求越小、技术市场竞争越大、企业生产能力越小、技术覆盖范围越广、技术保护复杂度越高的企业其专利越容易转移这一结论。

此外,企业年龄(月)和企业生产能力这两个指标的标准差较大、数据较为离散,表明我国中药企业之间的企业资历及企业生产能力有很大的区别。

表7-8 未发生专利转移企业与发生专利转移企业各指标描述及差异性检验

指 标	未发生专利转移企业			发生专利转移企业			K-S检验
	数量	均值	标准差	数量	均值	标准差	p值
企业年龄(月)	913	155.09	76.437	312	146.27	72.775	0.028
技术潜在需求	1 108	3.316 52	6.967 367	422	3.289 28	3.699 714	0.000
技术市场竞争程度	1 108	0.095 15	0.197 715	422	0.155 28	0.242 121	0.001
技术人员投入力度	1 108	2.972 69	2.180 288	422	2.907 27	2.075 149	0.929

（续表）

指　标	未发生专利转移企业			发生专利转移企业			K-S检验
	数量	均值	标准差	数量	均值	标准差	p值
企业生产能力	1 108	19.222 92	45.677 357	422	12.803 32	32.847 762	0.003
技术科学性	1 108	3.436 45	3.745 469	422	3.788 12	4.098 803	0.054
技术覆盖范围	1 108	5.358 25	3.105 819	422	5.998 68	3.053 288	0.000
技术保护复杂度	1 108	6.000 10	4.021 176	422	6.603 79	3.622 057	0.003

注：企业年龄（月）变量下未发生专利转移与发生专利转移的企业数量总和并不等于1 530,主要是由于个别企业的企业年龄（月）数据缺失导致的。

参考文献

[1] 柳卸林,何郁冰,胡坤.中外技术转移模式的比较[M].北京：科学出版社,2012.

[2] DECTER M, BENNETT D, LESEURE M. University to Business Technology Transfer- UK and USA Comparisons [J]. Technovation, 2006,27(3)：145 - 155.

[3] 李小丽.三螺旋模型下美国大学专利技术转移机构的动态演进及其启示[J].图书情报工作,2011,55(14)：36 - 41.

[4] 饶凯.瑞士大学专利技术转移研究[J].科学学与科学技术管理,2011,32(8)：39 - 43.

[5] 蒋君,凌锋,刘会景.基于专利法律状态信息分析的企业技术转移关系研究——以胰岛素为例[J].情报杂志,2014(10)：96 - 100.

[6] 陈妍,魏颖,袁红梅,等.专利法实施30年专利权利转移回溯与反思——以中药产业为研究样本[J].中草药,2015,46(18)：2823 - 2828.

[7] 肖国华,张瑞阳,唐蕙.面向专利技术评估的专家维基系统建设研究[J].情报理论与实践,2014,37(2)：117 - 121.

[8] 肖国华,王江琦,魏剑.我国专利技术转移评价指标设计及应用研究[J].情报科学,2013,31(3)：107 - 112.

[9] 张慧,王雷.论高校专利技术转移及产业化[J].研究与发展管理,2007,19(1)：125 - 128.

[10] 宋东林,付丙海,唐恒.高校专利技术转移模式分析[J].中国科技论坛,2013(3)：95 - 100.

[11] PARK WG, GINARTE JC. IPR and Economic Growth [J]. Contemporary Economic Policy, 1997(3)：51 - 61.

[12] 卞雅莉.技术转移、R&D投入与专利贡献——基于时间序列数据的实证研究[C]//Proceedings of 2010 International Conference on Management Science and Engineering, 2010.

[13] 魏剑,肖国华,王江琦.我国专利产出分析与技术转移研究[J].科技管理研究,2011,31(24)：126 - 129.

[14] 温芳芳.我国专利技术转移的时间与空间分布规律研究[J].情报理论与实践,2014,37(4)：32 - 36.

[15] 韩夏.专利技术转移中政府的职能分析[D].南京：南京师范大学,2011.

[16] 周嘉,董丽,曹婷.浅析我国医药企业的专利转化[J].中国新药杂志,2013,22(16)：1864 - 1867.

第八章
中药专利质押及影响因素分析

第一节　专利质押概述

近些年来,随着知识产权经济的发展,越来越多的中小企业开始将他们所拥有的专利技术作为质押担保物向银行贷款以获取所需的资金,专利权质押也就成为中小企业尤其是科技型中小企业进行融资的一种新途径。国内首例专利权质押融资成功的案例是2003年北京科净源环宇发展有限公司从北京市商业银行获得了所需的资金,然而,自此之后,虽然仍有不少的中小企业利用专利权进行融资担保,但真正能成功从银行获得贷款的却少之又少,而且近年来每年的专利申请数量呈高速增长趋势,而专利权质押融资担保的数量则还不及专利申请数量的九牛一毛。原因在于我国的专利权质押制度相对于美国、日本等发达国家起步较晚,现有的法律法规与相关的配套制度也不完善,再加上专利权本身的独特性,导致了利用专利权进行质押融资债权人需要面临较大的风险,这就降低了银行等金融机构向中小企业提供贷款的积极性,也就导致了实践中专利权质押融资难的现状。

一、专利质押概念

专利质押是专利融资途径中最常用、最主要的方式之一。专利的无形性、地域性、时间性和专有性决定了专利权的质押融资和普通的质押融资有很大区别。

关于专利质押的概念,目前也存在很多不同的观点。张魁伟等人认为专利权质押,是指为担保债权的实现,由债务人或第三人将其专利权中的财产权设定为质权,在债务人不履行债务时,债权人有权依法就该设质专利权中的财产权的变价款优先受偿的担保方式。质押权人的目的不是取得专利权,而是为了在质权实现的时候能优先得到该质押专利的变价款。中小企业在规模和资金实力上和大型企业不同,它们需要资金但获取资金的渠道有限,很多中小企业有一定的研发能力但却没有产业化实施的经济支撑,完善的专利质押融资可以帮助有一定技术实力的中小企业获得银行的资金支持,从而完成技术产业化。陆春彦提到理论上关于专利质押的两种学说:第一,权利让与说。该说认为质押权的标的仅仅限于有体物,即所谓的物上质,权利之上不可以设立质押权。即认为,权利质押的客体只能是有体物,而权利作为一种无形的财产则不能作为质押的标的。并且有学者认为权利质押"实际上不过是以担保为目的而作出的一种权利让与",也即"为担保自己债务的履行而将自己的权利暂时让与债权人"。第二,权利出质说。又称为权利标的说,认为权利质权与物上质权在本质上并无差别,所不同的是其标的而已,即物上质权是以物为标的,权利质权是以权利为标的,有体物在设质时转移的是实实在在的物体,是看得见摸得着的物体,但实质上权利也是移转占有的,只是这种移转占有表现为权利人让与的有交换价值的权利,这种权利与移转占有交换价值的物具有相同的性质。而且在以权利为标的进行设质时,债权人享有的仅仅是债务人不能清偿债务时对标的物的优先受偿权,是一种不同于出质人权利的质权,而出质的权利仍由出质人享有,因此,权利质押在性质上应是以权利为标的而设定的质押。韩广认为专利权质押,是指债务人或者第三人将其所拥有的专利权作为债权的担保,当债务人不履行债务时,债权人有权依法以该专利权折价、拍卖或变卖的价款优先受偿。

与传统的以不动产为抵押物向金融机构申请贷款的模式不同,专利质押融资是一种相对新型的融资模式,它主要指专利转化主体以其合法拥有的专利权经过评估后作为质押物,向银行等金融机构申请融资,从而获得资金援助。

二、专利质押相关法律规定

1995 年 10 月 1 日起开始施行的《中华人民共和国担保法》(以下简称《担保法》)首次确立了专利权质押融资制度。根据该法第七十五条第三款的规定:"依法可以转让的商标专用权、专利权、著作权中的财产权"可以作为质押的标的。第七十九条规定:"以依法可以转让的商标专用权、专利权、著作权中的财产权出质的,出质人与质权人应当订立书面合同,并向其管理部门办理出质登记。质押合同自登记之日起生效。"第八十条规定:"本法第七十九条规定的权利出质之后,出质人不得转让或者许可他人使用,但经出质人与质权人协商同意的可以转让或者许可他人使用。出质人所得的转让费、许可费应当向质权人提前清偿所担保的债权或者向与质权人约定的第三人提存。"可以看出,我国 1995 年实施的《担保法》对于专利权质押融资制度已经作了较为详细的规定。

《专利法》及其实施细则中均没有对专利权质押作出具体明确的规定,仅在第十条规定了专利申请权和专利权可以转让,对于专利申请权是否可以作为专利权质押的标的并没有作出明确的规定。《专利法实施细则》在其第八十九条规定了专利权的质押、保全及其解除应当在国务院专利行政部门设置的专利登记簿、专利公告上予以记载,也没有规定专利申请权是否可以质押的问题。

近年来,随着我国专利权质押融资法律法规的不断完善,国务院和各级政府也在努力出台各种有利于专利权质押融资实施的政策。2006 年,在国务院发布实施的《国家中长期科学与技术发展规划纲要(2006—2020)》中指出,要鼓励支持国家政策银行、商业银行、担保公司向高新技术企业或中小企业开展贷款及知识产权质押贷款业务。另外,其第十七条进一步明确指出,政府要鼓励和引导社会资金来建立中小企业的信用担保机构,建立资金补充机制和多层次风险分担机制。同时探索创立各种有效的担保机制,以此来解决中小企业担保抵押不足的问题。

随着专利权质押工作的进一步开展,2008 年国务院通过了《国家知识产权战略纲要》,该纲要旨在鼓励和支持企业进行知识产权市场化运作,推动专利权质押融资制度的实施。《国家知识产权战略纲要》第十二条指出,国家要积极推进企业自主创新能力的建设,加快知识产权的市场化运作,使企业成为知识产权创造和运用的真正主体。另外,为配合纲要的实施,2009 年 2 月科技部发布了《关于推动自主创新促进科学发展的意见》,5 月科技部和银监部又共同发布了《关于进一步加大对科技型中小企业信贷支持的指导意见》,2010 年 8 月工业与信息化部又同国家知识产权局联合发布了《关于确定"中小企业知识产权战略推进工程首批实施单位"的通知》,确定了 32 个城市为首批试验点。这一系列的政策性文件有效地推动了我国专利权质押融资制度的实施。

我国中药企业的整体结构特征,主要以中小型中药企业为主,所以专利质押融资对这部分企业的发展来说起着关键性的作用,对整个中药产业的发展来说也是十分重要的。近年来,很多中药企业开始纷纷通过专利质押这一手段来缓解企业资金困难等问题,中药专利质押融资开始引起了更多人的关注。

三、专利质押数据来源

本章将申请主体限制为中药企业。选取 1985—2011 年申请的专利作为研究样本。在国家知识产权局专利信息服务平台,以分类号 A61K 进行检索,时间截止到 2011 年,共包括 1 530 家拥有授权中药发明专利的企业,4 342 件授权中药发明专利,其中法律状态包含质押的专利共计 147 件,作为本章研究的数据样本。

第二节 中药专利质押演进过程分析

中药专利质押虽然在我国起步较晚,但近几年也受到了很多中小型企业的重视,图 8 - 1 给出的是我国中药企业发明专利申请时间和质押量与专利发生质押时间和质押量的比较图。从 2000—2011 年我国中药专利质押申请数量随年份变化的趋势中可以看出我国在 2001 年加入世贸组织之后,专利质押数量显著增加,2008 年前后受到全球金融危机的影响,专利质押数量有所下降,整体上的波动与前两章许可和转移数量的变化是基本一致的。还有一点需要注意的是,两条曲线的变化并不保持一致,这说明中药企业的专利质押存在着一定的时间滞后问题。

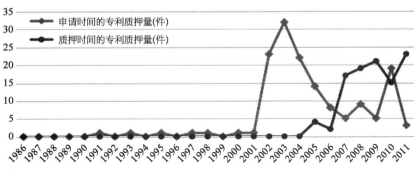

图 8 - 1　专利申请时间和质押量与专利质押时间和质押量序列

专利质押数量的变化虽然在某种程度上可以反映出中药企业的技术流动状态,但仅通过质押数量的变化并不能完全体现出中药产业技术转化的变化状态及路径,因此本节仍采用前两章提到的突变级数法,对中国中药产业以企业为主体的专利质押数据进行分析,以获得中药产业专利质押状态随时间演进的趋势。

表征技术实施状态的专利质押指标,可以细分为专利质押数量和专利质押质量两个维度。其中,专利质押数量是中药产业在一定时期内的专利质押总量,专利质押质量是中药产业在一定时期内发生质押的企业数量以及省(自治区、直辖市)数量。据此,构建中国中药产业专利质押状态的突变级数评价模型,如图 8 - 2 所示。

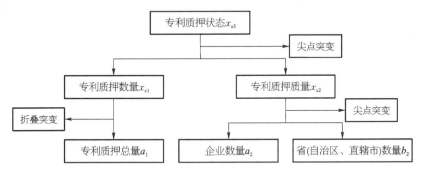

图 8 - 2　中药产业专利质押状态的突变级数评价模型

模型的处理过程在前面已做描述,这里不再赘述。各步骤结果值见表 8 - 1。

表 8 - 1　突变级数法各阶段结果值

步　骤	2001	2002	2003	2004	2005	2006	2007	2008	2009	2010	2011	2012	2013
正规化 a_1	0.00	0.00	0.00	0.00	0.16	0.08	0.68	0.76	0.84	0.60	0.92	0.72	1.00
正规化 a_2	0.00	0.00	0.00	0.00	0.13	0.06	0.50	0.44	0.56	0.56	0.69	0.75	1.00
正规化 b_2	0.00	0.00	0.00	0.00	0.14	0.07	0.43	0.21	0.21	0.43	0.43	0.43	1.00

（续表）

步骤	2001	2002	2003	2004	2005	2006	2007	2008	2009	2010	2011	2012	2013
归一化(1)x_1	0.00	0.00	0.00	0.00	0.40	0.28	0.82	0.87	0.92	0.77	0.96	0.85	1.00
归一化(1)x_{a2}	0.00	0.00	0.00	0.00	0.35	0.25	0.71	0.66	0.75	0.75	0.83	0.87	1.00
归一化(1)x_{b2}	0.00	0.00	0.00	0.00	0.52	0.41	0.75	0.60	0.60	0.75	0.75	0.75	1.00
x_{z2}	0.00	0.00	0.00	0.00	0.43	0.33	0.73	0.63	0.67	0.75	0.79	0.81	1.00
归一化(2)x_a	0.00	0.00	0.00	0.00	0.63	0.53	0.91	0.93	0.96	0.88	0.98	0.92	1.00
归一化(2)x_b	0.00	0.00	0.00	0.00	0.81	0.75	0.91	0.84	0.84	0.91	0.91	0.91	1.00
x_{z3}	0.00	0.00	0.00	0.00	0.72	0.64	0.91	0.89	0.90	0.90	0.94	0.92	1.00
排名	10	10	10	10	8	9	4	7	5	6	2	3	1
K-均值聚类	1	1	1	1	3	3	2	2	2	2	2	2	2

由表 8-1 中的排名可知,中药产业专利质押状态整体呈增强态势。为了更加清晰地展示出专利质押数量的时间变化趋势,将上表 8-1 中的 x_{z3} 值绘制成图 8-3。初步观察图 8-3 可以看出,中药专利质押在 2001—2013 年间经历了两次质的飞跃,第一次是发生在 2005 年,第二次发生在 2007 年,其中 2005 年的飞跃最为明显。这两次飞跃将中药专利质押数量的发展趋势划分为了三个阶段,第一个阶段是 2001—2004 年的低水平徘徊期,x_{z3} 值基本为 0;第二阶段是 2005—2007 年中药专利质押数量的跨越时期,x_{z3} 值飙升到 0.90 左右;第三阶段是 2008—2013 年专利质押数量的平稳发展期,x_{z3} 值稳定在 0.95 左右的水平,并呈现出继续上升的趋势。

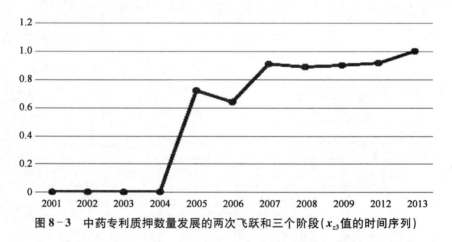

图 8-3　中药专利质押数量发展的两次飞跃和三个阶段(x_{z3} 值的时间序列)

根据 K-均值聚类结果(见表 8-2 和表 8-3),2001—2004 年被聚为第一类,聚类中心为 0.000 0;2008—2013 年被聚为第二类,聚类中心为 0.921 8;2005 年和 2006 年被聚为第三类,聚类中心为 0.678 9。聚类结果的方差分析显示,F 统计量为 879.747,显著性水平为 0.000,即三个类别之间存在显著性差异,应当相互分离。因此得知,中药产业专利质押状态在 2005 年和 2007 年分别发生了状态的跃升及突变,2007 年之后趋于稳定状态,但略有下降。

表 8-2 最终聚类中心

	聚 类		
	1	2	3
x_{z3}	0.000 0	0.921 8	0.678 9

表 8-3 ANOVA

	聚 类		误 差		F	Sig.
	均 方	df	均 方	df		
x_{z3}	1.089	2	0.001	10	879.747	0.000

第三节 中药专利质押区域分布

不同于中药专利许可和专利转移,专利质押过程并不是两个企业之间的技术流动过程,而是企业与金融机构(多指银行)之间的交易行为,所以对于专利质押的区域分布研究,本节集中于发生质押的企业的区域分布情况。

经本节研究发现,我国企业中药发明专利质押分布同样表现出区域不均衡的现象。

一、中药专利质押数量地域分布

本节统计了 2011 年以前各省(自治区、直辖市)或地区中药专利质押的数量,从而分析国内申请主体中药专利质押的地域分布情况。如表 8-4 所示,贵州以 51 件位列第一,四川以 19 件位列第二,云南和陕西分别以 18 件和 11 件分列第三和第四,其余省(自治区、直辖市)均未突破 10 件。从图 8-4 可以看出我国中药专利质押数量呈现出地域发展不均衡的现象。

表 8-4 我国各省(自治区、直辖市)中药专利质押数量

省(自治区、直辖市)	质押数	省(自治区、直辖市)	质押数
贵 州	51	辽 宁	2
四 川	19	浙 江	2
云 南	18	内蒙古	2
陕 西	11	广 东	2
天 津	10	江 苏	2
湖 南	5	安 徽	1
黑龙江	4	福 建	1
吉 林	4	甘 肃	1
北 京	4	河 北	1
广 西	3	上 海	1
重 庆	3		

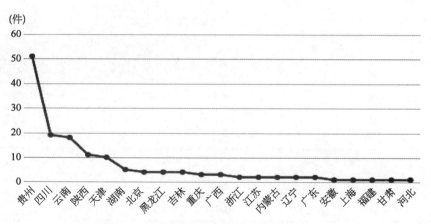

图 8-4　我国中药专利质押数量的地域分布

二、中药专利质押数量区域分布

本节按东中西部区域划分,对各地区各省(自治区、直辖市)的中药专利质押数量作图。图 8-5~图 8-7 分别显示东部地区、中部地区、西部地区各省(自治区、直辖市)的专利质押总量。

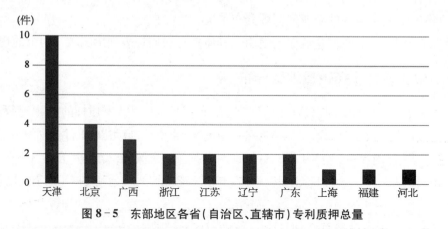

图 8-5　东部地区各省(自治区、直辖市)专利质押总量

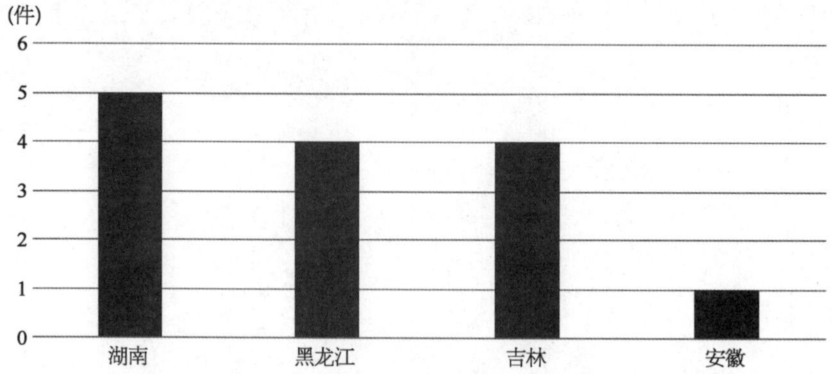

图 8-6　中部地区各省(自治区、直辖市)专利质押总量

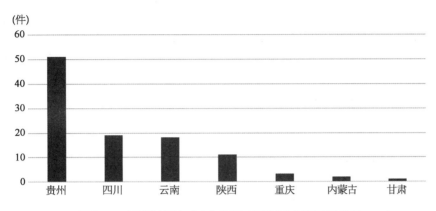

图8-7 西部地区各省(自治区、直辖市)专利质押总量

从图8-5~图8-7中可以看出,质押专利数量排名前十一的为:贵州51件,四川19件,云南18件,陕西11件,天津10件,湖南5件,黑龙江、北京和吉林各4件,广西、重庆各3件。其中3个位于东部地区,2个位于中部地区,6个位于西部地区。

就专利质押数量排名前十一的省(自治区、直辖市)而言,东中西部地区的比例3:2:6,各地区企业表现出中药专利质押方面的不平衡,西部地区最优,东部地区次之,中部地区亟待提升。这种现象一方面与西部地区存在四川、贵州等中药强省(自治区、直辖市)有关,其中药专利基数较大,因而专利质押数量较中部地区多;另一方面可能与中部地区专利转化思维较弱,专利转化模式不成熟有关。

为了更详细地分析中药企业发明专利质押数量的区域差异,本节将以上各省(自治区、直辖市)的中药专利质押量按照华北、华南等区域划分,如表8-5和图8-8所示。西南地区以91件总专利质押数遥遥领先,华北和西北地区分别以17件和12件位列第二、第三。

西南、华北地区的总质押量和平均每省(自治区、直辖市)质押量分别位列前两名,华北地区虽总质押量多于华中地区,但平均每省(自治区、直辖市)的质押量却比华中地区低。华中和华南地区虽然总质押量没有东北地区高,但平均每省(自治区、直辖市)质押量却比东北地区高。

表8-5 各区域总专利质押数及平均每省(自治区、直辖市)专利质押数

区 域	总质押数(件)	比例(%)	平均每省(自治区、直辖市)质押量(件)
西 南	91	61.90	30
西 北	12	8.16	6
华 北	17	11.56	4
华 中	5	3.40	5
东 北	10	6.80	3

（续表）

区　域	总质押数(件)	比例(%)	平均每省(自治区、直辖市)质押量(件)
华　南	5	3.40	3
华　东	7	4.76	1

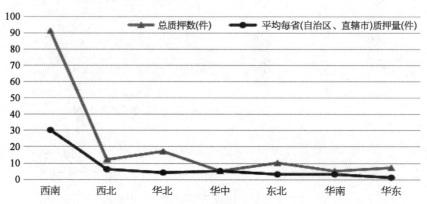

图 8 - 8　1998—2016 年按区域划分的我国中药专利质押量分布情况

由以上数据可得知：首先，经济较发达地区中药专利质押水平高，良好的经济、贸易基础有利于专利的质押；其次，专利交易平台较多且颇具规模的地区中药专利质押水平高，良好的交易平台促进了专利实现经济价值；最后，中药生产企业较多的地区中药专利质押水平高，专利是企业的核心竞争力，而专利质押作为企业的重要融资途径之一，是企业发展的重要支撑。

第四节　中药专利质押技术领域分布

国家知识产权局对发生质押的专利 IPC 主分类号进行登记，通过对以制药企业为主体的中药质押专利 IPC 主分类号进行统计，发现 2011 年以前的 147 件发生质押的中药专利中，有 74 件其主分类号归属于 A61K36/00 这一大组下的 48 个小组(A61K36/00 含有来自藻类、苔藓、真菌或植物或其派生物，例如传统草药的未确定结构的药物制剂)，在总体中占比 50.34%，67 件其主分类号归属于 A61K35/00 这一大组下的 2 个小组(A61K35/00 含有其有不明结构的原材料或其反应产物的医用配制品)，在总体中占比 45.58%，剩余 6 件为其他类别，涉及 A61K31(含有机有效成分的医药配制品)、A61K9(以特殊物理形状为特征的医药配制品)、G01N30[利用吸附作用、吸收作用或类似现象，或者利用离子交换，例如色谱法将材料分离成各个组分，来测试或分析材料(G01N3/00 至 G01N29/00 优先)]。表 8 - 6 是对各大组下各小组数量占比的统计(其中给出了 A61K36 大组下质押数量大于等于 2 的各小组情况)。

表 8-6 各大组下各小组数量占比的统计

大组	含义	数量(件)	占比(%)	小组	含义	数量(件)	占比(%)
A61K36	含有来自藻类、苔藓、真菌或植物或其派生物,例如传统草药的未确定结构的药物制剂	74	50.34	36/185	双子叶植物纲	2	1.36
				36/481	黄芪属	2	1.36
				36/575	木兰属	2	1.36
				36/64	列当科	2	1.36
				36/71	毛茛科,例如飞燕草、獐耳细辛、黄连碱、耧斗菜或白毛茛	3	2.04
				36/734	山楂属	2	1.36
				36/736	梅属,例如李子、樱桃、桃子、杏或杏仁	2	1.36
				36/75	芸香科	2	1.36
				36/756	黄檗属,例如黄柏	2	1.36
				36/815	枸杞属	2	1.36
				36/82	山茶科,例如山茶	3	2.04
				36/896	百合科,例如萱草、车前草百合、风信子或水仙	3	2.04
				36/8966	贝母属,例如百花阿尔泰贝母或水仙	2	1.36
				36/8969	黄精属	5	3.40
				36/899	禾本科,例如芦根、竹叶、玉蜀黍	3	2.04
				36/9066	姜黄属,例如姜黄、东印度竹芋或芒果姜	4	2.79
				36/9068	姜属,例如花姜	3	2.04
A61K35	含有其有不明结构的原材料或其反应产物的医用配制品	67	45.58	A61K35/78	(转入 A61K36/00)	66	44.90
				A61K35/84	(转入 A61K36/06 真菌类,例如酵母)	1	0.68
A61K31	含有机有效成分的医药配制品	3	2.04	A61K31/715	多糖类,即含有 5 个以上彼此通过配糖键相连的糖基;其衍生物,例如醚、酯	2	1.36
				A61K31/554	具有至少 1 个氮原子和至少 1 个硫原子作为环杂原子的,例如氯噻平、地尔硫草	1	0.68
A61K9	以特殊物理形状为特征的医药配制品	1	0.68	A61K9/48	胶囊制剂,例如用明胶、巧克力制造的	1	0.68

（续表）

大组	含　义	数量（件）	占比（%）	小组	含　义	数量（件）	占比（%）
G01N30	利用吸附作用、吸收作用或类似现象，或者利用离子交换，例如色谱法将材料分离成各个组分测试　或　分析材料（G01N3/00 至 G01N29/00 优先）	1	0.68	G01N30/02	柱色谱法	1	0.68

　　从表 8-6 可知，A61K35/78 已转入 A61K36/00，为含有来自藻类、苔藓、真菌或植物或其派生物，例如传统草药的未确定结构的药物制剂，即申请多是草药，这一部分占了总质押量的 44.9%，因此它是中药专利质押中的主要类型。在这里要注意的是，该领域技术多是草药，其中很多是不能确定具体结构的，比较模糊。说明目前一些中草药治疗某些疾病的作用还是不太明确，不能确定什么成分对该疾病产生了效果。用中草药来治疗疾病具有较高的研究价值，而且随着人们日益重视健康问题，有很好的市场前景。但是也要注意该专利存在的风险，进行专利质押的可行性分析，从而达到最有效的融资效果。

　　此外，表中专利主分类号为 A61K36 的大组下的小组有的定义到了纲，有的定义到了科，有的定义到了属，这三者的级别顺序为纲、科、属，因此上表的统计存在轻微的相互交叉现象。从表中可知，包括黄精属、姜黄属等在内的 10 个属，包括山茶科、百合科、毛茛科、禾本科等在内的 6 个科以及双子叶植物纲是专利质押中的核心植物品种。

第五节　中药专利质押时机选择

　　专利质押的客体是授权专利，即只有专利获得授权，才可以在国家知识产权局进行质押合同的登记。本节以专利授权时间为基准，对专利质押时机进行统计，质押时机均为正值。图 8-9 为中药专利质押时机分布图。由图 8-9 可知，专利质押时机曲线在专利授权后 7 年内呈现波浪态递减状态，第八年迅速减至较低水平，之后随时间发展质押概率持续降低，最终趋于 0。也就是说，专利质押的最佳时机应该是专利授权后的 7 年内，超过授权后 7 年的时间质押的概率则相对较低。

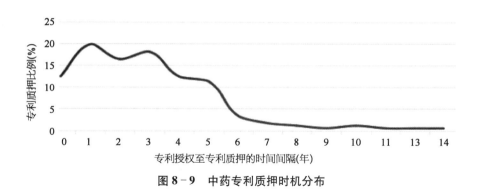

图 8-9 中药专利质押时机分布

第六节 中药专利质押影响因素分析

一、指标选取及结果预测

专利质押也同样受到多种维度因素的影响,本节仍以前两章建立的指标评价体系及模型为基础进行分析,表 8-7 给出了各因素的代表变量、计算方法及预测关系。

表 8-7 各因素的代表变量、计算方法及预测关系

因素类型	变 量	计 算 方 法	变量类型	预测关系
控制变量	企业年龄(月)	企业成立时间至企业注销(吊销)或至 2012 年 6 月 30 日期间包含的月数	分类	+
企业外部因素	技术潜在需求	用公司持有中药专利的平均被引次数表示	分类	+
	技术市场竞争程度	赫芬达尔集中指数	分类	-
企业内部因素	技术人员投入力度	平均发明人数量	分类	+
	企业生产能力	企业批准文号数量	分类	+
专利因素	技术科学性	平均审查员引证非专利文献数量	分类	+
	技术覆盖范围	平均 IPC 号数量	分类	+
	技术保护复杂度	平均权利要求数量	分类	+

二、描述性统计及差异性检验

图 8-10 为未发生专利质押企业与发生专利质押企业的各指标均值雷达图。根据指标雷达图以及指标描述表可以得知,发生专利质押企业的在企业年龄(月)、技术潜在需求、技术市场竞争程度指标的均值均高于未发生专利质押企业的均值。

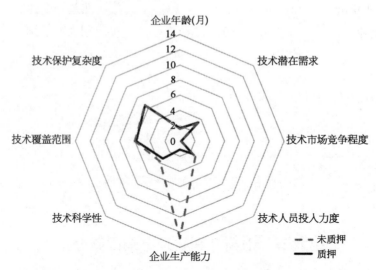

图8-10　未发生专利质押企业与发生专利质押企业的各指标均值比较

　　表8-8为未发生专利质押企业与发生专利质押企业的指标描述及差异性检验。根据指标雷达图以及指标描述表可以得知,在技术人员投入力度、企业生产能力、技术科学性、技术覆盖范围、技术保护复杂度指标方面,未发生专利质押企业的均值要大于发生专利质押企业的均值;而在企业年龄(月)、技术潜在需求、技术市场竞争程度指标方面,发生专利质押企业的均值大于未发生专利质押企业的均值。

表8-8　未发生专利质押企业与发生专利质押企业各指标描述及差异性检验

指　标	发生专利质押企业			未发生专利质押企业			K-S检验
	数量	均值	标准差	数量	均值	标准差	p值
企业年龄(月)	56	169.98	89.59	1 357	161.48	72.78	0.53
技术潜在需求	60	3.44	2.82	1 470	3.29	3.30	0.06
技术市场竞争程度	60	0.17	0.25	1 470	0.16	0.11	0.38
技术人员投入力度	60	2.36	2.10	1 470	2.91	2.98	0.00
企业生产能力	60	1.13	1.84	1 470	12.80	0.84	0.09
技术科学性	60	3.26	2.93	1 470	3.79	3.55	0.53
技术覆盖范围	60	5.82	2.82	1 470	6.00	5.52	0.22
技术保护复杂度	60	6.57	2.97	1 470	6.60	6.15	0.21

　　注:企业年龄(月)变量下未发生专利质押与发生专利质押的企业数量总和并不等于1 530,主要是由于个别企业的企业年龄数据缺失导致的。

　　同时两独立样本K-S检验结果显示,在除技术人员投入力度之外的其余变量方面,两类企业数据在总体分布上均不存在显著性差异。因此从数据方面来看,可以得出技术人员投入力度越高的企业其专利越容易发生专利质押这一结论。

此外,企业年龄(月)和技术保护复杂度这两个指标的标准差较大、数据较为离散,表明我国中药企业之间的企业资历及企业专利技术复杂程度有很大的区别。

参考文献

[1] 陆春彦.我国专利权质押融资问题研究[D].开封:河南大学,2012.

[2] 张魁伟,许可.中小企业专利质押融资的风险规避研究[J].财政研究,2014(11):27-30.

[3] 韩广.专利权质押融资法律问题研究[D].兰州:兰州大学,2016.

[4] 李明星.转型升级背景下小微企业专利融资模式创新研究[J].科技进步与对策,2013,30(18):138-142.

[5] 李金海,姜莎莎,牛建华.专利实施的系统分析及评价研究[J].科技管理研究,2007,27(2):145.

第九章
中药专利自实施及影响因素分析

第一节 专利自实施概述

专利是最新、最有生命力的技术创新结晶。然而,只有将其转化、应用于生产实际,才能变成现实的生产力。对企业而言,有效实施专利,才能获益;对发明创造者而言,有效实施专利,才能获得补偿;对专利制度而言,有效实施专利,才能使专利运行机制具有活力,形成良性循环。否则,得不到实施的专利反而会形成专利围栏,阻碍技术的使用和进步。

由于现有研究对企业专利自实施的研究较少,因此本节主要对专利实施整体研究情况进行描述。李金海等人对专利实施进行系统分析,构建评价体系,使用相对归一化的定量分析方法建立模型。Yonghong Wu、Eric W. Welch 和 Wan-Ling Huang 从个人和机构两方面分析大学为主体的专利商业化的影响因素。陈海秋等人认为专利实施是指通过自实施、专利权转让、专利许可实施合同的形式为企业技术创新(包括产品、工艺的创新)所使用或满足企业其他目的的专利技术产业化应用过程,反映专利技术和专利权利在现实产业经济中作用发挥的情况,是专利技术经济、技术、权利等效用的集中体现。冯晓青等人认为专利实施是将依法保护的专利技术转化为生产力的重要一环,是企业技术进步的捷径。专利实施是一个系统过程,不仅包含专利产品的试制过程,而且包含将专利产品产业化、商业化以及相应的产品销售市场服务获得商业利益等内容。李俊灵认为专利实施有两层含义:一是把专利技术运用到生产实践中转化为现实生产力,最终形成商品或实现产业化;二是能够带来预期的经济效益和社会效益。我国《专利法》第十一条也对专利实施给出了明确界定:发明和实用新型专利权被授予后,除本法另有规定的以外,任何单位或者个人未经专利权人许可,都不得实施其专利,即不得为生产经营目的制造、使用、许诺销售、销售、进口其专利产品,或者使用其专利方法以及使用、许诺销售、销售、进口依照该专利方法直接获得的产品。

一般而言,专利实施主要通过两种途径:自实施与他实施。自实施是指专利权人自己实施了专利,将专利转变为产品,或应用于生产经营;他实施是指通过专利权转移、实施许可等方式实现。由于专利权转移及实施许可的备案数据较为全面,因此现有的实证研究多集中在他实施领域,而专利自实施的数据难以直接获得,是实证研究方面的一大难题。然而,专利主体自实施其专利又是专利实施中最普遍、最主要的方式。有学者指出2011 年中国企业发明专利实施率为 76.5%,其中有 84.3% 是以自行实施的方式进行实施的,9.8% 是以包括自行实施方式在内的混合方式实施。此外,绝大多数制药企业是以研发、生产、销售产品为支撑的主体,将专利应用于产品之中是其专利的主要用途。可见专利的自实施在专利实施中占据主体且重要的地位,对其进行研究具有重要的现实意义,同样对于中药企业来说,其重要程度也是不言而喻的。

本节选取 1985—2011 年申请的专利作为研究样本。在国家知识产权局专利信息服务平台,以分类号 A61K 进行检索,时间截止到 2011 年,共包括 1 530 家拥有授权中药发明专利的企业,4 342 件授权中药发明专利,26 056 个产品的批准文号、说明书等信息。通过将同一企业中药发明专利文献内容与中药产品说明书内容进行一一比对,最后整理得到 1 273 件中药自实施专利,作为本节研究的数据样本。

第二节　中药专利自实施演进过程分析

近些年来中药企业的专利自实施数量也得到了很大幅度的提升。图 9-1 给出的是我国中药企业发明专利申请时间和自实施量与专利发生自实施时间和自实施量的比较图。从图中可以看出,中药企业的专利自实施的时间滞后问题相对于前几种专利转化方式来说是最小的。

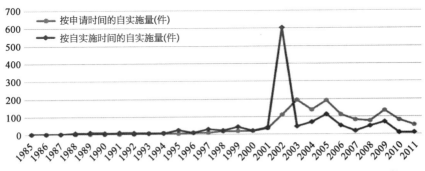

图 9-1　以专利申请时间、专利自实施时间分别统计的自实施量变化趋势

然而,这种单纯数量上的比较仍然无法清晰地看出中药企业专利自实施状态的突变和跃迁情况,本节仍运用高锡荣等人的突变级数法,对中国中药产业以企业为主体的专利自实施数据进行分析,以获得中药企业技术流动状态随时间演进的趋势。表征技术流动状态的专利自实施指标,可以细分为专利自实施数量和专利自实施质量两个维度。其中,

专利自实施数量是中药企业在一定时期内的专利自实施总量,专利自实施质量是中药产业在一定时期内发生自实施的企业数量以及省(自治区、直辖市)数量。据此,构建中国中药企业专利自实施状态的突变级数评价模型,如图9-2所示。

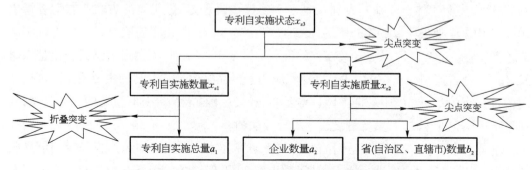

图9-2　中药企业专利自实施状态的突变级数评价模型

表9-1　突变级数评价模型各步骤数据结果

步骤结果值	2003	2004	2005	2006	2007	2008	2009	2010	2011	2012	2013
专利自实施总量的正规化值 a_1	0.39	0.61	0.10	0.42	0.15	0.41	0.59	0.06	0.07	0.51	0.09
发生专利自实施的企业数量正规化值 a_2	0.47	0.70	0.10	0.50	0.17	0.53	0.77	0.07	0.11	0.11	0.11
发生专利自实施的省(自治区、直辖市)数量正规化值 b_2	0.78	0.91	0.10	0.78	0.43	0.70	0.87	0.13	0.35	0.13	0.26
a_1 的归一化值 x_{a1}(其综合值 $x_{z1} = x_{a1}$)	0.62	0.78	0.10	0.65	0.39	0.64	0.77	0.25	0.27	0.72	0.30
a_2 的归一化值 x_{a2}	0.69	0.84	0.10	0.71	0.41	0.73	0.88	0.27	0.34	0.34	0.34
b_2 的归一化值 x_{b2}	0.92	0.97	0.10	0.92	0.76	0.89	0.95	0.51	0.70	0.51	0.64
x_{a2} 与 x_{b2} 的综合值 x_{z2}	0.80	0.90	0.10	0.81	0.59	0.81	0.92	0.39	0.52	0.42	0.49
x_{z1} 的归一化值 x_{a3}	0.79	0.88	0.10	0.81	0.63	0.80	0.87	0.50	0.52	0.85	0.55
x_{z2} 的归一化值 x_{b3}	0.93	0.97	0.10	0.93	0.84	0.93	0.97	0.73	0.80	0.75	0.79
x_{a3} 与 x_{b3} 的综合值 x_{z3}	0.86	0.93	0.10	0.87	0.73	0.86	0.92	0.62	0.66	0.80	0.67
排名	5	1	11	3	7	4	2	10	9	6	8
K-均值聚类	2	2	2	2	1	2	2	1	1	1	1

由表9-1中的排名可知,中药产业专利自实施整体也呈波动性变化,但不同于专利许可、转移和质押,专利自实施数量整体并没有呈现出波动性增强的态势。为形象地展示中药企业专利自实施数量的时间变化趋势,将表9-1中的 x_{z3} 值绘制成图9-3。初步观察图9-3可见,专利自实施数量在2003—2013年间可能经历了一次质的突变,发生在2010年,这次突变将近10年专利自实施数量的发展划分成了两个阶段。

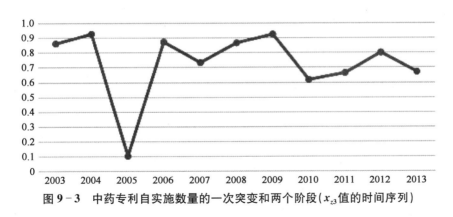

图 9 - 3 中药专利自实施数量的一次突变和两个阶段(x_{z3}值的时间序列)

根据 K - 均值聚类结果,2010—2013 年被聚为第一类,聚类中心为 0.694 8;2003—2009 年(2007 年除外)被聚为第二类,聚类中心为 0.907 2。聚类结果的方差分析显示,F 统计量为 31.659,显著性水平为 0.000,即两个类别之间存在显著性差异,应当相互分离。因此得知,中药企业的技术自实施状态在 2010 年发生状态的改变,且整体状态变差。这可能与制药企业注重药品批准文号的申请有关,实际操作中很多中药专利在未申请专利权之前,制药企业就已经获得与其相关的批准文号,甚至将相关产品投入到市场中了。这种现象的出现一方面说明中药产业在过去专利意识不强,专利保护不够,专利的申请工作进行迟滞。另一方面可能是为加速药物批量生产实现产量化、市场化中药企业急于为药物申请批准文号从而导致的这种批准文号早于专利申请的现象。

第三节　中药专利自实施区域分布

一、中药专利自实施数量地域分布

图 9 - 4 给出了各省(自治区、直辖市)专利自实施数量,从图中可以看出各省

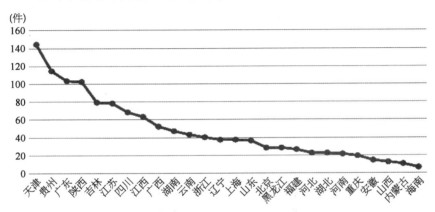

图 9 - 4　各省(自治区、直辖市)中药专利自实施数量分布

（自治区、直辖市）间的专利自实施量存在着较明显的差异，其中天津以 144 件遥遥领先。

二、中药专利自实施数量区域分布

自实施专利数量排名前十的省（自治区、直辖市）为：天津 144 件，贵州 114 件，广东 103 件，陕西 102 件，吉林 79 件，江苏 78 件，四川 68 件，江西 63 件，广西 52 件，湖南 47 件；其中 3 个位于东部地区，3 个位于中部地区，4 个位于西部地区。

就自实施专利数量排名前十的省（自治区、直辖市）而言，东中西部地区的比例为 3∶3∶4，各地区相对均衡，图 9－5～图 9－7 分别给出了东中西部区域各省（自治区、直辖市）的专利自实施数量。

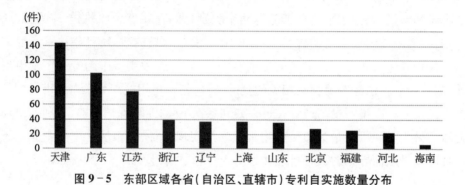

图 9－5　东部区域各省（自治区、直辖市）专利自实施数量分布

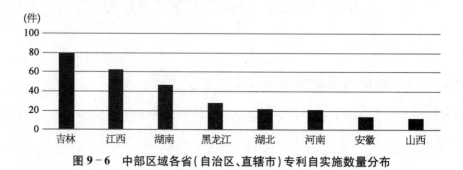

图 9－6　中部区域各省（自治区、直辖市）专利自实施数量分布

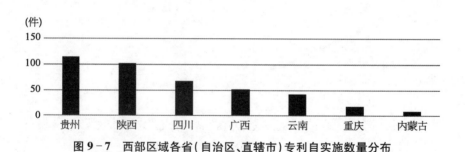

图 9－7　西部区域各省（自治区、直辖市）专利自实施数量分布

第四节 中药专利自实施技术领域分布

表9-2为中药企业自实施专利主要大组、主要小组技术信息统计结果。

表9-2 中药专利自实施IPC分类号信息统计

大组	含义	数量(件)	占比(%)	小组	含义	数量(件)	占比(%)
A61K35	含有其有不明结构的原材料或其反应产物的医用配制品	273	21.41	A61K35/36	皮肤;毛发;指甲;皮脂腺;耳屎	4	0.31
				A61K35/56	来源于除哺乳动物和鸟类以外的其他动物的材料	5	0.39
				A61K35/64	昆虫,例如王浆	4	0.31
				A61K35/78	(转入A61K36/00 含有来自藻类、苔藓、真菌或植物或其派生物,例如传统草药的未确定结构的药物制剂)	247	19.37
				A61K35/84	(转入A61K36/06 真菌类,例如酵母)	6	0.47
A61K36	含有来自藻类、苔藓、真菌或植物或其派生物,例如传统草药的未确定结构的药物制剂	782	61.33	A61K36/00	含有来自藻类、苔藓、真菌或植物或其派生物,例如传统草药的未确定结构的药物制剂	12	0.94
				A61K36/06	真菌类,例如酵母	4	0.31
				A61K36/258	人参属	13	1.02
				A61K36/28	紫菀科或菊科	8	0.63
				A61K36/31	十字花科,例如花椰菜、卷心菜和苤蓝	4	0.31
				A61K36/481	黄芪属	21	1.65
				A61K36/53	唇形科,例如百里香、迷迭香或薰衣草	12	0.94
				A61K36/537	鼠尾草属	13	1.02
				A61K36/56	马钱科,例如喇叭花或驱虫草	4	0.31
				A61K36/605	桑属	7	0.55
				A61K36/634	连翘属	7	0.55
				A61K36/66	罂粟科,例如血根草	6	0.47
				A61K36/708	大黄属	8	0.63
				A61K36/71	毛茛科,例如飞燕草、獐耳细辛、黄连碱、楼斗菜或白毛茛	12	0.94
				A61K36/714	乌头属	4	0.31
				A61K36/718	黄连属	5	0.39
				A61K36/725	枣属,例如枣	7	0.55

（续表）

大组	含　义	数量（件）	占比（%）	小　组	含　　义	数量（件）	占比（%）
A61K36	含有来自藻类、苔藓、真菌或植物或其派生物，例如传统草药的未确定结构的药物制剂	782	61.33	A61K36/73	蔷薇科，例如草莓、花楸果、黑莓、黎子或火棘	10	0.78
				A61K36/734	山楂属	9	0.71
				A61K36/736	梅属，例如李子、樱桃、桃子、杏或杏仁	10	0.78
				A61K36/74	茜草科	7	0.55
				A61K36/744	栀子属	7	0.55
				A61K36/75	芸香科	9	0.71
				A61K36/752	柑橘属，例如橘络、柑或柠檬	13	1.02
				A61K36/756	黄檗属，例如黄柏	10	0.78
				A61K36/804	地黄属	28	2.20
				A61K36/808	玄参属	11	0.86
				A61K36/815	枸杞属	23	1.80
				A61K36/83	瑞香科，例如沼泽革木或假纲状越桔	4	0.31
				A61K36/835	沉香属	5	0.39
				A61K36/87	葡萄科，例如酒葡萄、圆叶葡萄或辣葡萄	4	0.31
				A61K36/88	单子叶植物纲	12	0.94
				A61K36/884	泽泻科	13	1.02
				A61K36/888	天南星科，例如贝母、马蹄莲或臭菘	12	0.94
				A61K36/8888	半夏属	4	0.31
				A61K36/889	棕榈科，例如枣椰子或椰树或美洲蒲葵	11	0.86
				A61K36/8905	莎草属	9	0.71
				A61K36/8945	薯蓣属，例如山药、薯蓣或水薯蓣	19	1.49
				A61K36/896	百合科，例如萱草、车前草百合、风信子或水仙	24	1.88
				A61K36/8964	知母属	6	0.47
				A61K36/8965	天门冬属，例如天门冬或文竹	4	0.31
				A61K36/8966	贝母属，例如百花阿尔泰贝母或水仙	14	1.10
				A61K36/8967	百合属，例如卷丹或复活节百合花	5	0.39
				A61K36/8968	沿阶草属	25	1.96
				A61K36/8969	黄精属	15	1.18
				A61K36/898	兰科	4	0.31

（续表）

大组	含 义	数量（件）	占比（%）	小组	含 义	数量（件）	占比（%）
A61K36	含有来自藻类、苔藓、真菌或植物或其派生物，例如传统草药的未确定结构的药物制剂	782	61.33	A61K36/8984	石斛属	7	0.55
				A61K36/8988	天麻属	14	1.10
				A61K36/899	禾本科，例如芦根、竹叶、玉蜀黍	34	2.67
				A61K36/8994	薏苡属	7	0.55
				A61K36/8998	大麦属	6	0.47
				A61K36/90	菝葜科，例如土茯苓或洋菝葜	8	0.63
				A61K36/904	百部科，例如金刚大属	11	0.86
				A61K36/906	姜科	8	0.63
				A61K36/9062	山姜属，例如紫姜或高良姜	8	0.63
				A61K36/9064	豆蔻属，例如小豆蔻	15	1.18
				A61K36/9066	姜黄属，例如姜黄、东印度竹芋或芒果姜	46	3.61
				A61K36/9068	姜属，例如花姜	27	2.12
A61K9	以特殊物理形状为特征的医药配制品	98	7.69	A61K9/00	以特殊物理形状为特征的医药配制品	9	0.71
				A61K9/02	塞剂、栓剂、塞剂或栓剂的基质	2	0.16
				A61K9/08	溶液	10	0.78
				A61K9/12	气雾剂、泡沫剂	2	0.16
				A61K9/14	细粒状，例如粉末	3	0.24
				A61K9/16	块状、粒状、微珠状	18	1.41
				A61K9/20	丸剂、锭剂或片剂	28	2.20
				A61K9/28	糖衣药丸、包衣的丸剂或片剂	2	0.16
				A61K9/48	胶囊制剂，例如用明胶、巧克力制造的	19	1.49
A61P1	治疗消化道或消化系统疾病的药物	8	0.63	A61P1/04	治疗溃疡、胃炎或回流性食管炎的药物，例如抗酸药、酸分泌抑制剂、黏膜保护剂	4	0.31
				A61P1/12	止泻药	1	0.08
				A61P1/14	助消化药，例如酸类、酶类、食欲兴奋剂、抗消化不良药、滋补药、抗肠胃气胀药	1	0.08
				A61P1/16	治疗肝脏或胆囊疾病的药物，例如保肝药、利胆药、溶石药	2	0.16
A61P11	治疗呼吸系统疾病的药物	8	0.63	A61P11/00	治疗呼吸系统疾病的药物	1	0.08
				A61P11/04	用于咽喉疾病的	5	0.39
				A61P11/14	镇咳药	2	0.16

（续表）

大组	含　义	数量（件）	占比（%）	小　组	含　义	数量（件）	占比（%）
A61P13	治疗泌尿系统的药物	5	0.39	A61P13/08	用于前列腺的	4	0.31
				A61P13/12	用于肾脏的	1	0.08
A61P15	治疗生殖或性疾病的药物	4	0.31	A61P15/00	治疗生殖或性疾病的药物	3	0.24
				A61P15/08	用于性腺疾病或用于促进生育的,例如排卵或精子产生的诱导剂	1	0.08
A61P17	治疗皮肤疾病的药物	3	0.24	A61P17/00	治疗皮肤疾病的药物	1	0.08
				A61P17/02	治疗伤口、溃疡、烧伤、疤痕、疙瘩等的药物	1	0.08
				A61P17/10	抗痤疮药	1	0.08
A61P19	治疗骨骼疾病的药物	3	0.24	A61P19/00	治疗骨骼疾病的药物	2	0.16
				A61P19/10	用于骨质疏松症	1	0.08
A61P29	非中枢性止痛剂,退热药或抗炎剂,例如抗风湿药;非甾体抗炎药	3	0.24	A61P29/00	非中枢性止痛剂,退热药或抗炎剂,例如抗风湿药;非甾体抗炎药	3	0.24
A61P3	治疗代谢疾病的药物	3	0.24	A61P3/06	抗高血脂药	1	0.08
				A61P3/10	治疗高血糖症的药物,例如抗糖尿病药	2	0.16
A61P31	抗感染药,即抗生素、抗菌剂、化疗剂	7	0.55	A61P31/00	抗感染药,即抗生素、抗菌剂、化疗剂	2	0.16
				A61P31/06	用于结核病的	1	0.08
				A61P31/12	抗病毒剂	2	0.16
				A61P31/16	用于流行性感冒或鼻病毒的	1	0.08
				A61P31/20	用于DNA病毒的	1	0.08
A61P35	抗肿瘤药	3	0.24	A61P35/00	抗肿瘤药	3	0.24
A61P43	在A61P 1/00到A61P 41/00组中不包含的,用于特殊目的的药物	3	0.24	A61P43/00	在A61P 1/00到A61P 41/00组中不包含的,用于特殊目的的药物	3	0.24
A61P7	治疗血液或细胞外液疾病的药物	4	0.31	A61P7/00	治疗血液或细胞外液疾病的药物	1	0.08
				A61P7/04	抗出血药;促凝血剂;止血药剂;抗纤维蛋白溶解剂	1	0.08
				A61P7/06	补血药	2	0.16

（续表）

大组	含　义	数量（件）	占比（%）	小　组	含　义	数量（件）	占比（%）
				A61P9/00	治疗心血管系统疾病的药物	2	0.16
				A61P9/06	抗心律失常药	1	0.08
A61P9	治疗心血管系统疾病的药物	11	0.86	A61P9/10	治疗局部缺血或动脉粥样硬化疾病的,例如抗心绞痛药、冠状血管舒张药、治疗心肌梗死、视网膜病、脑血管功能不全、肾动脉硬化疾病的药物	6	0.47
				A61P9/12	抗高血压药	2	0.16

1 273 件发生自实施的中药专利共涉及 33 个大组,218 个小组。其中 124 个小组属于 A61K36 这一大组,包含专利 782 件,在总体中占比 61.33%;13 个小组属于 A61K9, A61K9 包含专利 98 件,占比 7.69% ;10 个小组属于 A61K35,A61K35 包含专利 273 件,占比 21.41%。A61K36、A61K9 和 A61K35 三个大组专利数量占比达 90.43%。发生自实施的中药专利中有 70 件其主分类号涉及 A61P 下的 16 个大组,38 个小组。表 9-2 显示了自实施中药专利主要大组、主要小组技术信息。

从表 9-2 可知,包括人参属、黄芪属、鼠尾草属、地黄属、枸杞属、薯蓣属(例如山药、薯蓣、水薯蓣)、沿阶草属、黄精属、豆蔻属(例如小豆蔻)、姜黄属(例如姜黄、东印度竹芋、芒果姜)、姜属(例如花姜)在内的 35 个属,以及包括百合科(例如萱草、车前草百合、风信子或水仙)、禾本科(例如芦根、竹叶、玉蜀黍)在内的 19 个科是中药专利自实施中的核心植物品种。丸剂、锭剂、片剂、胶囊制剂、块状、粒状、微珠状是中药专利自实施的主要剂型。治疗心血管系统、消化道或消化系统、呼吸系统的药物是中药专利自实施中的重要药物。

第五节　中药专利自实施时机选择

本节以专利申请时间为基准,对专利自实施时机进行统计。图 9-8 为中药产业专利自实施时机分布图。由图 9-8 可知,专利自实施时机曲线波动剧烈,其以专利申请时间为轴,左右大致对称。此外,大量专利的自实施时间早于专利申请时间,这说明很多制药企业在提出中药专利申请之前就已经申请并获得药品生产批准文号。

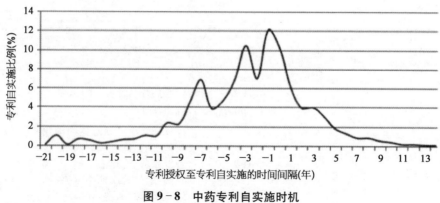

图9-8 中药专利自实施时机

第六节 中药专利自实施主体分析

因为企业自实施专利不涉及技术向外流动的情况,因此这里没有分析企业间的技术流动状况,本节集中研究了进行专利自实施的主要企业的基本情况。

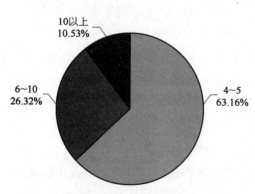

图9-9 中药专利自实施企业数量区间分布

据统计,中药专利自实施数量≥4的制药企业共有55家,其中专利自实施数量位于4~5区间的企业共有26家,位于6~10区间的企业有23家,位于10以上区间的企业有6家。在企业性质方面同专利转移企业,如图9-9所示。

在地区分布方面,东北地区有6家,华东地区有12家,华中地区有5家,华北地区有5家,华南地区有9家,西北地区有3家,西南地区有15家,如图9-10所示。

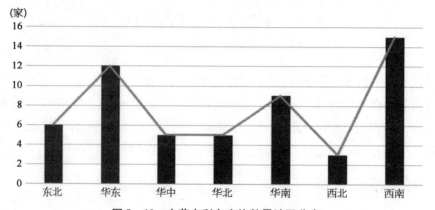

图9-10 中药专利自实施数量地区分布

在企业年龄(月)方面,5 年以下(0~60 区间)的企业有 1 家,5~10 年(61~120 区间)的有企业 4 家,10~15 年(121~180 区间)的企业有 25 家,15~20 年(181~240 区间)的有企业 17 家,20 年以上(241 以上区间)的企业有 8 家,因此专利自实施较多的企业年龄多为 10~20 年,如图 9 - 11 所示。

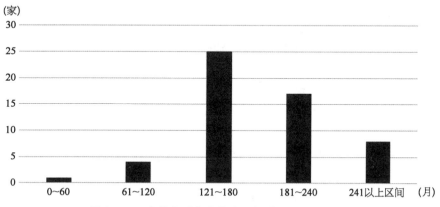

图 9 - 11 中药专利自实施企业年龄(月)区间分布

在注册资金方面,位于 100 万元以下的企业有 1 家,101 万元~1 000 万元区间的企业有 3 家,1 001 万元~10 000 万元区间的企业有 26 家,10 001 万元以上企业有 23 家,因此注册资金处于千万级别和亿万级别的企业是中药专利自实施的主要单位,如图9 - 12所示。

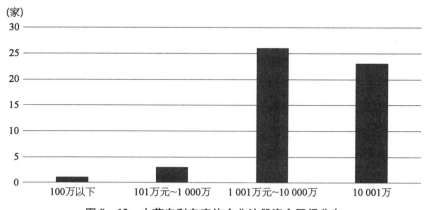

图 9 - 12 中药专利自实施企业注册资金区间分布

在批准文号数量方面,全部企业均有批准文号,其中有 1 家企业中药批准文号数量在 1~5 区间,有 7 家企业中药批准文号数量在 6~15 区间,有 5 家企业中药批准文号数量在 16~25 区间,有 12 家企业中药批准文号数量在 26~50 区间,有 30 家企业中药批准文号数量在 50 以上,如图 9 - 13 所示。

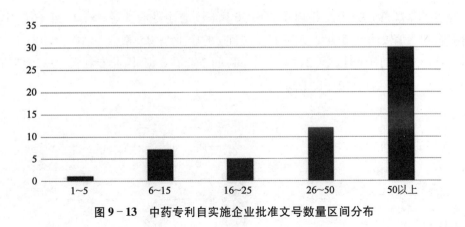

图 9-13　中药专利自实施企业批准文号数量区间分布

第七节　中药专利自实施影响因素分析

一、指标选取及结果预测

专利自实施也受到多种维度因素影响,本节仍以前几章建立的指标评价体系及模型为基础进行分析,表 9-3 给出了各因素的代表变量、计算方法及预测关系。

表 9-3　各指标计算方法及预测

因素类型	变　量	计　算　方　法	变量类型	预测关系
控制变量	企业年龄(月)	企业成立时间至企业注销(吊销)或至 2012 年 6 月 30 日期间包含的月数	分类	+
企业外部因素	技术潜在需求	用公司持有中药专利的平均被引次数表示	分类	+
	技术市场竞争程度	赫芬达尔集中指数	分类	-
企业内部因素	技术人员投入力度	平均发明人数量	分类	+
	企业生产能力	企业批准文号数量	分类	+
专利因素	技术科学性	平均审查员引证非专利文献数量	分类	+
	技术覆盖范围	平均 IPC 号数量	分类	+
	技术保护复杂度	平均权利要求数量	分类	+

二、描述性统计及差异性检验

表 9-4 为未发生专利自实施企业与发生专利自实施企业的指标描述及差异性检验表。图 9-14 为未发生专利自实施企业与发生专利自实施企业的各指标均值雷达图。根

据指标雷达图以及指标描述表可以得知,除技术市场竞争程度和技术保护复杂度变量外,自实施企业的均值要大于未自实施企业的均值。

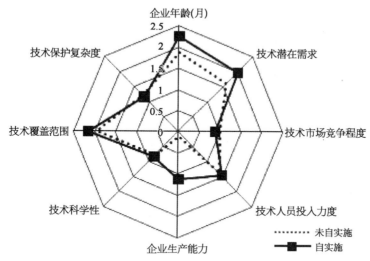

图9-14 未发生专利自实施企业与发生专利自实施企业的各指标均值比较

两独立样本K-S检验结果显示,在除技术人员投入力度和技术保护复杂度之外的其余变量方面,两类企业数据在总体分布上均存在显著性差异。因此从数据方面来看,可以得出企业年龄(月)越大、技术潜在需求越大、技术市场竞争越小、企业生产能力越大、技术科学性越大、技术覆盖范围越广的企业其专利越容易自实施这一结论。

表9-4 未自实施企业与自实施企业各指标描述及差异性检验

指 标	未自实施企业			自实施企业			K-S检验
	数量	均值	标准差	数量	均值	标准差	p 值
企业年龄(月)	701	140.17	76.705	524	169.79	70.671	0.000
技术潜在需求	956	3.025 6	4.332 46	574	3.772 3	8.498 41	0.000
技术市场竞争程度	956	0.925 5	0.182 97	574	0.826 3	0.241 99	0.000
技术人员投入力度	956	2.885 8	2.111 694	574	3.060 6	2.211 16	0.091
企业生产能力	956	4.464 4	20.209 42	574	39.087 1	58.433 17	0.000
技术科学性	956	3.490 6	4.139 01	574	3.625 7	3.336 91	0.001
技术覆盖范围	956	5.265 6	2.898 35	574	5.795 0	2.882 25	0.000
技术保护复杂度	956	6.232 0	3.950 64	574	6.057 6	3.878 28	0.262

注: 企业年龄(月)变量下未发生专利自实施与发生专利自实施的企业数量总和并不等于1 530,主要是由于个别企业的企业年龄数据缺失导致的。

参考文献

[1] 李金海,姜莎莎,牛建华.专利实施的系统分析及评价研究[J].科技管理研究,2007,27(2): 145-148.

［2］ WUA YH, WELCHB EW, HUANGC WL. Commercialization of university inventions：Individual and institutional factors affecting licensing of university patents ［J］. Technovation，2015，36－37：12－25.

［3］ 陈海秋,宋志琼,杨敏.中国大学专利实施现状的原因分析与初步研究[J].研究与发展管理,2007, 19(4)：101－106.

［4］ 冯晓青.企业专利实施及其对策[J].当代经济管理,2009,31(2)：88－90.

［5］ 李俊灵.我国专利实施的影响因素分析：以专利实施政策为视角[D].北京：北京化工大学,2013.

［6］ 毛昊,刘澄,林瀚,等.中国企业专利实施和产业化问题[J].科学学研究,2013,31(12)：1816－1825.

［7］ 邓飞飞,侯未,袁红梅.中国中药专利自实施影响因素研究[J].情报杂志,2016,35(5)：119－125.

下　篇

第十章
中药创新对提升企业成长能力的影响分析

创新能有效促进企业成长能力的提升,而专利是创新的重要体现,本章用专利表征中药创新,以中国中药上市公司作为研究样本进行实证分析,探讨企业专利与企业成长能力间的关系,并进一步从企业实施战略视角出发,为企业提升成长能力提供建议。

第一节　企业成长能力专利指标体系的发展概述及搭建

一、专利指标体系的发展概述

(一)专利指标体系研究现状及评析

构建科学、合理的专利指标评价体系是一项十分复杂的工作。以往对专利指标方面的研究大多集中在专利数量指标层面,如专利申请数量。自 2011 年始,我国专利申请量列全球第一,到 2015 年止,我国已连续 5 年蝉联“全球第一专利国”。2015 年,我国受理的发明专利年申请量首次超过 100 万件,企业知识产权创造主体地位也将持续稳固。但中国专利数量大幅增长主要是由于国家政策主导导致。2011 年,在出台的与专利相关的国家政策中,超过 10 项国家层面的政策对未来的专利目标进行量化。与像美国、日本、德国、澳大利亚等发达国家的高尖技术相比,我国的专利发展更倾向于改进发明,这体现为占中国有效专利总量的一半的实用新型专利,其实际只是创新性不高的小发明。因此,用专利数量指标对专利进行评价分析,这并不是一个好的选择,该类指标不能反映企业创新水平,以及企业中的创新活动所能够带来的经济价值。

20 世纪 80 年代,世界各个国家的学者就开始研究专利质量层面的指标,其中以美国为首的发达国家通过实证研究建立了专利质量指标体系。我国华中科技大学知识产权战略研究院院长朱雪忠带领其研究团队进行了专利质量层面的指标分析,并做出了重要贡献。他们对专利质量、专利质量指标进行了一系列的论证分析。专利质量层面的指标能够代表企业科技创新的程度。现有研究中专利质量层面指标较为简单的分类有专利授权量、专利授权率等，应用较为广泛的专利质量指标有专利引证指标，研究较为成熟的专利质量指标有专利族大小、权利要求数量、专利维持水平等。虽然国外对专利质量层面的指标研究较为成熟，国内也有许多学者引进该类指标，但我国对专利质量指标的含义理解不够清楚，也未有有效的实证分析证明专利质量指标是否真正有效。

此外，还有一些研究在专利指标体系中引入价值类指标，价值层面的指标能够体现专利在市场经济活动中的表现，例如：专利自实施量与专利自实施率、专利实施许可数和专利实施许可率、专利权转移数量和专利权转移率、专利寿命、专利第 N 年的存货量及存活率等。

总言之，我国专利指标体系的建立还处于探索与发展阶段，现有的研究未形成规模，不能完全应用于实际，有关研究有待进一步深化。可以预见的是随着我国大力推进高新产业的发展，对专利指标体系的研究将获进一步发展。我国知识产权产业的发展与专利指标体系研究的不断深入将相辅相成，互相促进。

（二）专利综合评价指标体系构想

专利信息具有多样性，具体体现为申请保护的三种专利类型（发明、实用新型、外观设计）、专利申请的时间、获取专利权的时间、专利的引用情况与被他人引用的情况、专利申请保护的国家或地区、有效专利的维持情况及专利技术领域分布等。

专利信息具有可获得性，专利数据是连续的、公开的，有法律背景的。专利制度本身是为了以申请人的发明创造的技术公开换取法律保护，因此记载专利信息的各类专利文献要依据专利法规与有关标准撰写、审批和出版，专利文献是各国国家专利局及世界范围内专利组织在审查专利过程中生成的官方出版物。现有的专利搜索引擎有专利信息服务平台、中国专利查询系统、SOOPAT、佰腾等，该类网站详细地记录了专利的著录项目等信息并实时进行更新。

专利信息具有前瞻性，一般来说通过评估专利信息可预告将要发生的专利等知识产权争端，可以预估专利的市场信息。专利权人可通过充分发掘各领域的专利等知识产权的申请情况相关信息，并在此基础上研究、制定知识产权的发展策略，从而实现专利规避侵权风险及实现专利价值最大化的功能。

本章将根据专利信息的这三种性质建立一套企业成长能力专利指标体系以统筹分析中药行业上市公司的专利方面的信息。该专利指标体系综合了专利申请数量、专利申请主体、专利申请文件质量以及专利技术价值这 4 个方面的内容，能够从整体上全面反映上市公司的技术水平及创新能力。

二、企业成长能力专利指标体系

企业成长能力专利指标体系的搭建是进行专利统计分析的基础，其能够用于阐释企业内部研发活动发展规律,解释专利与企业创新驱动发展两者间的联系。我国对专利指标体系的研究起步较晚,目前还处于初期阶段,一些研究讨论过专利指标体系的搭建,发现 R&D 对市场价值有一定的影响,并验证了专利对企业财务绩效的影响,但本章发现,这些专利指标主要为专利的数量方面,如专利申请量,但专利数量并不能完全反映企业进行创造性活动的发展变化,更无法衡量创造性活动的真实经济价值。因此,探索专利的"质量"对企业的发展的影响显得尤为重要。本章采用专利数量指标、专利申请主体指标、专利文献质量指标和专利技术价值指标来探索专利质量和企业成长能力之间的关系。

本章从专利文件数量、专利申请主体、专利文献质量和专利技术价值这 4 个方面出发,采用专利申请数(APP)、有效专利数(EPN)、发明人数量(IN)、专利引证数(PC)、权利要求数(NOC)、技术覆盖范围(TS)、技术深度(TD)及赫芬达尔-赫希曼专利指数(HHI),共计 8 项专利指标,探索企业专利水平对企业成长能力的影响。有三个理由来选择这 8 项专利指标。首先,以往的研究已经探究及论证过这 8 项专利指标的定义和明确界定其应用范围;第二,以前并没有研究从这 4 个方面出发探讨这八项专利指标与企业发展能力间的关系,并以此讨论企业的创新管理问题;第三,这 8 项专利指标能够相互补充,弥补了个别指标不能完全反映专利价值信息的缺陷。基于这四个层面的专利指标图如图 10－1 所示。

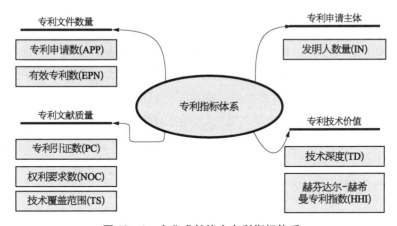

图 10－1　企业成长能力专利指标体系

（一）专利文件数量

1. **专利申请数(APP)**　前人的研究通常将专利指标体系分为两类,即专利数量指标与专利质量指标,其中专利数量指标指一定时期内单位或个人所申请的专利数量。本章将其细化为每一企业在某一期间在特定领域所申请的发明及实用新型件数。该指标应用范围较广,其能够反映每一企业的专利产出能力以及研发能力。这里专利申请数为某一企业每年的专利申请数量,其计算公式为:

每年专利申请数＝每年发明专利申请数+每年实用新型专利申请数

2. 有效专利数（EPN）　有效专利指经国家知识产权局审批授权且尚未超出其法定保护年限，未被终止、未被诉无效并且处于维持中的专利，有效专利数即该类专利的数理统计量。有效专利数是衡量知识产权产出水平的一个通用指标，反映了处于有效期的专利的实际情况，是知识性成果的直接反映，其增减能够有效评价企业从事技术活动的程度与范围。本章中的有效专利数指某一企业每年的有效专利数量，其计算公式为：

$$每年有效专利数 = 每年有效发明专利数 + 每年有效实用新型专利数$$

（二）专利申请主体

发明人数量（IN）　专利法规定发明人或者设计人即对发明创造突出的实质性特点或显著的进步做出创造性贡献的人，或是对发明创造的实质性特点或进步做出创造性贡献的人。一般来说，对于在企业中形成的专利，其发明人数越多，可预想到其创新研发团队贡献的智力、体力就越多，该专利的研发成本就越高，因而凝结在专利中的价值更大，那么该项专利的技术质量就会越高。这里的发明人数量即某一企业每年内所申请专利的发明人总和，除以该年内所申请的专利数量。其计算公式为：

$$发明人数量 = 每年申请专利发明人总和 / （每年发明专利申请数 + 每年实用新型专利申请数）$$

（三）专利文献质量

1. 专利引证数（PC）　专利引证是指专利与专利、专利与非专利文献之间相互引用的关系，包括申请人引证和审查员引证。以观测专利（focal patent）为基点，专利引证有两个方向：引用（citing）和被引（cited），国外常常直接称后引（back-ward）和前引（forward）。因此，专利引证指标有两个基础指标，即引文数量和被引次数。这里是指审查员所引用的专利文献等现有技术的数量即后引。当前对该指标的研究有两种不同的观点，其一，专利引证的文献越多，显示该专利参考的现有技术越多，那么该专利越难被无效，可证明该专利质量越高；其二，该专利引证的专利文献越多，说明该专利的权利要求范围具有更多的限制，而专利质量可能越低。总言之，该指标可用以评估企业研发活动的创新价值，本章将从实证分析中检验该指标的作用。

2. 权利要求数（NOC）　专利权保护的界限及范围是由专利权利要求所确定的，专利权利要求是专利权受保护的法律依据。一般来说，同一项专利权利要求越多，专利权受到保护的范围越广，专利的质量越高，专利的经济价值相应地也越高。但另一方面，权利要求范围过宽，低质量专利权所有人有可能攫取了本不该属于他的权利。需要指出的是，专利权人在尽可能拓展其专利范围时，往往会提高其侵权的可能性，以致被竞争者或第三方提出质疑的可能性增加，一旦这种质疑成立，便会影响专利的有效寿命。本章将从实证分析中探讨该指标的有效性。

3. 技术覆盖范围（TS）　技术覆盖范围，即专利的宽度，它决定了专利实施的效力，通常认为技术覆盖范围和专利原创程度正相关，即技术覆盖范围越大，专利的质量越高。技术覆盖范围用专利说明书中不同的头四位IPC分类号个数来表征。其计算公式为：

$$SCOPEP = n_p, \ n \in \{IPC_1^4; \ IPC_i^4; \ IPC_j^4; \ \cdots; \ IPC_n^4\} \& IPC_i^4 \neq IPC_j^4$$

$$(n_p 代表专利 P 以四位计的 IPC 分类数)$$

(四)专利技术价值

1. 技术深度(TD) 技术深度是指某一企业在某一特定技术领域内申请的专利数量除以该技术领域占有绝对优势的领导者在该技术领域所申请的专利数量的比值,该特定技术领域的领导者是指在该特定技术领域内拥有绝对优势即拥有最多专利的企业。这里的特定技术领域是指对该企业来说最为重要的技术领域,也就是比起其他领域,该领域拥有更多的专利。该指标可用以衡量某一企业在该特定技术领域内的竞争地位,如果一个企业的 TD 在其最重要的技术领域较低,则该企业被认为在该技术领域不够专业化,该企业应当重新考虑部署其研发战略。

2. 赫芬达尔-赫希曼专利指数(HHI) 本章采用赫芬达尔-赫希曼专利指数来衡量技术的集中程度。当赫芬达尔-赫希曼指数值越接近 1,说明该企业的专利于一个技术领域中的集中化程度越高,若 HHI 等于 1 意味着该企业的技术绝对高度集中。如果 HHI 接近于零,则说明该企业在该技术领域的垄断权力不大。根据国际专利分类方法,将每个企业的专利集 N,分成 I 类,即 8 个部,每部含有 Ni 个专利,其计算公式为:

$$HHI = \sum_{i=1}^{i} \left(\frac{Ni}{N}\right)^2, \ 0 \leqslant HHI \leqslant 1$$

第二节 我国中药行业上市公司专利与企业成长能力实证分析

一、企业专利概况分析

(一)企业专利数据来源

本章将以中国中药上市公司作为研究样本进行实证分析,选择在沪深上市医药行业板块下的 43 家中药上市公司作为研究样本,并以 2010 年为基期,以 2010—2014 年为研究区间。将该 43 家中药上市公司作为专利权人代入专利信息服务平台、中国专利查询系统进行检索,本章认为医学或兽医学、卫生学是中药企业的主营业务范畴,通过国际专利分类规则筛选出分类号含有 A61K 的专利,最后得到有效样本 43 个,专利申请 778 个。从专利文件数量、专利申请主体、专利文献质量和专利技术价值这 4 个方面出发,分别统计了专利申请数(APP)、有效专利数(EPN)、发明人数量(IN)、专利引证数(PC)、权利要求数(NOC)、技术覆盖范围(TS)、技术深度(TD)及赫芬达尔-赫希曼专利指数(HHI),共计 8 项专利指标的数据,43 家中药上市公司各指标的统计数据,如表 10-1 所示。

表 10-1　中国中药上市企业 2010—2014 年专利统计数据

公司	APP		EPN		IN		PC		NOC		TS		TD		HHI	
	均值	标准差	均值	标准差	均值	标准差	均值	标准差	均值	标准差	均值	标准差	均值	标准差	均值	标准差
福瑞股份	0	0	1.00	0	2.00	0	0	0	0	0	2.00	0	0	0	1.00	0
香雪制药	1.60	2.61	7.20	3.90	5.73	1.27	0.17	0.37	2.27	3.69	2.36	0.01	0.02	0	0.54	0.05
沃华医药	3.00	3.08	15.80	3.56	4.31	1.74	0.70	1.24	5.01	4.69	2.01	0.02	0.04	0.01	1.00	0
贵州百灵	2.20	1.64	35.60	2.97	4.22	0.34	2.08	1.66	6.65	4.46	2.15	0.01	0.08	0.01	0.77	0.02
同仁堂	0.40	0.55	15.20	4.38	6.96	0.02	0.80	1.79	4.40	6.07	2.23	0.02	0.04	0	0.69	0.04
辅仁药业	0.20	0.45	0	0	5.20	7.12	0.20	0.45	0.40	0.89	0.80	1.10	0	0	0.40	0.55
天目药业	0.20	0.45	0.60	0.55	4.00	0	0.20	0.45	2.00	4.47	2.00	0	0	0	1.00	0
汉森制药	1.60	3.05	5.40	3.36	2.48	0.41	0.94	1.37	3.94	5.40	2.00	0	0.02	0	0.78	0.12
方盛制药	1.00	0.71	8.80	0.84	1.27	0.12	1.30	1.20	6.30	4.18	2.00	0	0.02	0	0.94	0.08
精华制药	0.40	0.89	4.80	0.45	5.12	0.27	0	0	0.30	0.67	2.00	0	0.01	0	1.00	0
云南白药	0.80	0.84	51.20	1.92	4.62	0.26	1.00	1.22	4.10	3.91	2.05	0.02	0.13	0	1.00	0
东阿阿胶	12.00	10.75	14.60	6.58	5.27	1.14	2.49	1.57	8.01	2.02	1.93	0.09	0.09	0.03	0.99	0.02
康美药业	7.00	7.65	5.20	3.42	4.70	0.59	2.76	2.63	7.49	4.26	2.26	0.16	0.04	0.03	0.93	0.06
太龙药业	0.60	0.55	10.00	1.73	3.40	3.44	1.00	1.41	2.80	2.95	3.00	3.67	0.04	0	0.91	0
振东制药	2.00	2.12	10.20	4.97	1.72	2.53	2.03	2.02	4.03	2.57	1.52	2.16	0.04	0	0.91	0.01
莱茵生物	1.40	1.14	13.20	4.38	4.00	2.35	1.57	1.59	6.20	3.77	5.40	7.83	0.02	0	0.62	0.02
华润三九	2.00	1.00	20.60	4.56	4.93	3.15	0.97	1.00	9.43	1.85	2.95	1.68	0.04	0	0.67	0.04
上海凯宝	1.60	2.07	4.40	2.41	1.44	2.70	0.98	1.98	4.20	4.27	2.36	3.56	0.02	0	1.00	0
亚宝药业	2.40	2.88	18.20	12.87	3.54	0.76	0.94	1.74	7.15	7.27	3.67	1.14	0.08	0	0.80	0.03
亚太药业	3.20	5.07	4.20	5.26	2.23	3.06	1.10	1.69	4.97	4.66	4.30	4.92	0.02	0.01	0.89	0.10
片仔癀	8.60	6.54	15.00	8.92	4.32	0.59	1.37	1.23	8.04	1.30	4.77	0.51	0.05	0.03	0.69	0.07
奇正藏药	7.00	10.20	18.60	14.60	2.96	1.69	1.58	1.13	10.02	4.10	3.42	2.10	0.06	0	0.97	0.03
江中药业	5.80	7.05	22.40	4.56	2.61	2.23	0.84	1.45	13.56	12.93	4.75	3.52	0.07	0.02	0.85	0.04
以岭药业	5.00	7.38	20.20	3.11	5.72	1.63	1.07	1.67	8.47	1.85	4.38	1.28	0.06	0.02	0.73	0.05
佐力药业	2.20	3.83	2.00	0.71	1.56	1.84	0.53	1.19	5.00	4.80	3.27	3.03	0.01	0.01	1.00	0
嘉应制药	0.40	0.89	2.40	0.89	1.60	3.58	0.80	1.79	1.40	3.13	1.60	3.58	0.01	0	1.00	0
吉林敖东	0	0	0	0	4.64	3.92	0	0	0	0	4.81	4.72	0	0	1.00	0
昆药集团	13.60	4.34	36.20	12.40	4.75	0.68	1.99	0.59	9.88	0.77	4.75	1.50	0.14	0.02	0.69	0.04
马应龙	5.00	1.00	18.20	5.81	3.38	1.52	1.33	0.97	6.52	1.73	4.49	0.74	0.06	0.02	0.93	0.02
康恩贝	2.20	0.84	14.20	3.56	6.66	1.94	1.47	1.19	6.60	2.24	5.67	1.22	0.05	0.02	0.80	0.03
九芝堂	4.20	3.42	12.80	7.12	6.36	1.20	1.00	1.27	6.20	3.75	5.01	1.33	0.05	0.01	0.86	0.04
紫鑫药业	0.60	0.55	7.80	4.21	1.00	2.24	1.60	2.19	1.20	1.30	0.60	1.34	0.03	0	0.90	0.06
益盛药业	1.40	1.95	5.00	1.73	1.93	2.65	0.95	1.33	4.20	6.26	2.00	2.74	0.02	0	1.00	0
羚锐制药	3.60	2.70	8.40	3.21	8.97	2.69	2.23	1.66	6.91	1.60	7.50	3.24	0.04	0.01	0.85	0.03
桂林三金	1.60	0.89	27.20	3.11	1.77	0.52	2.17	2.46	7.53	3.73	6.47	1.80	0.07	0	0.81	0.01
中新药业	5.80	6.34	9.00	5.24	3.95	0.93	1.15	1.76	3.88	3.81	4.96	0.36	0.05	0.02	0.81	0.03
康缘药业	11.60	5.98	127.40	22.04	8.01	1.17	1.50	0.86	13.68	7.74	5.20	2.26	0.29	0.01	0.74	0.05

（续表）

公司	APP		EPN		IN		PC		NOC		TS		TD		HHI	
	均值	标准差	均值	标准差	均值	标准差	均值	标准差	均值	标准差	均值	标准差	均值	标准差	均值	标准差
天士力	20.40	10.26	376.40	110.85	7.80	1.62	1.17	1.44	10.05	0.58	4.45	0.90	1.00	0	0.92	0
佛慈制药	0.40	0.55	6.80	1.79	1.80	2.68	0.20	0.45	1.40	2.19	2.60	3.97	0.01	0	1.00	0
千金药业	3.20	4.09	26.20	6.46	3.68	2.22	1.33	2.05	5.47	5.16	2.37	2.36	0.09	0	1.00	0
益佰制药	6.80	4.09	119.60	18.61	2.85	1.00	1.12	1.07	7.22	4.46	4.71	0.62	0.29	0.02	0.71	0.01
众生药业	2.40	1.82	9.00	1.87	4.45	2.91	0.90	1.28	7.95	5.04	4.85	2.87	0.03	0.01	0.98	0.04
太安堂	0.20	0.45	5.20	0.45	2.20	2.28	0	0	1.80	4.02	4.05	3.97	0.02	0	1.00	0

（二）企业专利信息数据分析

经 Excel2010 建立数据库,采用 SPSS21.0 软件进行描述性统计分析这四个层面下的 8 个指标(表 10－2),共计 6 224 个统计量,发现各指标值差异较大(表 10－2)。其中专利申请数(APP)最大值为 38,也就是说天士力制药集团股份有限公司在 2011 年的专利申请数达到了数据样本的最大值 38,这说明了当年天士力有 38 件新申请,其专利产出能力以及研发能力位于行业中的领导地位。与此相对应的是除山东东阿阿胶股份有限公司、华润三九医药股份有限公司、贵州百灵企业集团制药股份有限公司等企业在统计区间内每年都产生新专利申请外,大部分统计企业在某一年内有可能没有专利产出,或者有些企业在个别年份申请专利后再无产出,专利申请数(APP)为零。由此可看出专利申请数所代表的专利产出能力以及研发能力呈现两极分化。其中有效专利数(EPN)一项表现最好的同样是天士力制药集团股份有限公司,其在 2014 年年底有效专利数量达到 473 件,这说明了该企业从事技术活动的程度较深、范围较广。由此可知专利文件数量只能部分反映企业的创新研发产出能力,并且不同企业之间产出能力差异较大,还需进一步与企业发展能力做相关分析以验证其在专利指标体系中的贡献与专利策略布局上的价值。

专利申请主体层面的发明人数量(IN)最大值为 13,为辅仁药业集团实业股份有限公司在 2014 年度由 201310742257.X 号专利提供。一件发明其发明人数越多,可预想到其创新研发团队贡献的智力、体力就越多,可以预料到该件专利中的凝结价值较大、技术质量较高。具体该层面的专利指标是否跟专利质量有关还需进一步验证分析。

代表专利文献质量的专利引证数(PC)最大值为 12,由北京同仁堂股份有限公司 2011 年度提供;这里的专利引证数特指审查员所引用的专利文献等现有技术的数量即后引。权利要求数(NOC)最大值为 30,这表明江中药业股份有限公司 2013 年度所申请专利的权利要求数(NOC)平均值为 30。申请一个专利可以主张 10 项权利要求免费,超过 10 项每项增收 150 元,除非是很必要的情况,否则不建议过多主张权利要求。因此,同一项专利权利要求越多,可以肯定的是专利权受到保护的范围越广,但专利的质量越高,专利的经济价值是否越高有待进一步研究;前人的研究认为技术覆盖范围(TS)越大,专利的质量越高。本章由浙江康恩贝制药股份有限公司 2010 年度 CN201410839600.7 号专利提供。已有研究证实技术覆盖范围与企业绩效正向相关,但这一影响并不是绝对意义上的正向相关,仍然应当联合其他指标共同评估专利质量以探讨企业专利与其发展能力间的关系。

专利技术价值层面下技术深度(TD)是指某一企业在某一特定技术领域内申请的专利数量除以该技术领域占有绝对优势的领导者在该技术领域所申请的专利数量的比值,最大值为 1,由该特定技术领域的领导者天士力制药集团股份有限公司提供。这表明其在该医药技术领域内的竞争地位处于绝对专业化。赫芬达尔-赫希曼指数(HHI)最大值为 1,部分企业的该指标为 1,由于许多企业某一年可能只有 1 件专利,该年内该指标值则为 1,因此若HHI 等于 1 并不一定意味着该企业的技术绝对高度集中,该指标只能部分说明问题。

总言之,每个指标所反映的信息不全,且企业间专利差异较大,应当结合各个指标综合分析专利质量,各指标如何影响专利质量以及该专利指标体系所反映的信息与企业发展能力的相关性分析仍需进一步探讨,以期为企业考虑部署其研发战略提供建议。

表 10-2　中国中药上市企业 2010—2014 年专利数据描述性统计分析

指　标	数　量	最小值	最大值	均　值	标准差
APP	258.00	0	38.00	2.21	5.98
EPN	258.00	0	473.00	11.26	35.42
IN	258.00	0	13.00	5.23	3.59
PC	258.00	0	12.00	1.02	2.63
NOC	258.00	0	30.00	4.39	6.81
TS	258.00	0	11.00	3.04	0.37
TD	258.00	0	1.00	0.06	0.10
HHI	258.00	0	1.00	0.75	0.31

二、企业成长能力概况分析

(一)企业成长能力数据来源

企业成长能力与利益息息相关,是包括债权人、股东等在内人群最为关注的指标之一。当前的研究普遍采用固定资产增产率、总资产增产率、净资产增长率、主营业务收入增长率、净利润增长率、主营业务利润增长率来评价上市公司的企业成长能力。因此借鉴已有的研究成果,本章将选择既能体现企业预期投资价值,又能反映企业经济利益的净资产收益率(ROE)、总资产周转率(TAT)两个指标来衡量企业成长能力。净资产收益率与总资产周转率的值越大,企业的成长能力越强。本章选择在沪深上市中药行业板块下的中药上市公司作为研究样本,并以 2010 年为基期,以 2010—2014 年为研究区间,从巨潮资讯网及上市公司年鉴检索中药行业板块下的中药上市公司与净资产收益率、总资产周转率等财务指标相关的数值。该数据样本中包括在 2009 年 12 月 31 日在沪深股市挂牌上市的上市公司,剔除数据不完整的公司,以及剔除被 ST、PT 等财务状况异常的企业,最后符合样本的企业共计 43 家。

在财务分析中,净资产收益率可逐级向下分解,可覆盖到企业经营活动的各个环节,充分考虑了财务杠杆、毛利水平、资产周转率等因素,其具有较强的综合性,可用于不同企业之间的比较。一般来说,上市公司的净资产收益率越高,该公司的成长能力越高。净资产收益率的计算公式为:

$$净资产收益率 = 年末净利润/平均净资产$$

总资产周转率可以用于综合评价企业所有资产的经营质量与利用效率。一般来说,该指标数值越高,说明所属企业总资产周转速度越快。总资产周转率的计算公式为:

$$总资产周转率 = 年主营业务收入/年平均资产总额$$

43 家中药上市公司成长能力的统计数据,如表 10-3 所示。

表 10-3　中国中药上市公司 2010—2014 年企业成长能力统计数据

上市企业	2014/12/31		2013/12/31		2012/12/31		2011/12/31		2010/12/31	
	ROE(%)	TAT	ROE(%)	TAT	ROE(%)	TAT	ROE(%)	TAT	ROE(%)	TAT
福瑞股份	11.26	0.49	0.69	0.46	5.81	0.44	7.56	0.35	7.47	0.26
香雪制药	11.83	0.42	10.24	0.36	7.49	0.27	6.12	0.32	23.19	0.28
沃华医药	5.89	0.41	1.77	0.40	1.41	0.33	1.06	0.24	−15.29	0.14
贵州百灵	14.18	0.44	13.36	0.41	11.25	0.42	11.01	0.38	13.94	0.31
同仁堂	14.49	0.75	14.91	0.73	15.56	0.78	13.03	0.83	10.87	0.81
辅仁药业	4.27	0.41	7.32	0.43	4.39	0.41	8.51	0.46	10.39	0.44
天目药业	3.40	0.52	2.63	0.86	−71.88	0.77	17.14	0.77	−6.08	0.73
汉森制药	10.77	0.54	10.86	0.44	8.81	0.47	6.65	0.43	10.44	0.36
方盛制药	18.90	0.45	22.31	0.86	24.77	0.88	24.41	0.80	—	—
精华制药	5.76	0.31	5.58	0.69	8.15	0.69	8.55	0.48	8.60	0.45
云南白药	24.86	1.15	28.94	1.22	25.16	1.28	24.29	1.24	23.07	1.32
东阿阿胶	24.81	0.54	25.80	0.67	26.82	0.57	27.47	0.65	22.36	0.68
康美药业	17.74	0.57	16.63	0.60	14.55	0.62	17.30	0.40	15.58	0.40
太龙药业	3.04	0.55	4.49	0.67	3.28	0.69	2.13	0.67	4.16	0.73
振东制药	2.15	0.67	3.87	0.59	4.94	0.54	6.60	0.57	22.74	0.43
莱茵生物	19.08	0.44	19.10	0.37	−33.61	0.34	1.11	0.14	−10.26	0.16
华润三九	15.93	0.68	20.86	0.73	23.06	0.81	17.36	0.73	21.09	0.66
上海凯宝	20.61	0.64	21.39	0.75	17.94	0.71	13.15	0.57	10.43	0.44
亚宝药业	9.75	0.59	7.20	0.51	8.75	0.44	17.49	0.73	15.57	0.49
亚太药业	4.17	0.22	1.93	0.10	5.57	0.44	3.87	0.35	3.15	0.25
片仔癀	8.31	0.22	3.89	0.10	16.79	0.40	11.50	0.32	8.31	0.24
奇正藏药	16.31	0.53	15.75	0.63	14.82	0.65	14.15	0.58	14.63	0.40
江中药业	12.97	0.85	8.48	0.93	11.71	0.99	12.72	1.02	23.63	1.02
以岭药业	7.99	0.57	6.04	0.53	4.92	0.40	20.49	0.46	33.34	0.93

（续表）

上市企业	2014/12/31		2013/12/31		2012/12/31		2011/12/31		2010/12/31	
	ROE(%)	TAT	ROE(%)	TAT	ROE(%)	TAT	ROE(%)	TAT	ROE(%)	TAT
佐力药业	13.40	0.44	10.96	0.44	8.88	0.40	8.67	0.33	22.25	0.75
嘉应制药	8.84	0.54	33.97	0.25	2.76	0.33	7.69	0.28	10.02	0.25
吉林敖东	11.96	0.16	10.47	0.16	6.92	0.13	24.47	0.11	18.61	0.14
昆药集团	15.84	1.36	18.15	1.24	20.94	1.40	17.01	1.49	12.24	1.28
马应龙	13.49	0.74	13.77	0.79	14.22	0.84	12.65	0.86	12.36	0.81
康恩贝	21.42	0.57	18.56	0.66	19.10	0.60	17.40	0.72	16.43	0.74
九芝堂	15.76	0.66	14.90	0.64	7.71	0.57	14.27	0.64	12.57	0.64
紫鑫药业	2.40	0.19	2.63	0.13	1.87	0.14	12.78	0.33	33.35	0.25
益盛药业	5.70	0.32	5.42	0.34	6.32	0.36	8.13	0.33	27.63	1.00
羚锐制药	6.79	0.33	11.67	0.42	6.26	0.44	4.92	0.37	7.48	0.32
桂林三金	20.09	0.53	20.10	0.54	16.48	0.53	15.60	0.53	14.80	0.50
中新药业	13.85	1.30	15.45	1.14	21.96	1.15	13.36	1.06	17.74	0.90
康缘药业	15.87	0.62	17.09	0.65	15.63	0.61	14.15	0.60	15.95	0.68
天士力	31.94	0.98	28.05	1.07	20.53	1.14	17.95	0.99	21.06	0.85
佛慈制药	4.82	0.38	4.44	0.32	4.59	0.32	9.36	0.33	17.57	0.57
千金药业	9.64	0.98	12.52	1.04	12.82	0.96	9.22	0.98	9.56	0.87
益佰制药	15.23	0.57	24.76	0.87	24.30	0.99	26.47	1.06	24.95	0.94
众生药业	12.81	0.57	11.69	0.55	11.94	0.51	10.59	0.48	9.86	0.43
太安堂	8.72	0.27	6.95	0.31	4.87	0.24	7.35	0.30	9.40	0.32

（二）企业成长能力数据分析

经 Excel2010 建立数据库,采用 SPSS21.0 软件进行描述性统计分析企业成长能力指标,共计 1 220 个统计量(表 10-4),发现:净资产收益率(ROE)最大值为 0.34,为广东嘉应制药股份有限公司 2013 年的净资产收益率数值。该指标能够反映股东权益的收益水平,可看出广东嘉应制药股份有限公司在 2013 年年底获得的由投资带来的收益最高。净资产收益率均值为 0.12,截止到 2010 年年底共有 25 家企业净资产收益率高于均值,2011 年年底,共有 23 家企业净资产收益率高于均值,2012 年年底,共有 18 家企业净资产收益率高于均值,2013 年年底,共有 21 家企业净资产收益率高于均值,2014 年年底,共有 22 家企业净资产收益率高于均值。总资产周转率(TAT)最大值为 1.49,为昆明制药集团股份有限公司 2011 年年底总资产周转率提供。总资产周转率可反映企业总资产的变化与运营效率,总资产周转率越大说明总资产周转次数越多,周转的天数越少,速度越快,同期取得的收益越高,该企业的效益越好。其中总资产周转率均值为 0.59,截止到 2010 年年底共有 19 家企业总资产周转率高于均值,2011 年年底,共有 18 家企业总资产周转率高于均值,2012 年年底,共有 19 家企业总资产周转率高于均值,2013 年年底,共有 22 家企业总资产周转率高于均值,2014 年年底,共有 14 家企业总资产周转率高于均值。总的来说,该样本中企业的成长能力指标表现较好,企业专利信息与企业成长能力之间的关系还需进一步讨论分析。

表 10-4　中国中药上市企业 2010—2014 年企业成长能力描述性统计分析

指　标	数　量	最小值	最大值	均　值	标准差
净资产收益率	214	−0.72	0.34	0.12	0.10
总资产周转率	214	0.10	1.49	0.59	0.29

三、企业专利与其成长能力的相关性分析

上文已经讨论了各个企业专利情况及企业成长能力表现,以及各个指标的基本情况,给出了各指标的描述性统计结果并做了简要的描述。为进一步考察分析各个企业的专利与其企业成长能力之间的关系,本章做了企业专利与其企业成长能力的相关性分析,并给出了主要指标之间的皮尔逊相关系数,如表 10-5 所示。其中,专利文件数量层面下的专利申请数(APP)和净资产收益率(ROE)之间的相关系数为 0.230,在 1% 的水平上显著相关;专利文件数量层面下的有效专利数(EPN)和净资产收益率(ROE)之间的相关系数为 0.270,在 1% 的水平上显著相关。专利申请主体层面下的发明人数量(IN)和净资产收益率(ROE)之间的相关系数为 0.108,在显著性水平上不相关。专利文献质量层面下专利引证数(PC)和净资产收益率(ROE)之间的相关系数为 0.124,在 5% 的水平上显著相关;权利要求数(NOC)和净资产收益率(ROE)之间的相关系数为 0.259,在 1% 的水平上显著相关;技术覆盖范围(TS)和净资产收益率(ROE)之间的相关系数为 0.069,但两者之间的关系并不显著。专利技术价值层面下的技术深度(TD)和净资产收益率(ROE)之间的相关系数为 0.279,在 1% 的水平上显著相关;赫芬达尔-赫希曼专利指数(HHI)和净资产收益率(ROE)之间的相关系数为 −0.019,但两者之间的关系并不显著。以上相关性分析结果表明,企业要应用专利战略提高其净资产收益率(ROE),可通过以下措施:在专利文件数量层面下,增加其专利申请数(APP)和有效专利数(EPN);在专利文献质量层面下,提高专利引证数(PC)以及权利要求数(NOC);在专利技术价值层面下,延伸专利技术深度(TD)。

专利文件数量层面下的专利申请数(APP)和总资产周转率(TAT)之间的相关系数为 0.334,在 1% 的水平上显著相关;专利文件数量层面下的有效专利数(EPN)和总资产周转率(TAT)之间的相关系数为 0.345,在 1% 的水平上显著相关;专利申请主体层面下的发明人数量(IN)和总资产周转率(TAT)之间的相关系数为 0.150,在 5% 的水平上显著相关。专利文献质量层面下的专利引证数(PC)和总资产周转率(TAT)之间的相关系数为 0.1,但不显著;权利要求数(NOC)和总资产周转率(TAT)之间的相关系数为 0.254,在 1% 的水平上显著相关;技术覆盖范围(TS)和总资产周转率(TAT)之间的相关系数为 0.068,但二者之间的关系并不显著。专利技术价值层面下的技术深度(TD)和总资产周转率(TAT)之间的相关系数为 0.376,在 1% 的水平上显著相关;赫芬达尔-赫希曼专利指数(HHI)和总资产周转率(TAT)之间的相关系数为 −0.022,两者之间的关系并不显著。以上相关性分析结果表明,企业要应用专利战略加速其总资产周转率(TAT),可通过以下措

施：在专利文件数量层面下,增加专利申请数(APP)和有效专利数(EPN);在专利文献质量层面下,增加权利要求数(NOC);在专利技术价值层面下,延伸专利技术深度(TD)。与提高企业净资产收益率(ROE)明显不同的是,总资产周转率(TAT)与专利引证数(PC)无明显关系,而专利发明人数量(IN)的变化会对总资产周转率(TAT)产生影响。

表 10 - 5　企业专利与其成长能力的相关性分析

	ROE	TAT	APP	EPN	IN	PC	NOC	TS	TD	HHI
ROE	1									
TAT	0.378**	1								
APP	0.230**	0.334**	1							
EPN	0.270**	0.345**	0.480**	1						
IN	0.108	0.150*	0.323**	0.276**	1					
PC	0.124*	0.1	0.286**	0.009	0.147*	1				
NOC	0.259**	0.254**	0.479**	0.260**	0.286**	0.424**	1			
TS	0.069	0.068	0.188*	0.11	0.455**	0.294**	0.377**	1		
TD	0.279**	0.376**	0.586**	0.965**	0.277**	0.07	0.280**	0.123*	1	
HHI	−0.019	−0.022	−0.051	−0.035	−0.071	−0.012	−0.108	−0.04	−0.012	1

注：** 在 0.01 水平(双侧)上显著相关；* 在 0.05 水平(双侧)上显著相关。

大部分企业专利指标与其企业成长能力指标具有显著相关性,但相关度不高。不排除由于各个企业专利实施战略的不同导致企业专利指标与企业成长能力之间的相关性分析中干扰因素太多。因此,本章将进一步从专利实施视域下探讨专利指标与企业成长能力之间的关系。

第三节　基于专利组合的企业专利与其成长能力的实证分析

一、基于专利组合分析的企业分类

（一）专利组合分析分类原则

专利组合是根据企业所拥有专利的使用率与其潜在价值,配合专利分析得到核心技术,再以核心技术为中心进行专利比较,从而构筑特定核心技术领域的技术组合。Brockhoff 首次提出专利组合分析的概念,并在波士顿矩阵分析的基础上,给出了一种利用专利指标来衡量技术地位的专利组合分析方法(图 10 - 2)。随后 Ernst 提出了较系统的专利组合模型并将其应用于企业制定专利战略和分析监测技术发展动态的研究中。他共提出了四种比较经典的专利组合分析方法：企业层面、技术领域层面、专利发明人层面和专利与市场一体化层面的组合分析。其中,企业层面的专利组合分析是指利用企业层面的专利综合指标进行多指标组合分析,来判断企业的研发能力和技术水平。企业层面的专利组合分析模型可以从两个维度对企业进行测度:专利质量和专利活动。专利质量代表企业研发活动的影响力,可由专利授权数量、有效专利数量和专利被引情况等专利指标来表征。专利活动代表着企业研发活动的水平,可由专利申请量来表征。以专利质量和专利活动组成二维专利组合分析图,在专利组合分析图中,可以将企业划分为技术领先者、潜在竞争者、技术活跃者和技术落后者四种类型。通过企业层面的专利组合分析图,决策者可以清晰地判断出企业在行业领域中所处的竞争地位和竞争形势。

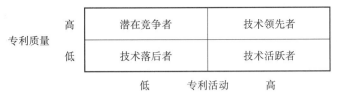

图 10 - 2　企业层面的专利组合分析图

　　根据专利组合分析理论,将 43 家中药企业划分在专利活动-专利质量矩阵中,前文已经提出授权专利数量是指专利权主体所获授权的发明专利的数量,通过授权专利数量的多少可以反映专利权人创新活动的活跃程度和创新的质量,授权专利数量越多,说明专利权人在中药领域的创新活动越活跃。如果一个企业的专利授权率较高,说明该企业专利质量较高。因此,这里用专利授权率表征专利质量,以专利申请量表征专利活动。

　　本章将根据专利活动和专利质量对企业进行分类,使用矩阵分析方法对该 43 家医药上市企业进行分类。专利活动以该 43 家中药企业的专利申请数均值作为分界线,该研究样本中某一企业的专利申请数高于该均值,则说明该企业专利申请量较多,该企业专利活动能力较强,该企业创新活动活跃;若该研究样本中某一企业的专利申请数低于该均值,则说明该企业专利申请量较少,该企业专利申请能力有待进一步提高,该企业创新活动低迷。另一方面,专利质量是该 43 家中药企业的专利授权率均值作为分界线,该研究样本中某一企业的专利实授权率高于该均值,则说明该企业的专利发生较多的授权,该企业专利授权率较高;若该研究样本中某一企业的专利实授权率低于该均值,则说明该企业获得授权的专利占申请数量的比例较少,该企业创新能力有待进一步提高。

　　(二)专利组合分析视域下的企业分类

　　本章通过从专利活动、专利质量两个维度出发,使用矩阵分析方法将该 43 家医药上市企业分为了四类,如图 10 - 3 所示。Ⅰ型企业的专利活动和专利质量均低于均值,属于行业内的技术落后者;Ⅱ型企业的专利活动高于均值,同时专利质量低于均值,说明该类型企业的专利活动活跃,但产出专利质量确实有待提高,属于行业内的技术活跃者,包括 9 家公司;Ⅲ型企业的专利活动、专利质量均高于均值,这类企业专利活动活跃,专利质量较高,属于行业内技术领先者,主要包括天士力制药集团股份有限公司、马应龙药业集团股份有限公司、西藏奇正藏药股份有限公司、贵州益佰制药股份有限公司等 11 家公司；Ⅳ型企业的专利活动低于均值，同时专利质量高于均值，说明该类型企业的专利质量较高，但专利申请数量较少，属于行业内的潜在竞争者，主要包括云南白药集团股份有限公司、湖南汉森制药股份有限公司、河南太龙药业股份有限公司等 12 家公司。

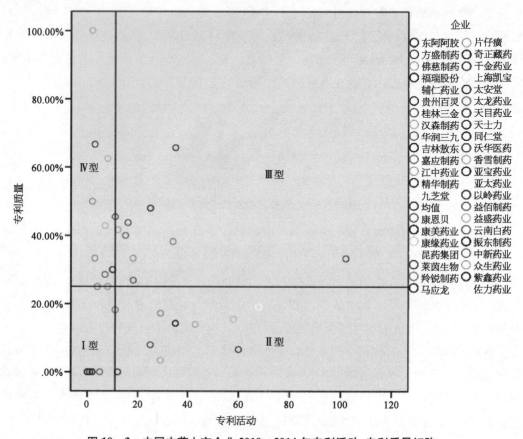

图 10-3　中国中药上市企业 2010—2014 年专利活动-专利质量矩阵

二、专利组合分析下企业专利与其成长能力的数据模型分析

（一）专利组合分析下的专利与其成长能力的数据分析

本章以 2010 年为基期，以 2010—2014 年为研究区间，从专利信息服务平台、中国专利查询系统检索专利指标体系中的专利指标信息，经 Excel2010 建立数据库，采用 SPSS21.0 软件分别描述性统计分析该四类企业专利指标体系的 8 个指标，并以 2010 年为基期，以 2010—2014 年为研究区间，从巨潮资讯网及上市公司年鉴检索医药行业板块下的中药上市公司与净资产收益率、总资产周转率等财务指标相关的数值，经 Excel2010 建立数据库，采用 SPSS21.0 软件进行描述性统计分析该四类企业成长能力指标。本章的因变量是净资产收益率（ROE）与总资产周转率（TAT），自变量是专利申请数（APP）、有效专利数（EPN）、发明人数量（IN）、专利引证数（PC）、权利要求数（NOC）、技术覆盖范围

(TS)、技术深度(TD)及赫芬达尔-赫希曼专利指数(HHI)。本章包含了43家中药上市企业2010—2014年的专利方面与企业成长能力方面的面板数据。

表10-6 四类中药上市企业的描述性统计分析

变 量	I型企业		II型企业		III型企业		IV型企业	
	均 值	标准差	均 值	标准差	均 值	标准差	均 值	标准差
APP	0.95	1.64	7.98	7.16	5.36	6.96	1.20	1.61
EPN	8.16	8.64	29.80	37.13	57.64	110.92	12.02	13.12
IN	4.20	3.12	4.76	1.82	4.22	2.84	2.89	2.72
PC	0.65	1.25	1.57	1.59	1.28	1.39	1.02	1.45
NOC	3.23	4.20	8.91	6.17	6.89	4.07	3.76	4.03
TS	3.37	2.58	4.07	1.85	3.96	2.65	2.37	3.20
TD	0.02	0.02	0.10	0.08	0.16	0.28	0.03	0.03
HHI	0.86	0.24	0.80	0.11	0.91	0.10	0.86	0.17
ROE	0.10	0.13	0.16	0.06	0.12	0.08	0.11	0.11
TAT	0.21	0.53	0.73	0.34	0.59	0.28	0.52	0.29

经描述性统计发现(如表10-6所示),低专利活动、低专利质量的I型企业提供了有效专利数(EPN)均值最小值8.16。其中多家企业2010—2014年有效专利数(EPN)均值为0。与之形成鲜明对比的是,III型企业专利数量层面有效专利数(EPN)均值为57.64,远大于其他三类企业的有效专利数均值,其中以天士力制药集团股份有限公司为行业佼佼者,其2010—2014年有效专利数均值为376.4。有效专利数(EPN)标准差高达110.92,该指标的离散程度也更高,说明III型企业每年在特定领域所申请的发明及实用新型件数总体高于其他三类企业,III型企业每年经国家知识产权局审批授权且尚未超出其法定保护年限,未被终止、未被诉无效并且处于维持中的专利数量总体高于其他三类企业,III型企业专利数量指标表现较好。

高专利活动、低专利质量的II型企业提供了专利数量层面专利申请数(APP)均值最大值7.98,这说明相较于其他三类企业,II型企业的专利产出能力以及研发能力位于行业中的领导地位。同时II型企业的标准差相较于其他三类企业较大,为7.18,这说明该类型下各个企业专利申请数值离散度较大。II型企业提供了专利申请主体层面发明人数量(IN)均值最大值4.76。一般来说,对于在企业中形成的专利,其发明人数越多,可预想到其创新研发团队贡献的智力、体力就越多,该专利的研发成本就越高,因而凝结在专利中的价值更大,那么该项专利的技术质量就会越高。相较于其他三类企业,II型企业拥有发明人数量(IN)均值最大值,说明从专利申请主体方面出发II型企业的专利质量更高,是否可以通过提高II型企业发明人数量指标达到提高该类企业成长能力的目的有待进一步论证研究。同时,II型企业也提供了专利文献质量下的技术覆盖范围(TS)均值最大值4.07,说明II型企业的技术覆盖范围最大。技术覆盖范围,即专利的宽度,它决定了专利实施的效力,通常认为技术覆盖范围和专利原创程度正相关,即技术覆盖范围越大,专利的质量越高。高专利活动、低专利质量的Ⅱ型企业还提供了专利文献质量下的专利引证数(PC)最大值1.57,说明Ⅱ型企业的专利引证数最大,这里的专利引证数特指审查员所引用的专利文献等现有技术的数量—后引。该类企业下的该指标的标准差相较于其他三类企业较大,为1.59,这说明该类型下各个企业专利引证数值离散度较大,如极大值为山西振东制药股份有限公司2010—2014年专利引证数均值2.03,极小值为广州市香雪制药股份有限公司2010—2014年专利引证数均值0.20。权利要求数(NOC)最大值为8.91,也由高专利活动、低专利质量的Ⅱ型企业提供。极大值为华润三九医药股份有限公司2010—2014年权利要求数均值9.43。同一项专利权利要求越多,可以肯定的是专利权受到保护的范围越广。

高专利活动、高专利质量的Ⅲ型企业提供了专利技术价值层面下技术深度(TD)最大值0.16。技术深度是指某一企业在某一特定技术领域内申请的专利数量除以该技术领域占有绝对优势的领导者在该技术领域所申请的专利数量的比值,由该特定技术领域的领导者天士力制药集团股份有限公司2010—2014年技术深度均值提供极大值1,这表明该企业在医药技术领域内的竞争地位处于绝对专业化。极小值为浙江佐力药业股份有限公司2010—2014年技术深度均值0.01。专利技术价值层面下赫芬达尔-赫希曼指数(HHI)最大值为0.91,也由高专利活动、高专利质量的Ⅲ型企业提供。Ⅲ型企业中有多家企业的赫芬达尔-赫希曼指数(HHI)均值为1,如山东沃华医药科技股份有限公司、浙江佐力药业股份有限公司、株洲千金药业股份有限公司等。但是由于许多企业某一年可能只有一件专利,该指标值则有可能为1,因此HHI等于1并不一定意味着该企业的技术绝对高度集中,该指标只能部分说明问题。

高专利质量、低专利活动的Ⅳ型企业在各个指标上并没有什么显著特征。

总言之,四类企业的专利指标表现各有差异。低专利活动、低专利质量的Ⅰ型企业有效专利数(EPN)表现最差。高专利活动、低专利质量的Ⅱ型企业专利申请主体层面发明人数量(IN),专利文献质量下的技术覆盖范围(TS)、专利引证数(PC)、权利要求数(NOC)表现最好。高专利活动、高专利质量的Ⅲ型企业专利技术价值层面下技术深度(TD)、赫芬达尔-赫希曼指数(HHI),专利文件数量层面有效专利数(EPN)表现最好。Ⅳ型企业没有表现出任何明显特征。

(二)专利组合分析下的专利与其成长能力的模型分析

本章包含了43家医药上市企业专利与企业成长能力的面板数据,测量的时序区间为2010、2011、2012、2013、2014五个年份,截面样本包含43个中国医药上市企业。为了更有效地分析面板数据,本章将应用面板数据模型,以验证讨论专利实施视域下专利指标与企业成长能力之间的关系。结合时间序列和横截面特征的面板数据可以连续观测不同时刻的截面个体的多维时间序列数据。有三种类型的面板数据模型可供选择:混合回归模型、固定效应模型和随机效应模型。确定本章应选择的面板数据模型经历了三个阶段。

首先,本章使用 Baltagi 试验(F 检验)从混合回归模型或固定效应模型中确定实证模型,结果表明,固定效应模型的效果比混合回归模型好。第二,本章应用 Breusch - Pagan 试验(LM 检验)从混合回归模型或随机效应模型中确定实证模型,结果表明,随机效应模型效果优于混合回归模型。第三,本章中使用 Hausman 试验从固定效应模型或随机效应模型中确定实证模型,结果表明,固定效应模型的效果比随机效应模型好。因此,本章使用固定效应模型,以验证专利实施视域下企业专利指标与企业成长能力间的关系。固定效应模型结果如表 10 - 7 所示。

表 10 - 7   四类中药上市企业的面板数据模型及实证结果

变量	因变量: TAT 固定效应模型											
	I		II		III						IV	
					(a)		(b)		(c)			
	系数	p 值	系数	p 值	系数	p 值	系数	p 值	系数	p 值	系数	p 值
C	0.277	0.035	0.906	0.001	−7.827	0.002	0.505	0.134	1.502	0.049	0.232	0.589
HHI	0.067	0.575	−0.795	0.024	7.188	0.010	−0.188	0.601	−0.126	0.700	−0.156	0.635
IN	−0.067	0.546	−0.298	0.115	—	—	0.194	0.039	0.195	0.031	−0.089	0.470
TS	0.051	0.695	0.224	0.253	—	—	−0.200	0.077	−0.249	0.032	0.062	0.584
TD	1.555	0.765	2.174	0.060	—	—	−3.943	0.034	—	—	4.986	0.563
PC	−0.004	0.962	0.233	0.003	—	—	—	—	0.113	0.099	−0.050	0.535
EPN	−2.149	0.498	−0.114	0.892	—	—	—	—	0.140	0.485	1.290	0.607
APP	−0.296	0.483	0.056	0.585	—	—	—	—	−0.134	0.246	−0.525	0.272
NOC	−0.066	0.605	0.069	0.420	—	—	—	—	—	—	0.362	0.041
效应规范												
横截面固定(虚拟变量)												
R_2	0.854		0.942		0.693		0.908		0.904		0.871	
校正 R_2	0.779		0.910		0.574		0.865		0.864		0.810	
对数似然	77.194		63.843		−38.898		76.295		75.347		70.906	
p 值	0.000		0.000		0.000		0.000		0.000		0.000	

在低专利活动、低专利质量的 I 型企业中,所有专利指标潜变量的系数均不显著。说明从专利文件数量、专利申请主体、专利文献质量和专利技术价值 4 个方面出发,选取的 8 项专利指标:专利申请数(APP)、有效专利数(EPN)、发明人数量(IN)、专利引证数(PC)、权利要求数(NOC)、技术覆盖范围(TS)、技术深度(TD)及赫芬达尔-赫希曼专利指数(HHI),均未对企业的成长能力发展形成显著性影响。

上述研究结论意味着对于专利活动不活跃、专利授权率较低的企业来说,其专利质量较低,专利并未对企业成长能力做出有效贡献或对企业成长能力的促进作用不明显。一个企业只有当专利数量与专利质量达到一定程度才有可能获得专利授权,这样既可以满足同行企业对技术方面的需求,也可满足自身享有由专利带来的经济效益。明显地,若一个企业在专利授权率毫无进项,可反映出该企业专利质量活性较低,与其他企业在技术层面的联系较少。该类企业极有可能是通过非专利方式来提升企业成长能力,获取经济利润。

在高专利活动、低专利质量的Ⅱ型企业中,赫芬达尔-赫希曼专利指数(HHI)潜变量的系数显著为负(5%显著水平之内),表明赫芬达尔-赫希曼专利指数每增加一个单位,企业成长能力潜变量将会减少0.795个单位。专利技术价值层面下技术深度(TD)潜变量的系数显著为正(10%显著水平之内),表明技术深度潜变量每增加一个单位,企业成长能力潜变量将会增加1.555个单位。专利文献质量层面下专利引证数(PC)潜变量的系数显著为正(1%显著水平之内),表明专利引证数潜变量每增加一个单位,企业成长能力潜变量将会增加0.233个单位。

虽然以前的研究表明专利绩效对市场价值有积极影响。但是Toivane(2002)等人认为专利数量对市场价值有负面影响。此外,Chen和Chang认为,公司的专利引证对其市场价值具有倒U效应。因此,专利绩效和企业市场价值之间的关系模糊不清。有研究利用赫芬达尔-赫希曼专利指数(HHI)来衡量企业研发活动的密集水平(Chen and Chang 2009,2010a,c)。Prahalad和Hamel(1990)认为,企业需要提高自己的核心竞争力,集中精力于一个特定的技术领域来深化他们的技术活动,以提高其专业化。企业赫芬达尔-赫希曼专利指数(HHI)越大,企业技术能力的集中程度越高,专利绩效和企业市场价值之间的积极关系的程度越高。而研究发现在Ⅱ型企业中,赫芬达尔-赫希曼专利指数与企业成长能力呈负相关。专利文献质量层面下专利引证数与企业成长能力呈正相关。当前对该指标的研究有两种不同的观点,其一,专利引证的文献越多,说明该专利参考的现有技术越多,那么越难无效该专利,可证明该专利质量越高;其二,该专利引证的专利文献越多,说明该专利的权利要求范围具有更多的限制,而专利质量可能越低。总言之,实证结果证明对于高专利活动、低专利质量的Ⅱ型企业,增加专利引证数有利于企业成长能力提升。此外,专利技术价值层面下技术深度(TD)对企业成长能力具有正向的促进作用。该指标可用以衡量某一企业在该特定技术领域内的竞争地位,如果一个企业的技术深度在其最重要的技术领域较低,则该企业被认为在该技术领域不够专业化,该企业应当重新考虑部署其研发战略。对于高专利活动、低专利质量的Ⅱ型企业,应当适当提高在其最重要的技术领域的竞争地位,从而获取市场的有利地位,通过结合有效专利实施方式为企业成长能力的提升提供强势支持。

在高专利活动、高专利质量的Ⅲ型企业中,模型(a)显示赫芬达尔-赫希曼专利指数(HHI)潜变量的系数显著为正(5%显著水平之内),表明赫芬达尔-赫希曼专利指数每增加一个单位,企业成长能力潜变量将会增加7.188个单位。模型(b)显示专利申请主体层面下发明人数量(IN)的系数显著为正(5%显著水平之内),表明发明人数量潜变量每增加一个单位,企业成长能力潜变量将会增加 0.194 个单位。除此之外,专利文献质量层面下技术覆盖范围(TS)潜变量的系数显著为负(10% 显著水平之内),表明技术覆盖范围指标每减少一个单位,企业成长能力潜变量将会增加 0.2 个单位。专利技术价值层面下技术深度(TD)潜变量的系数显著为负(5% 显著水平之内),表明技术深度潜变量每减少一个单位,企业成长能力潜变量将会增加 3.943 个单位。模型(c)显示专利文献质量层面下专利引证数(PC)潜变量的系数显著为正(10% 显著水平之内),表明专利引证数潜变量每增加一个单位,企业成长能力潜变量将会增加 0.113 个单位。

　　高专利活动、高专利质量的Ⅲ型企业的研究结果表明对于中药产业的技术领先者来说,专利技术的技术集中度越高,该类企业的企业成长能力越强。当赫芬达尔-赫希曼指数(HHI)越接近 1,说明该企业的专利于一个技术领域中的集中化程度越高。当赫芬达尔-赫希曼指数(HHI)接近于零,则说明该企业在该技术领域的垄断权力不大。实证结果显示,赫芬达尔-赫希曼专利指数(HHI)越大,越有利于企业提升其成长能力。也就是说,一个企业在一个技术领域中的集中化程度越高,该企业的成长能力越高。可以通过提高企业在本领域技术的集中程度,进而提高企业成长能力。其次,专利申请主体层面下发明人数量(IN)与企业成长能力呈正相关。对于在企业中形成的专利,其发明人数越多,可预想到其创新研发团队贡献的智力、体力就越多,该专利的研发成本就越高。一般来说,提高研发成本能够促进企业提升获取经济利润的能力。因此,在开发创新性新技术时,合理规划研发费用,在保证专利质量的基础上减少不必要支出以增加专利的获利能力。对于在高专利活动、高专利质量的Ⅲ型企业,应当适量增加发明人数量以提升企业成长能力。此外,专利文献质量层面下技术覆盖范围(TS)对企业成长能力也具有负相关作用。通常认为技术覆盖范围和专利原创程度正相关,即技术覆盖范围越大,专利的质量越高。在高专利活动、高专利质量的Ⅲ型企业中,根据得到的实证结果证明,专利的宽度越宽时,越不利于企业成长能力的提升。对于该类实施方式主要是对外许可专利获取经济利益的企业来说,应当减小技术覆盖范围。最后,专利文献质量层面下专利引证数(PC)与企业成长能力呈正相关。这说明专利引证的文献越多,说明该专利参考的现有技术越多,那么越难无效该专利,可证明该专利质量越高的说法,因此,对于高专利活动、高专利质量的Ⅲ型企业来说,所持有专利的专利引证数越高,对企业成长能力越有益处。

　　在高专利质量、低专利活动的Ⅳ型企业中,有专利指标潜变量的系数均不显著。说明从专利文件数量、专利申请主体、专利文献质量和专利技术价值 4 个方面出发,选取的 8 项专利指标:专利申请数(APP)、有效专利数(EPN)、发明人数量(IN)、专利引证数(PC)、权利要求数(NOC)、技术覆盖范围(TS)、技术深度(TD)及赫芬达尔-赫希曼专利指数(HHI),分别未对企业的成长能力发展形成显著性影响。

　　这可能是由于该类企业专利活动较少,此外,以专利授权率作为专利质量的表征变量有一定的局限性,有些企业只有一两件专利并获得了授权,当专利绩效并不显著,也就未对企业成长能力造成显著影响。

三、专利组合分析视域下提升企业成长能力的专利策略讨论

（1）对于低专利活动、低专利质量的Ⅰ型企业，专利对企业成长能力的影响并不显著，暂时还挖掘不到该类企业专利对企业成长能力的影响。这也从侧面反映了对于专利能力不强的企业来说，虽有一定数量的专利，但专利的技术质量与创新程度不高，与外界技术联系较少。该类企业应当提升自身的专利质量，为企业的发展提供更多的潜在选择。此外，由于专利活动水平较低，在做该类企业的专利相关实证研究时应更为详尽地划分企业层次，监测更多企业的创新研发活动，采集、观测大数据样本从而找出隐含的规律。

（2）根据实证分析得到：专利文献质量层面下技术覆盖范围（TS）与Ⅲ型企业成长能力呈负相关，可通过缩小Ⅲ型企业技术覆盖范围，达到提升企业成长能力的目的。其中，模型Ⅲ（b）、Ⅲ（c）技术覆盖范围潜变量系数分别为-0.2、-0.249，该结果表明技术覆盖范围对Ⅲ型企业的负向促进作用并不是很明显。此外，技术覆盖范围与企业成长能力表现为负相关关系，换言之，增加专利技术宽度不利于企业成长能力的提高。已有研究证实较宽的专利技术覆盖范围能够为企业提供较宽的知识基础，企业的知识库得以增大，这为企业协调解决技术问题提供了多种可能性，将有利于企业进行知识组合创新。从这一角度出发，增加企业专利技术覆盖范围是有利于提高企业专利质量的。但是从市场角度考虑，较宽的技术覆盖范围增加了企业协调整合知识的创造成本，较宽的知识基础意味着更多的技术限制，这可能会降低知识的可靠性。并且本章已经证实了较宽的技术覆盖范围不利于企业成长能力的提高。但这并不代表专利的技术范围越窄，越有利于企业提升成长能力。在从专利实施角度讨论专利策略时，应当辩证地考虑技术覆盖范围这一专利指标。

（3）实证结果证明专利技术价值层面下技术深度（TD）对Ⅱ型企业的企业成长能力具有正向的促进作用，专利技术深度越深，企业成长能力越强。但同时，技术深度对Ⅲ型企业成长能力具有阻碍作用。已通过讨论得知高专利活动、低专利质量的Ⅱ型企业专利申请能力较强。该类企业专利申请数均值为7.98，其中以昆明制药集团股份有限公司专利申请表现最好，累积申请68项专利。而高专利活动、高专利质量的Ⅲ型企业两方面能力均较强。其中，该类企业专利申请数均值为5.36，以天士力制药集团股份有限公司表现最好，累积专利申请量为102件、授权率为33.33%。这显示出不管是专利活动能力，还是专利质量，Ⅲ型企业都具有绝对的优势。一般来说，对于创新能力的企业来说，提高其技术深度更有利于其企业成长能力的提升。并在此基础上从专利策略上发挥专利组合的多样性。对于专利活动较活跃，专利质量不高的Ⅱ型企业来说，可以通过提高其技术深度，从而提高其企业成长能力，但效果较为微弱。还可以从提高专利质量角度出发，积极提高专利质量，进而将Ⅱ型企业转变为Ⅲ型企业，通过改变专利技术深度策略达到提升企业成长能力的目的。

另一方面，专利技术深度本质上代表了企业在同一行业中的技术地位。如果一个企业在研究讨论的中药行业中，在国际专利分类划分下的A61K技术领域中所拥有的专利

较少,则该企业应当考虑重新部署其研发战略。

总言之,根据上文分析可看出,除去专利文献质量层面下专利引证数(PC)对Ⅱ型企业、Ⅲ型企业的企业成长能力具有正向促进作用,技术深度(TD)对Ⅱ型企业的企业成长能力具有正向促进作用,发明人数量(IN)对Ⅲ型企业的企业成长能力具有正向促进作外,大部分专利指标与企业成长能力呈负相关关系。在这里不排除是由于企业专利实施策略的差异而导致专利对企业成长能力的负向促进作用,呈现出与国外大多研究不一样的结果。更为主要的是我国专利水平仍需进一步提升。

参考文献

[1] 王辉.专利文献信息的传播和利用[D].北京:中国人民大学,2006.

[2] 漆苏.企业对专利信息的运用研究[J].情报杂志,2009,28(8):14-20.

[3] 朱艳梅,徐丹妮,朱玄,等.专利产出与上市医药公司业绩的相关性研究[J].中国医药工业杂志,2013,44(2):209-213.

[4] 陈锋,杨俊,张静,等.全国知名中药企业专利产出与经济产出的相关性[J].中国实验方剂学杂志,2011,17(4):221-225.

[5] 丁雪晨.强化企业知识产权战略提升核心竞争力[J].科技潮,2012(11):71.

[6] ERNST H. Patent information for strategic technology management [J]. World Patent, 2003,25(3):233-242.

[7] ERNST H. Evaluation of dynamic technological developments by means of patent data [M]. Brockhoff K, Chakrabarti AK, Hauschildt J. The Dynamics of Innovation:Strategic and Managerial Implications. Berlin:Springer Corporation,1999.

[8] BROCKHOFF KK, CHAKRABARTI AK. Take a proactive approach to negotiating your R&D budget [J]. Res.Technol. Manag, 1997,40(5):37.

[9] 吕力之.应重视专利指标在科技政策制定中的作用[J].中国科技论坛,2000(4):43-46.

[10] 李清海,刘洋,吴泗宗,等.专利价值评价指标概述及层次分析[J].科学学研究,2007,25(2):281-286.

[11] 赖院根,朱东华,刘玉琴,等.专利申请信息与法律状态信息的整合分析研究[J].科学学研究,2007,25(6):1083-1090.

[12] 万小丽.知识产权战略实施绩效评估中的专利质量指标及其作用研究[J].科学学与科学技术管理,2009,30(11):69-74.

[13] 谢炜.中国专利产出研究[D].成都:电子科技大学,2005.

[14] HIRSCHEY M. Intangible capital aspects of advertising and R&D expenditures [J]. Journal of Industrial Economics, 1982,30(4):375-390.

[15] HIRSCHEY M, WEYGANDT JJ. Amortization policy for advertising and research and development expenditures [J]. Journal of Accounting Research, 1985,23(1):326-335.

[16] BLUNDELL R, GRIFFITH R, REENEN JV. Market share, market value and innovation in a panel of British manufacturing firms [J]. Review of Economic Studies, 1999,66(3):529-554.

[17] HIRSCHEY M, RICHARDSON VJ. Are scientific indicators of patent quality useful to investors? [J]. Journal of Empirical Finance, 2004,11(1):91-107.

[18] 赵远亮.我国医药企业技术创新与知识产权联动研究[D].北京:中国科学院研究生院(本部),2008.

[19] 胡珊珊,安同良.中国制药业上市公司专利绩效分析[J].科技管理研究,2008,28(2):194-196.

［20］ 王玉民,马维野.专利商用化的策略与运用［M］.北京：科学出版社,2007.

［21］ NAIR S S, MATHEW M, NAG D. Dynamics between patent latent variables and patent price ［J］. Technovation, 2011,31(12)：648 - 654.

［22］ 国家知识产权局官网［EB／OL］. http：//www. sipo. gov. cn /zlssbgs /zlyj /201505 /t20150525 _ 1122356.html.

［23］ 科技日报,我国五年蝉联全球第一专利国,为啥还不是"专利强国"？［EB／OL］. http：//www. eefocus.com/component/374891.

［24］ 国家知识产权局官网［EB／OL］. http：//www. sipo. gov. cn /zscqgz /2016 /201601 /t20160115 _ 1229167.html.

［25］ 国家知识产权局官网［EB/OL］.http：//www.sipo.gov.cn/ztzl/ywzt/qgzlsyfzzltjgz/noticeps/201211/ t20121120_772612.html.

［26］ 冯君,周静珍,杜芸,等.单件专利质量评价指标体系研究［J］.科技管理研究,2012,32(23)： 166 - 170.

［27］ 万小丽,朱雪忠.国际视野下专利质量指标研究的现状与趋势［J］.情报杂志,2009,28(7)：49 - 54.

［28］ CHEN YS, CHANG KC.Using Neural Network to Analyze the Influence of the Patent Performance upon the Market Value of the US Pharmaceutical Companies ［J］. Scientometrics, 2009,80(3)：637 - 655.

［29］ CHEN YS, CHANG KC. The relationship between a firm's patent quality and its marketvalue — The case of US pharmaceutical industry ［J］. Technological Forecasting and Social Change, 2010, 77 (1)： 20 - 33.

［30］ PRAHALAD CK, HAMEL G. The core competence of the corporation ［J］. Harvard Business Review, 1990,68(3)：79 - 91.

［31］ TOIVANEN O, STONEMAN P, BOSWORTH D. Innovation and the market value of UK firms, 1989 - 1995 ［J］. Oxford Bulletin of Economics and Statistics, 2002,64(1)：39 - 61.

［32］ GRILICHES Z. Patent Statistics as Economic Indicators：A Survey ［J］. Journal of Economic Literature, 1990,28(4)：1661 - 1707.

［33］ 马越峰.创新能力对高技术产业绩效影响测量实证研究［J］.科学管理研究,2014,32(5)：63 - 66.

第十一章
中药创新对产业绩效的影响分析

第一节 中药产业技术创新能力概述

一、产业技术创新能力已有研究

（一）产业技术创新能力的内涵

1. 技术创新概述 关于技术创新的论述，最早是由美籍奥地利经济学家熊彼特于1912 年在其著作《经济发展理论》中提出的。他认为，技术创新是企业家对生产要素的重新组合，创新的目的在于获取潜在利润。熊彼特用技术变革的现实，来解释资本主义经济的发展周期，他认为决定经济周期的关键是技术创新。技术创新研究已近半个世纪，但明确提出技术创新能力并加以研究却是 20 世纪 80 年代以后的事。

2. 产业技术创新能力概述 产业技术创新是指以市场为导向，以提高产业竞争力为目标，从新产品或新工艺设想的产生，经过技术的获取（研究、开发和引进技术、消化吸收）、工程化到产业化整个过程一系列活动的总和。

产业技术创新是推动产业发展的主要动因。首先，从供给看，产业技术创新可以改变产业生产技术基础、降低生产成本、提高产品质量和生产率，实现产业发展从量变到质变的飞跃。某些建立在重大科学技术基础上的技术创新会产生出前所未有的新产品，创造出新的需求，促使人们的消费向着更高的水平发展。如果这种新产品的需求收入弹性呈上升趋势，就会导致新产业的诞生。其次，从需求看，一方面市场需求是技术创新的动力和源泉，另一方面没有新技术的出现和应用，新需求的满足就无法实现。技术推动和需求拉动相互作用，推动着产业结构的变动和提高，实现产业升级。

技术创新能力可以分为微观、中观、宏观三个层次，即企业技术创新能力、产业技术创新能力和国家技术创新能力。企业是技术创新的主体，是国民经济的细胞，因此企业技术创新能力是产业和国家技术创新能力的基础。

产业属于中观层次,产业技术创新能力的大小主要取决于企业技术创新能力,同时,它还与产业内企业组织结构、产品结构等紧密相关。产业技术创新能力是指通过引入或开发新技术,推动产业发展的能力。

（二）产业技术创新能力评价指标研究现状

对于技术创新能力评价指标的研究,国内外学者已做了不少尝试,但至今仍没有一套完整的评价指标体系。

斯切尔（Scherer,1992）认为,技术创新最终实现的包含很广,而且创新活动方式极不相同,所以只能根据不同类型的技术创新而采用不同的评价指标。德国在进行产业技术创新能力调查时,用产业技术创新费用（科研开发费、产品试验费、产品设计费、购买专利费、市场调研费和因产品创新而从事的人员培训费之和）占企业销售额的比例来描述。加拿大的 Debresson 教授用 8 个指标来比较产业的技术创新能力,它们是：创新资本投入/职工人数、创新资本投入/销售收入、非专门的创新资本投入/职工人数、专门的创新资本投入/职工人数、专门的创新资本投入/销售人数、出口销售收入/销售收入、企业的创新倾向。

我国国家统计局近年来一直用技术开发经费投入、科研人员、科研成果、技术转让、新产品销售、新产品出口 6 项指标为基础建立技术开发能力综合指数指标,以此来反映我国的技术开发能力。国内有的学者将技术创新能力分解为 6 个创新能力要素,即创新资源投入能力、创新管理能力、创新倾向、研究开发能力、制造能力和营销能力。评价产业技术创新能力,就是评价这 6 个能力要素的水平及其组合效率。

清华大学傅家骥教授等人从技术创新投入与产出不同侧面以 R&D 投入量、专利统计量、新产品有关指标量（新产品产值、新产品实现利润、新产品开发周期、新产品技术水平）等作为产业技术创新能力的主要评价指标。中国人民大学赵彦云等人提出产业技术创新能力评价指标为：R&D 总支出、R&D 支出增长率、R&D 支出/销售额、直接 R&D 总人员、直接 R&D 总人员/员工总数、员工受教育程度构成、专利申请数量、产业申请专利数年均增长速度、新产品销售所占比重、国际领先水平产品数、劳动生产率。

国家计委产业发展研究所评价产业技术创新能力主要采用三类指标,一是产业技术创新能力的显示性指标或产出类指标,如市场占有率、生产率、新产品产值率、专利数;二是产业技术创新能力的直接因素指标,如技术创新经费投入、产业技术装备水平、技术人员投入;三是产业技术创新能力的间接因素指标,如产业结构、创新环境、经营管理水平。这些指标从一定程度上反映产业技术创新的状况,但其指标的设置不够全面,并且大多数指标没有给出评价时的测度方法。

（三）专利维度的产业技术创新能力

技术创新被认为是近半个世纪以来决定社会发展速度以满足人类需求（如健康、娱乐、教育、环境等方面）的最重要的因素,是在市场需求和科技发展的推动下将研究开发市场化为新技术、新产品的过程。专利制度最初就是为了推动、保护和传播技术创新这一过程而制定的,它依据专利法授予创新以专利权并公开专利信息服务以促进信息交流和技术转让。各个国家或地区通过法律手段构建了独特的专利制度体系,虽然专利法的地域性显著,但都基于一个核心思想,即激励创新。专利可以理解为发明人和公众之间的一种交换,发明人为了获得在一定时期内独占的专利权,必须在专利说明书中公开详细的专利内容,并在保护期后无条件向公众开放使用。这促使专利持有者在专利保护期内尽最大可能地使专利商品化和产业化,从而最大限度地获得商业回报。同时,公众在专利保护期内研究专利文献并在这些先进技术的基础上尝试进一步创造,这一交换的过程就是创新的重要摇篮。

专利信息得以广泛应用主要原因在于专利信息反映了最新的技术发展情况与技术的具体细节,因此近年来,对于专利信息的分析已成为技术创新研究、企业技术战略研究的一个主要方面。合理地选用专利指标可以从不同的角度分析产业技术创新情况,为产业技术创新发展和战略决策提供信息支持。同时,用专利数据来测度产业技术创新能力的优势在于专利数据具有一些特殊的性质。首先,专利数据是可获取的,可以收集到产业层面不同分析单元的详细专利信息。专业的专利数据库,大大提高了获取大量数据的可能性;第二,专利能够比较客观地度量产业技术创新能力最核心的部分即产业的研究与开发活动,因为专利需要经过专利局的审查,最终由专利局授权;第三,专利中包含了大量技术信息,并按照统一 IPC 分类框架对其进行分类,这为分析某些特定技术提供了方便;第四,专利代表了专利权人对发明的最终使用和市场化的期望。另外,与其他数据相比,专利通常被认为是能够及时识别技术变革的唯一数据来源。虽然仅仅利用专利测度技术创新能力有很大的局限性,但它仍是目前公认度较高的测度技术创新能力的指标,能够较为客观地反映某项技术的自身水平与创新水平,反映一个国家或机构的研究实力。

目前学者多从技术创新的微观层面——企业技术创新能力入手,基于专利信息对企业创新能力进行评价,主要有以下观点。Griliches 认为,专利是分析技术创新能力的唯一资源,并以专利数据作为衡量指标,其他指标很难保证类似的数据量,并在其研究中使用了时间序列等方法探讨了专利与研发投入之间的关系,并评估了专利价值以及专利在几个主要技术领域的分布情况。Fabry 在专利投资组合的方法基础上,建立了企业专利活动和专利质量两个指标,分析企业基于专利的技术创新能力。J.Hagedoorn 和 M.Cloodt 从 R&D 投入、专利数量、专利被引率、新产品发布 4 个指标角度对世界范围内 1 200 个高科技公司的创新能力进行了定量的统计分析,认为 4 个指标具有很强的统计相关度,使用其中一个或多个指标组合即可测度技术创新能力。黄鲁成认为专利的技术份额指标可以有效地评估一个企业的技术创新能力在同行业中随时间的动态变动。陈良兴从企业专利数量和企业专利质量两方面建立企业技术创新能力评价体系,对 3G 技术领域内 53 家全球领先通信企业的技术创新能力进行评价。梁建军认为专利申请量、核心技术专利授权量等指标是企业自主创新能力的集中体现,并运用竞争情报研究方法从不同视角和多项指标对山西省企业的专利活动情况进行分析。李娜基于专利信息对企业技术创新能力进行评价,并对技术创新能力的影响因素进行理论分析和实证检验。

部分学者从产业层面基于专利信息对地区、国家的某一产业进行了技术创新能力的分析。田雅娟从专利量化角度分析西部地区技术创新能力,对发明专利申请数量、授权数量、发明专利合作情况、专利密度、专利强度、专利效率等几个指标进行了评价。陈云伟运用文献计量学原理,从专利数量、专利密度、专利经济力、技术分布、产学研分布、合作化程度等角度探讨研究了国家和区域技术创新力实力现况。王燕玲构建行业技术创新活动特征的专利分析框架,为行业技术创新研究提供重要的专利分析信息。郑佳综合考虑数量与质量、绝对与相对、自主研发与国际合作等三个层次的因素,建立了基于专利指标的技术创新能力评价体系,对世界主要国家(美国、日本、德国、中国)纳米技术创新能力进行研究。王静宜根据光催化氧化水处理技术相关专利数据信息,采用对比研究的方法,从专利申请年代、专利权人构成、活动年期、专利平均年龄以及专利价值等方面对中美两国相关专利数据反馈信息进行行业技术创新能力对比研究。梁晓捷建立了由创新方向、创新效率、创新质量三方面 14 个指标组成的钢铁产业创新能力评价体系,从专利特征分析的角度对国内外钢铁产业的技术创新能力进行了实证研究和对比分析。谢光亚认为技术创新能力对于产业国际竞争力更为关键,在对风电产业相关专利信息进行统计分析的基础上,对我国风电产业的技术创新能力进行研究。徐迎从技术创新的四大维度(规模、质量、效率和环境)构建专利指标体系,未进行实证研究。

综上所述,专利体系对技术创新的作用机制如图 11 - 1 所示。

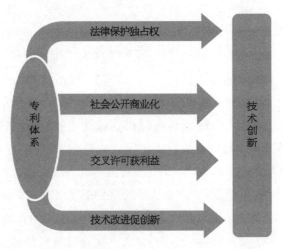

图 11 - 1 专利体系推动技术创新的四条路径

二、中药产业技术创新概况

(一) 中药产业技术创新时间分布分析

图 11 - 2 为 1985—2014 年中药授权专利授权量-相对增长率的组合分析,其中气泡位置纵坐标表示专利授权量,气泡位置横坐标表示年份,气泡大小表示相对增长率。由于

1993 年之前的专利年授权量不足 100 件,例如 1985 年授权 4 件,1986 年 10 件,导致第一个气泡非常大,因此 1993 年以前的气泡大小不做研究,在 1993 年气泡突然变大,说明 1993 年的授权量较 1992 年发生了突破性增加。观察气泡图整体趋势可知,中药专利授权量在 2002 年和 2012 年分别出现了转折。

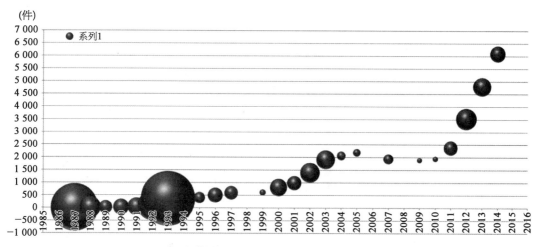

图 11 - 2 中药授权专利授权量-相对增长率的组合分析

（二）中药产业技术创新地区分布分析

对所采集的 37 418 件中药授权专利,根据国家省（自治区、直辖市）分布进行统计分析,得到 1985—2014 年专利授权的国家和地区分布情况,发现中国中药领域授权专利主要涉及包括中国在内的 26 个国家和地区。由图 11 - 3 可见,我国中药授权专利数量可以分为三个梯度。第一梯度,山东在中药授权专利数量方面具有显著优势;第二梯度,北京、河南、广东、安徽、浙江、江苏、辽宁、河北、四川、陕西,远落后于山东,处在中等偏下位置;第三梯度,其他省（自治区、直辖市）累计百分比不超过 20%。

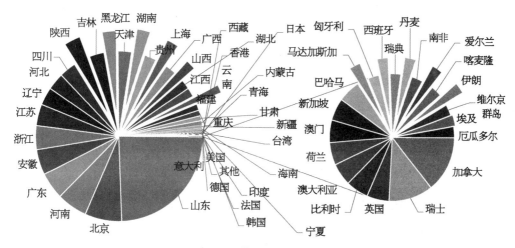

图 11 - 3 中药授权专利地区分布

表 11 - 1　中药授权专利地区分布

序号	省(自治区、直辖市)	授权专利数	百分比(%)	累计百分比(%)	序号	省(自治区、直辖市)	授权专利数	百分比(%)	累计百分比(%)
1	山东	9 085	24.28	24.28	11	陕西	1 199	3.20	69.09
2	北京	2 709	7.24	31.52	12	吉林	1 073	2.87	71.96
3	河南	2 205	5.89	37.41	13	黑龙江	1 033	2.76	74.72
4	广东	1 926	5.15	42.56	14	天津	984	2.63	77.35
5	安徽	1 802	4.82	47.38	15	湖南	966	2.58	79.93
6	浙江	1 698	4.54	51.91	16	贵州	853	2.28	82.21
7	江苏	1 523	4.07	55.98	17	上海	852	2.28	84.49
8	辽宁	1 272	3.40	59.38	18	广西	774	2.07	86.56
9	河北	1 229	3.28	62.67	19	山西	734	1.96	88.52
10	四川	1 205	3.22	65.89	20	湖北	688	1.84	90.36

　　本章按照授权专利数量利用聚类分析将省(自治区、直辖市)进行分类。聚类就是根据数据本身的特性将研究对象分组成为若干类,同一个类的对象之间具有较大的相似性,不同类的对象之间的差异较大。由于各省(自治区、直辖市)授权专利数量差距较大,因此本章选择 SPSS 分析软件中的 K -均值聚类分析方法,进行迭代 25 次,类数设置为 4 类,最终聚类中心及每个聚类中的案例数如表 11 - 2 所示。

表 11 - 2　最终聚类中心

聚类	授权专利数	聚类	授权专利数
1	9 085	3	941
2	1 977	4	60

表 11 - 3　每个聚类中的案例数

聚类				有效	缺失
1	2	3	4		
1	6	15	39	61	0

　　最终将 61 个省(自治区、直辖市)及国家或地区按照授权专利数量分为四个等级:山东在中药授权专利数量上具有显著优势,为中药领域专利产出大省;北京、河南、广东、安徽、浙江、江苏的中药授权专利产出数量较多,中药领域专利产出较为突出;辽宁、河北、四川、陕西、吉林、黑龙江、天津、湖南、贵州、上海、广西、山西、湖北、江西、云南等十五省(自治区、直辖市)中药专利产出较少,整体上中药创新能力有待提高;其余几省(自治区、直辖市)及其他国家在我国的中药授权专利数量极少。

三、中药产业技术创新能力评价指标体系的构建

从以上综述可以看出,基于专利信息的技术创新能力评价指标体系已经初具规模,但并未形成较为权威的产业技术创新能力评价指标体系,主要原因有两方面:一方面是创新定量研究的复杂性,S.Kuznets 在 R.Nelson 编著的《发明活动的速度和方向》一书中从定义和测度发明的困难、发明的成本和其创造的价值的测度以及利用专利文献信息进行专利统计的优势和劣势等角度详细阐述了这一复杂性。另一方面是专利的局限性:① 专利并不能保证成功的产品创新,也很有可能不会带来巨大的市场价值。② 不同产业的专利活动存在巨大的差别,如医药产业广泛地对其产品申请专利保护,但其他行业如信息技术行业由于其创新过程太快而来不及通过耗时较长的专利过程获得法律保护,另外有一些行业会选择商业秘密来保护其产品。③ 有些公司将专利作为阻碍竞争者创新的手段而不是保护其发明和产品的方式。④ 并不是所有的创新都能以专利体现,如一些公司的竞争力在于其商业战略、供应链关系、市场策略等不能用专利量化的方面。⑤ 专利的质量差别较大。不仅是区域之间的专利质量参差不齐,更显著的是随着时间的推移专利申请的整体水平都有所下降。⑥ 专利制度受到质疑。鉴于此,目前的创新测度系统中多仅使用专利的数量、地理位置、发明人等数据,但专利数据作为定量测度指标还有非常大的潜力亟待挖掘。因此,本章针对具有显著中国特色的中药产业,综合多方面信息,拟建立一套适于评价中药产业技术创新能力的专利指标评价体系。

专利数据的时间性、地域性、领域性、可获得性等特征使其成为测度技术创新的重要来源,解构技术创新的内涵又可将其分别从规模、质量、效率 3 个维度来测度(表 11-4)。

(一) 技术创新规模

20 世纪 80 年代,国际上开始利用专利信息对技术创新进行具体的测度。为了降低技术创新研究的复杂性,研究多仅从专利数量出发,如通过统计企业拥有的专利数量研究企业的创新产出,通过分析时间序列上专利数量的变化研究创新能力的发展,通过研究某领域专利技术分类的变迁研究技术的发展过程、速度及规律,通过分析地理位置上的专利数量来研究不同区域、国家的技术竞争地位,通过计算专利所涉及的国际专利分类号(International Patent Classification,IPC)研究技术创新的范围和广度等。

(1)专利授权量:具有专利权的发明专利数量。

(2)专利成长率:某年的专利授权量相较于上一年度专利授权量的增长速度。

(3)专利技术范围:专利所涉及的 IPC 分类号数量。

(二) 技术创新质量

随着研究的推进,学者们逐渐认识到仅使用专利的数量信息研究创新相当于忽略了对专利质量的衡量,因此,选用专利质量指标来定义技术创新质量。

(1)专利授权/申请比例:一般认为授权专利数量比申请专利数量更能代表高质量

专利,所以专利授权／申请比例可以在一定程度上反映中药技术创新效率。

（2）有效专利数：有效专利的数量变化可看作一个连续的生产—失效过程。新专利的申请、授权相当于生产过程,而专利的超期、撤销、放弃为失效过程。

（3）专利存活期：即专利维持有效的时间。对任意一项专利,申请人只有当其能带来收益时才会维持其有效,而申请人专利的评价存活期越长,表明专利收益越高,价值越大。

（4）专利族大小：因为专利保护具有地域性,并且专利权的维持需以在获得授权后缴纳专利费为前提,所以在多个国家持有专利需要花费大量的成本,这样专利权人通常只会对那些能够为其带来足够预期市场价值的发明同时在多个国家申请专利。

（5）专利合作力度：用专利的专利权人数多少来衡量。即某项专利的专利权人数可以从侧面显示该专利所代表技术的复杂性和综合性,如果一项专利的专利权人有多个,意味着该项专利所代表的技术研发活动不能靠单个企业来完成,需要多个企业的协作才能完成,因此专利的专利权人数的多少反映了该项专利的技术含量。

（三）技术创新效率

技术创新效率是投入和产出之间的互动效果,反映着单位技术创新资源对技术创新成果的贡献程度,即资源的配置效率。世界知识产权组织提供了三种衡量指标：人口密度指标、国内生产总值指标（GDP）和研发投入指标（R&D）。郑佳使用专利强度、专利密度作为专利数量指标对世界主要国家（美国、日本、德国、中国）纳米技术创新能力进行研究。由于本章的研究样本是整个中药产业,因此,将指标个性化到产业,提出专利研发效率、专利密度、专利强度作为技术创新效率的代理指标。

（1）专利研发效率：专利授权量与专利发明人数量的比值,通过发明人研发效率反映特定主体的平均技术创新产出效率。

（2）专利强度：专利授权量与中药产业产值的比值,通过专利产出量占一定数量产业产值的比值衡量中药产业研发效率的高低。

表 11 - 4　技术创新能力评价指标体系

维度	指　标	计　算　方　法	指　标　内　涵
技术创新规模	专利授权量	具有专利权的发明专利数量	反映中药技术创新的规模
	专利成长率	某年的专利授权量相较于上一年度专利授权量的增长速度	反映中药技术创新规模随时间的演变和趋势状况
	专利技术范围	专利所涉及的 IPC 分类号数量	反映中药技术创新范围和领域重心
技术创新质量	专利授权／申请比例	授权专利数与专利申请数之比	反映中药技术创新的质量
	有效专利数	保护期内授权专利维持有效的专利数量	反映中药技术创新战略的实施水平
	专利存活期	专利的维持年限	反映中药技术创新的市场价值

（续表）

维　度	指　　　标	计　算　方　法	指　标　内　涵
技术创新质量	专利族大小	具有相同优先权的在不同国家或国际专利组织申请专利的个数	反映中药技术创新的重视程度和市场的覆盖力度
	专利合作力度	专利权人数量	
技术创新效率	专利研发效率	专利授权量与专利发明人数量的比值	通过发明人研发效率反映特定主体的平均技术创新产出效率
	专利强度	专利授权量与中药产业产值的比值	通过专利产出量占一定数量产业产值的比值衡量中药产业研发效率的高低

第二节　中药产业绩效概述

一、产业绩效研究现状

“绩效”一词来源于英文“performance”,在各种英文词典中对它有多种解释。主要可概括为以下四点: ① 认为“performance”是某种结果。② 认为“performance”是某种能力。③ 认为“performance”是某种方式。④ 认为“performance”是发展变化的过程,而不是静止孤立的一个点。可见“绩效”是一个多维度的概念。绩效的衡量结果随着测量因素的不同而有所差别。

国外关于绩效的研究如下:目前,关于企业绩效评价研究的文献较为丰富,主要围绕1984 年 Wernerfelt 首次明确提出的资源基础观这一理论视角来分析和研究影响企业绩效的资源与能力要素。Scherer(1965)和 Schmookler(1966)认为,较高的技术创新资源投入可以加强科技竞争力,导致专利技术的产生。Lucas(1988)指出,科技创新能够增加人力资本,使人均产出持续增长。也有部分学者针对较为活跃的高技术产业进行了产业层面绩效分析。Muller 通过对 1958—1960 年内来自 6 个产业的数据进行回归分析,发现研发投入与专利数量之间存在高度正相关。

国内关于绩效的研究如下:Hsu、Fang 从产业层面上通过对台湾 IC 设计产业进行的实证研究,认为人力资本对新产品开发绩效有重要提升作用。Wang 等人采用定性与定量结合的方法分析了我国台湾地区高新技术行业的产出绩效问题,认为增加相应的技术创新投入能增强其产出绩效。陈劲(2002)将绩效划分为经济绩效、环境绩效及创新绩效并探讨三者之间的关系。史丹、李晓斌(2004)基于统计数据的研究发现,研发经费投入、创新人才投入等创新活动与高技术产业的发展有着密切关系,且创新活动中大型企业的贡献更加突出。陈云(2008)从行业资产负债状况、盈利能力和发展能力等方面选取行业绩效的 5 个基本指标和 9 个衍生指标,运用主成分分析方法将 9 个指标合并为 3 个主成分:

行业规模、行业效益效率、行业发展能力。马越峰（2014）将高技术产业生产经营情况作为绩效结果指标（因变量），具体包括：企业数（个）、从业人员年平均人数（人）、当年价总产值（亿元）、主营业务收入（亿元）、利润（亿元）、利税（亿元）、出口交货值（亿元）测量变量进行主成分分析，提炼高技术产业绩效因变量，以高技术产业 R&D 活动、高技术产业新产品开发及生产、高技术产业专利、高技术产业技术获取及技术改造作为自变量创新能力的测量指标，研究表明发现它们对产业经营生产绩效有正效应。李培楠将技术创新分为技术开发阶段和成果转化阶段，以发明专利数代表技术开发阶段产业绩效，以新产品销售收入代表成果转化阶段产业绩效，并分别研究了人力资本、内部资金、外部技术以及政府支持 4 个创新要素对创新绩效的影响效应。朱文涛等人运用熵权法对医药工业企业全行业、化药制造业全行业以及中药材及中成药制造业全行业的盈利能力、资产质量状况、债务风险状况、经营增长状况四个维度进行分析，构建灰色模型预测 2015—2019 年医药工业、化药制造业、中药材及中成药制造业综合绩效能力值，结果表明，中药材及中成药制造业最优，医药工业全行业次之，化药制造业最低。李青根据国务院国资委公开出版的《企业绩效评价标准值》的数据，从盈利能力、资产质量、债务风险、经营增长四方面运用熵值法构建综合绩效评价模型，加权求和得出各行业的绩效。

二、中药产业绩效评价

关于中药产业绩效评价方法，本章采用国务院国资委公开出版的《企业绩效评价标准值》的数据，并借鉴李青的方法从盈利能力、资产质量、债务风险、经营增长四方面运用熵值法构建综合绩效评价模型。以下是中药产业绩效评价过程及结果。

（一）数据与方法

数据来源于国务院国资委公开出版的 2008—2016 各年份《企业绩效评价标准值》的数据，本章选取中药全行业 2008—2016 各年的绩效标准平均值为原始数据。根据数据的一致性，借鉴《企业绩效评价标准值》绩效评价体系，选取 4 个一级指标、22 个二级指标作为中药全行业的绩效评价指标体系，并运用熵值法对各指标赋权，最后通过构建综合绩效评价模型加权求和得出中药全行业的绩效。

（二）绩效分析与评价

1. 权重的计算　熵值法是一种客观赋权的方法，可以很大程度上克服赋权主观性的问题，赋权更加科学严谨。因此，采用熵值法对指标客观赋权，数据的计算全部在数据处理软件 Matlab10.0 中完成，具体指标权重计算步骤如下。

首先，数据标准化处理。对正向指标和负向指标分别采用公式（1）和公式（2）标准化处理：

$$x'_{ij} = \frac{x_{ij} - x_{\min}}{x_{\max} - x_{\min}} \tag{1}$$

$$x'_{ij} = \frac{x_{\max} - x_{ij}}{x_{\max} - x_{\min}} \qquad (2)$$

其中，x_{ij} 为第 i 个年份第 j 个指标的数值，$x_{\max}$ 为第 j 个指标下第 i 年的最大值，$x_{\min}$ 为第 j 个指标下第 i 年的最小值，x'_{ij} 为标准化值。

其次，计算第 j 个指标下第 i 年份指标值的比重 y_{ij}。

$$y_{ij} = \frac{x'_{ij}}{\sum\limits_{i=2008}^{2013} x'_{ij}} \qquad (3)$$

然后，计算指标信息熵值 e_{ij}。

$$e_{ij} = -K \sum\limits_{i=2008}^{2013} y_{ij} \ln y_{ij}, \quad K = \frac{1}{\ln m} \qquad (4)$$

然后，计算指标信息效用值 d_j。

$$d_j = 1 - e_j, \quad 1 \leqslant j \leqslant n \qquad (5)$$

最后，可计算出权重 w_j。

$$w_j = \frac{d_j}{\sum\limits_{i=2008}^{2013} d_j} \qquad (6)$$

经过公式(1)~公式(6)计算，各个指标权重如表 11-5 所示。

表 11-5　中药产业绩效评价指标体系及熵权

一级指标	权重	二级指标	权重	性质
盈利能力状况	0.521 4	(X₁)净资产收益率	0.196 6	正指标
		(X₂)总资产报酬率	0.135 7	正指标
		(X₃)主营业务利润率	0.000 5	正指标
		(X₄)盈余现金保障倍数	0.447 6	正指标
		(X₅)成本费用利润率	0.084 5	正指标
		(X₆)资本收益率	0.135 1	正指标
资产质量状况	0.107 8	(X₇)总资产周转率	0.332 3	正指标
		(X₈)应收账款周转率	0.172 3	正指标
		(X₉)不良资产比率(新制度)	0.150 5	负指标
		(X₁₀)流动资产周转率	0.124 6	正指标
		(X₁₁)资产现金回收率	0.220 4	正指标
债务风险状况	0.212 2	(X₁₂)资产负债率	0.089 1	负指标
		(X₁₃)已获利息倍数	0.147 3	正指标

（续表）

一级指标	权重	二级指标	权重	性质
债务风险状况	0.212 2	(X_{14})速动比率	0.014 5	正指标
		(X_{15})现金流动负债比率	0.089 0	正指标
		(X_{16})带息负债比率	0.147 5	负指标
		(X_{17})或有负债比率	0.512 6	负指标
经营增长状况	0.158 6	(X_{18})销售（营业）增长率	0.032 2	正指标
		(X_{19})资本保值增值率	0.480 1	正指标
		(X_{20})销售（营业）利润增长率	0.104 3	正指标
		(X_{21})总资产增长率	0.217 7	正指标
		(X_{22})技术投入比率	0.165 6	正指标

2. 绩效评价模型构建　中药产业全行业的绩效评价,可以构建各维度的评价模型,计算得出对盈利能力状况、资产质量状况、债务风险状况、经营增长状况四个维度的绩效得分,然后构建综合绩效评价模型,通过对四个维度的加权求和来实现(表11-6)。可令 F_k 为中药产业全行业绩效评价的四个维度绩效,$F1$ 为盈利能力状况,$F2$ 为资产质量状况,$F3$ 为债务风险状况,$F4$ 为经营增长状况,ZF 为四个维度的综合绩效。

$$F_k = \sum_{i=2\,008}^{2\,014} y_{ij} w_j * 100 \tag{7}$$

$$ZF = \sum_{j=1}^{4} F_k w_{jk} \tag{8}$$

其中,w_{jk} 为四个一级指标的权重。

根据式(7)和式(8)分别计算出盈利能力状况、资产质量状况、债务风险状况、经营增长状况四个维度的绩效评价值以及综合绩效评价值。

表 11-6　中药产业绩效

年　份	盈利能力状况	资产质量状况评价值	债务风险状况	经营增长情况	产业绩效
2008	1.229 2	3.167 6	10.145 3	0.000 0	3.630 1
2009	2.492 7	7.243 3	9.188 2	0.544 8	6.347 1
2010	7.342 2	10.565 9	5.291 7	16.747 8	14.389 9
2011	12.351 0	18.985 9	8.044 2	10.899 3	15.436 5
2012	35.738 2	24.946 6	10.510 8	21.086 4	28.514 2
2013	28.013 9	22.521 1	12.765 5	25.664 5	19.499 1
2014	12.832 8	12.569 6	19.042 9	25.057 2	12.183 1

第三节 产业技术创新能力与产业绩效关系分析

一、产业技术创新能力与产业绩效研究现状

国内外对于技术创新能力对创新绩效的影响研究文献较多,对于技术创新能力对产业绩效的研究较为贫乏,主要检索到以下几篇:周叔莲、王伟光从所有权结构、企业规模、技术创新3个维度,对影响我国高技术行业出口的因素进行研究发现,研发投入和专利申请这两个技术创新因素对高技术产业出口的影响最为显著。计国君通过比较我国同其他发达国家在研发投入、研发支出结构、研发人员数、CII、专利强度、技术密集型产业出口额等指标上的差异,得出结论认为技术创新能力对于产业国际竞争力是十分重要的,并基于上述指标提出了一套我国产业技术与创新竞争力的评价指标体系。Damanpour 等认为基于资源基础观的理论框架有助于更清晰地分析创新以及创新与绩效之间的关系。刘锋等运用因子分析、协整检验和 VAR 模型研究科技创新成果与经济增长之间的动态关系。李培楠等认为人力资本、内部资金、外部技术和政府支持等创新要素投入对高技术产业创新绩效有重要影响,并运用面板回归方法和 BP 神经网络方法进行了实证研究。综合几篇文献不难发现,结论均为技术创新会对绩效产生重要影响。

二、中药产业技术创新能力对产业绩效影响模型的构建

用 Excel 初步整理数据,依据刘思峰等的灰色关联度分析要求将表征技术创新能力的 10 个指标视为 1 个灰色系统,每个指标作为灰色系统中的 1 个因素。分析步骤如下。

确定参考序列(中药产业绩效)为 $X_0^{(k)}$,$X_0^{(k)} = \{ X_0^{(1)}, X_0^{(2)}, X_0^{(3)}, \cdots, X_0^{(k)} \}$,产业技术创新能力指标为比较序列 $X_i^{(k)}$,$X_i^{(k)} = \{ X_i^{(1)}, X_i^{(2)}, X_{i,}^{(3)} \cdots, X_i^{(k)} \}$。

1. 初值化处理 原始数据的量纲(或单位)转换为可比较的数据序列。

$$X_i^{'(k)} = X_i^{(k)} / \overline{X} \tag{1}$$

2. 求差序列、最小值和最大值,差序列

$$\Delta_i^{(k)} = | X_0^{'(k)} - X_i^{'(k)} | \tag{2}$$

最小差为:

$$\min_i \min_k = | X_0^{'(k)} - X_i^{'(k)} | \tag{3}$$

最大差为:

$$\max_i \max_k = | X_0^{'(k)} - X_i^{'(k)} | \tag{4}$$

3. 计算关联系数和关联度

$$
\xi_{0i}^{(k)} = \frac{\min\limits_{i}\min\limits_{k} = \mid X_0^{'(k)} - X_i^{'(k)} \mid - \delta \max\limits_{i}\max\limits_{k} = \mid X_0^{'(k)} - X_i^{'(k)} \mid}{\mid X_0^{(k)} - X_i^{(k)} \mid - \delta \max\limits_{i}\max\limits_{k} = \mid X_0^{'(k)} - X_i^{'(k)} \mid} \tag{5}
$$

式中 $\xi_{0i}^{(k)}$ 是第(k)个时刻参考数据列与比较数据列的关联系数,δ 为灰数白化值,一般情况下可取 0.1~0.5,本章取 0.5。

关联度:

$$
\gamma_{0i} = \frac{1}{n}\sum_{k}^{n}\xi_{0i}^{(k)} \tag{6}
$$

4. 关联度排序 依据关联度数值大小进行排序。

三、结果与分析

中药产业绩效是对中药全行业盈利能力、资产质量、债务风险、经营增长等方面的综合评价,反映了中药产业的综合运营能力情况。中药产业绩效与中药产业技术创新能力数据如表 11-7 所示。

表 11-7 中药产业绩效与产业技术创新能力指标

时间	产业绩效 ZF	专利授权量（数据标准化后）	专利成长率	专利技术范围	专利授权/申请比例
2008	3.630 1	0.020 6	0.032 4	5.793 5	0.269 7
2009	6.347 1	0.029 2	0.013 8	4.839 4	0.311 4
2010	14.389 9	0.076 0	0.073 7	4.814 1	0.312 3
2011	15.436 5	0.352 4	0.406 0	4.419 6	0.354 0
2012	28.514 2	0.708 2	0.371 7	3.895 9	0.316 6
2013	19.499 1	1.000 0	0.222 2	4.228 2	0.303 9
2014	12.183 1	0.000 0	−0.623 1	3.885 2	0.088 3

时间	有效专利数（数据标准化后）	被引次数	专利族大小	专利合作力度	专利研发效率	专利强度（授权数/产业总产值）
2008	0.000 0	0.763 9	1.939 8	1.424 9	2.912 6	1.480 7
2009	0.563 2	0.793 6	1.915 8	1.469 7	2.773 9	1.190 9
2010	0.092 9	0.680 7	2.171 9	1.252 5	2.862 7	0.893 4
2011	0.318 4	0.441 9	1.840 8	1.138 1	2.937 9	0.848 1
2012	0.618 2	0.216 7	1.636 1	1.099 0	2.590 7	0.941 1
2013	1.000 0	0.091 9	1.569 7	1.111 4	2.713 8	0.931 7
2014	0.237 1	0.016 3	1.188 8	1.164 8	2.859 3	0.305 0

以中药产业绩效作为参考数列,产业技术创新能力指标作为比较序列,根据灰色系统理论公式(1)计算出初始项。再利用公式(2)计算出差序列,依据公式(3)和公式(4)找

出最小差和最大差,代入公式(5)中计算出关联系数,关联系数代入公式(6)中算出各指标与商品品相的关联度并进行排序,如表 11-8 所示。

表 11-8　产业技术创新能力指标关联度及排序

维　度	指　标	关联度	排　序
技术创新规模	专利授权量	0.461 2	7
	专利成长率	0.145 3	10
	专利技术范围	0.466 6	5
技术创新质量	专利授权/申请比例	0.637 9	3
	有效专利数	0.410 4	9
	被引次数	0.465 4	6
	专利族大小	0.415 0	8
	专利合作力度	0.559 5	4
技术创新效率	专利研发效率	0.651 3	2
	专利强度	0.662 6	1

依据灰色关联分析理论,关联度体现了与参考数列产业技术创新能力指标的关系密切程度。关联度大的数列与参考数列关系密切,关联度小的数列与参考数列关系不密切。各测定指标与中药产业绩效评价的关联度值从大到小依次为:专利强度、专利研发效率、专利授权/申请比例、专利合作力度、专利技术范围、被引次数、专利授权量、专利族大小、有效专利数、专利成长率(表 11-8)。

结果表明表征技术创新效率的指标与产业绩效的关联度最大,英国学者克里斯托夫·弗里曼在研究日本国家创新系统区别于其他国家的特征时指出具有创新效率的国家创新系统有利于技术进步、经济发展。此外,技术创新质量和技术创新规模与产业绩效关联度较大,特别指出的是专利成长率指标与其他指标相比关联度发生了突变,原因可能在于本章数据样本时间框架较窄,导致专利成长率指标整体趋势不明显。

参考文献

[1] 史清琪,尚勇.中国产业技术创新能力研究[M].北京:中国轻工业出版社,2000.

[2] DEBRESSON C. Predicting the most likely diffusion sequence of a new technology through the economy: The case of superconductivity [J]. Research Policy, 1995,24(5): 685-705.

[3] GRILICHES Z. Patent Statistics as Economic Indicators: A Survey [J]. Journal of Economic Literature, 1990,28(4): 1661-1707.

[4] FABRY B, ERNST H, LANGHOLZ J, et al. Patent portfolio analysis as a useful tool for identifying R&D and business opportunities — an empirical application in the nutrition and health industry [J]. World Patent Information, 2006,28(3): 215-225.

[5] HAGEDOORN J, CLOODT M. Measuring innovation performance: Is there an advantage in using multiple indicators? [J]. Policy Research, 2003,32(8): 1365-1379.

［6］黄鲁成,袁艳华,李江.基于专利技术份额的企业技术创新能力实证研究［J］.科技进步与对策, 2011,28(21)：76-80.

［7］陈良兴,赵晓庆,郑林英.基于专利信息分析的企业技术创新能力评价——以通信企业为例［J］.科技与经济,2012,25(1)：37-41.

［8］梁建军.基于专利信息的企业技术创新能力分析实证研究［J］.情报学报,2010,29(3)：553-559.

［9］李娜,李建华,王静敏.基于专利信息的技术创新能力研究［J］.情报科学,2010,28(4)：611-615.

［10］田雅娟,杨志萍,方曙,等.从专利量化角度分析西部地区技术创新能力［J］.情报杂志,2008, 27(11)：91-93.

［11］陈云伟,杨志萍,方曙,等.基于发明专利现状的我国技术创新能力分析［J］.科技管理研究,2007, 27(6)：9-12.

［12］王燕玲.基于专利分析的行业技术创新研究：分析框架［J］.科学学研究,2009,27(4)：622-628,568.

［13］郑佳.基于专利数据的中国纳米技术市场发展现状与趋势分析［J］.高技术通讯,2013,23(10)：1068-1076.

［14］王静宜,赵蕴华.基于专利分析的中美水污染控制治理行业技术创新能力对比研究［J］.科技管理研究,2013(17)：1-6,19.

［15］梁晓捷,王兵.基于专利信息的国内外钢铁产业技术创新能力评价［J］.管理学报,2017,14(3)：382-388.

［16］谢光亚,李明哲.基于专利信息的中国风电产业技术创新能力评价［J］.工业技术经济,2013(08)：3-10.

［17］徐迎,张薇.专利与技术创新的关系研究［J］.图书情报工作,2013,57(19)：75-80,68.

［18］WERNERFELT Birger. A Resource-Based View of the Firm ［J］. Strategic Management Journal, 1984, 5(2)：171-180.

［19］SCHERER FM. Firm Size, Market Structure, Opportunity, and The Output of Patented Inventions ［J］. American Economic Review, 1965,55(5)：1097-1125.

［20］BIZZARRI D, GIUFFRIDA J, LATTERI F, et al. Esophageal intubation for prevention of aspiration of gastric contents ［J］. Acta Anaesthesiol Scand Suppl, 1966,10(24)：19-22.

［21］REL Jr. On the mechanics of economic development ［J］. Journal of Monetary Economics, 1988,22(1)：3-42.

［22］MULLER D C. Patents, research and development, and the measurement of inventive activity ［J］. The Journal of Industrial Economics, 1966,15(1)：26-37.

［23］HSU YH, FANG WC. Intellectual capital and new product development performance：The mediating role of organizational learning capability ［J］. Technological Forecasting and Social Change, 2009,76(5)：664-677.

［24］WANG CH, LUB IY, CHEN CB. Evaluating firm technological innovation capability under uncertainty ［J］. Technovation, 2008,28(6)：349-363.

［25］陈劲,刘景江,杨发明.绿色技术创新审计实证研究［J］.科学学研究,2002,20(1)：107-112.

［26］史丹,李晓斌.高技术产业发展的影响因素及其数据检验［J］.中国工业经济,2004(12)：32-39.

［27］陈云,纪宏.中国重点行业绩效变化实证分析［J］.统计与信息论坛,2008,23(6)：72-77.

［28］马越峰.创新能力对高技术产业绩效影响测量实证研究［J］.科学管理研究,2014(5)：63-66.

［29］李培楠,赵兰香,万劲波.创新要素对产业创新绩效的影响——基于中国制造业和高技术产业数据的实证分析［J］.科学学研究,2014,32(4)：604-612.

［30］朱文涛,段利忠,石元元,等.基于《企业绩效评价标准值》的医药全行业绩效评价及预测［J］.经济与管理,2015,29(4)：46-50.

[31] 李青. 基于《企业绩效评价标准值》的电子工业全行业绩效评价[J]. 经济研究导刊,2017(2)：5-7.

[32] 周淑莲,王伟光.我国高技术行业出口能力影响因素分析[J].宏观经济研究,2003(8)：9-13.

[33] 计国君.我国产业科技创新与国际竞争力研究[J].厦门大学学报(哲学社会科学版),2007(2)：81-88.

[34] DAMANPOUR F, WALKER RM, AVELLANEDA CN. Combinative effects of innovation types and organizational performance：A longitudinal study of service organizations [J]. Journal of Management Studies, 2009,46(4)：650-675.

[35] 刘锋,逯宇铎,于娇.中国科技创新产出与经济增长的协整分析[J].科技管理研究,2014(17)：5-12.

[36] 李培楠,赵兰香,万劲波.创新要素对产业创新绩效的影响——基于中国制造业和高技术产业数据的实证分析[J].科学学研究,2014,32(4)：604-612.

[37] 刘思峰,杨英杰,吴利丰,等.灰色系统理论及其应用[M].开封：河南大学出版社,1991.

[38] 克里斯托夫·弗里曼.技术政策与经济绩效：日本国家创新系统的经验[M].南京：东南大学出版社,2008.

第十二章
国际植物药、传统药物创新态势分析

　　自 20 多年前,国家层面的中药国际化战略提出以来,中国的中药企业一直朝着国际市场努力,但结果仍差强人意。专利承载着整个产业的技术创新,其国际申请困难是造成我国中药产业国际化进程停滞不前的原因之一。知识产权保护意识淡薄,对国际专利申请的程序不熟悉,导致我国中药专利技术对外申请积极性不高,从而也使得许多我国拥有自主产权的中药资源被他国抢先注册,严重阻碍我国中药行业的发展。为解决这一问题,加强知识产权保护观念,完善专利制度,深入了解国际专利申请现状,把握高质量流动专利所具备的技术特征,探索如何成功走向国际市场就变得尤为重要了。

　　以前学者主要集中在完善中药专利保护制度层面的理论研究,也有学者从实证研究的角度探讨中药专利国际化的策略和方法,例如倪静云等针对中药国际专利申请和保护存在的问题,提出通过专利许可的方式与国外制药企业合作是现阶段中药国际化的一个可行途径,鲜有学者针对中药专利的国际分布和走向进行分析。基于以上研究现状,本章从国际流动的角度出发,通过深入研究中药专利的国际流动态势,识别出其中的核心流动国家,进一步对比分析影响中药专利国际流动质量的技术特征因素,旨在为我国中药专利走向国际提出针对性的建议,进而促进中药产业的国际化进程。

　　由于我国中药中的动物药基本不能为国外市场所接受,且部分动物药原料涉及珍稀动物,而矿物药基本上被化学药涵盖。因此,为了能够在国际上进行规范化比较,本章选取通过 PCT 途径申请的植物药专利作为基础研究对象,利用国家知识产权局专利检索及分析平台,在 WIPO 数据库中以 A61K36/00 为关键词检索得到 3 211 件专利,本章将其统称为植物药、传统药物专利。考虑到 PCT 申请进入国家阶段有一定的时间滞后性,仅选择申请日在 2013 年之前的 3 070 件专利,涉及 103 个国家地区。

第一节　国际植物药、传统药物创新国别分布

对检索到的专利进行统计分析。对每件专利的专利族进行分析,每项专利的申请人国别作为流出国,同族专利申请国作为流入国,统计流出次数最多的前二十个国家,具体数据见表 12－1。

表 12－1　专利流出国前二十名的国家

国　家	专利流出次数	专利流入数	国　家	专利流出次数	专利流入数
美　国	2 554	1 146	荷　兰	299	4
法　国	1 667	1	澳大利亚	260	1 388
德　国	1 365	634	加拿大	255	997
日　本	1 013	1 176	西班牙	178	493
意大利	954	10	比利时	165	3
希　腊	858	27	匈牙利	148	113
瑞　士	512	15	丹　麦	140	283
印　度	503	23	奥地利	115	624
中　国	472	754	瑞　典	105	4
韩　国	346	417	俄罗斯	96	226

专利流动性排名第一的为美国,流入为 2 554 次,流出次数为 1 146 次。而我国的专利流出次数为 472,流入为 754 次。我国作为传统药物大国,专利拥有数量远大于其他国家而专利的流动性却没有占据绝对地位,说明我国的专利国际化能力还有待加强。

第二节　国际植物药、传统药物创新核心国家识别及分析

一、样本来源及研究步骤

除了采用前文所统计的专利数据外,基础专利的申请人国别及同族专利信息来源于国家知识产权局专利检索及分析数据库,申请日期、申请权利人、发明人、IPC 分类号、国别等著录事项信息来源于国家知识产权局专利信息服务平台,引证信息来源于中国专利网专利智能大数据服务平台。本章首先查询每项专利的申请人国别作为流出国,同族专利申请国作为流入国,采用 NETDRAW 软件制作中药专利国际流动网络图,其次运用 UCINET 计算度数中心度、中间中心度、接近中心度和特征向量中心度四个中心性指标值,然后利用 SPSS 的聚类功能对这 103 个国家(及地区)进行聚类,识别出中药专利国际流动的核心国家(及地区)。

二、植物药、传统药物专利国际流动网络图

网络图中每个节点代表一个国家,节点越大,代表国家在整个植物药、传统药物专利国际流动网络中越重要,点与点之间的连线代表两个国家之间发生了植物药、传统药物专利流动,箭头指向流入国家。图12-1是一张植物药、传统药物专利国际流动网络图,4个国家由于相互间的植物药、传统药物专利流动而汇成一个整体,A的专利流入B,B的专利同时流入A、C,与此同时,C的专利也流入A、D。

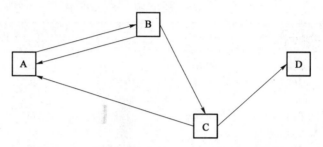

图 12-1 植物药、传统药物专利国际流动网络图

三、社会网络分析指标解读

在社会网络分析中,点的中心度往往是被用作衡量个体权力大小的量化指标,如果一个节点的中心度很高,那么它在整个网络中就拥有重要的地位或权力。本章根据刘军等人的概念和思想,综合考虑中药专利国际流动网络图的特点,选择度数中心度、接近中心度、特征向量中心度、中间中心度作为识别核心流动国家的指标。

1. 度数中心度 度数中心度指直接相连的节点数量,如果一个点与许多点直接相连,就说该点具有较高的度数中心度,表示其权力越大,越重要。在有向图中,点的度数中心度又分为点入度(indegree)和点出度(outdegree),前者为与某节点直接相连并指向其的节点数量,后者为与该节点直接相连且背向其的节点数量。在中药专利国际流动网络图中,国家A的点入度表示直接流入A的国家数量,点出度表示从A直接流出并流向他国的国家数量。为了使各局部中心度具有可比性,本章使用相对中心度的概念,即点的绝对中心度与图中点的最大可能的度数之比。在一个n点图中,任何一点的最大可能的度数一定为$n-1$,因此,可以定义包含n个国家的中药专利国际流动关系网中,某国家的相对点入度和相对点出度为:

$$C_{\deg ree} = \frac{out \deg ree}{n-1} \quad C_{in \deg ree} = \frac{in \deg ree}{n-1}$$

2. 接近中心度 接近中心度是一种针对不受他人控制的测度,如果一个点与网络中所有其他点的距离都很短,则称该点具有较高的接近中心度。中药专利国际流动关系网

中,与其他国家距离远的国家注定在整个网络中处于非核心的位置,影响力很弱。依据上述两种中心度的测算方法,定义包含 n 个国家的中药专利国际流动关系网中,某国家的接近中心度为:

$$C_{RPi} = \frac{n-1}{\sum_{j=1}^{n} d_{ij}}$$

其中是点 i 和 j 之间的捷径距离(即捷径中包含的线数)。

3. 特征向量中心度　特征向量中心度考虑了与特定节点连接的其他节点的中心性,体现某节点在整体网络中的间接影响力。在中药专利国际流动网络图中,特征向量中心度反映某国家因他国产生的间接影响,例如国家 A 的专利流入国家 B,A 在行业内有绝对的领导地位,则认为 B 也间接拥有了较大的影响力。包含 n 个国家的中药专利国际流动关系网中,某国家的特征向量中心度测算公式如下:

$$C_{Eigenvec(i)} = \frac{1}{\lambda} \sum_{j=1}^{n} a_{ij} e_j$$

λ—网络邻接矩阵的主特征值;e—网络邻接矩阵对应于主特征值 λ 的特征向量;a_{ij} 节点对 (i, j) 之间连接关系,存在连接则 $a_{ij} = 1$;否则 $a_{ij} = 0$。

4. 中间中心度　中间中心度用于测量行动者对资源的控制程度,如果一个点处于许多其他点的捷径(最短的途径)上,我们就说该点具有较高的中间中心度。在中药专利国际流动网络图中,这些处于他国捷径上的国家在整个关系网中扮演着关键的角色,可能起着十分重要的"中介"作用。假设国家 j、k 间存在的捷径数目用 g_{jk} 表示,第三国 i 能控制这两个国家之间中药专利流动的能力用 $b_{jk}(i)$ 表示,国家 j、k 间存在的经过第三国 i 的捷径数目用 $g_{jk}(i)$ 表示,那么 $b_{jk}(i) = g_{jk}(i)/g_{jk}$,把第三国 i 相对于所有国家的中间中心度加在一起就得到该国家的绝对中间中心度,类似的,包含 n 个国家的中药专利国际流动关系网中,某国家的中间中心度为:

$$C_{RBi} = \frac{2 \sum_{j}^{n} \sum_{k}^{n} b_{jk}(i)}{n^2 - 3n + 2}$$

四、植物药、传统药物专利国际流动核心识别

(一) 植物药、传统药物专利国际流动网络图的构建

本章以植物药、传统药物专利为研究数据,首先根据流出国和流入国共现频次建立大型共现对称矩阵,然后将共现矩阵导入 UCINET 软件中,利用 UCINET 的绘图软件 NETDRAW 绘制网络图。图中连线的粗细代表两个国家(及地区)之间共现的频次,连线越粗,表示两个国家(及地区)之间共现的次数越多,流动也越频繁,反之则越稀少;节点

的大小代表其国家(及地区)在整体网络图中的地位,节点越大,其所代表的国家(及地区)在整体网络图中处于越核心的位置,重要程度也就越强。植物药、传统药物专利国际流动整体情况如图 12 - 2 所示。

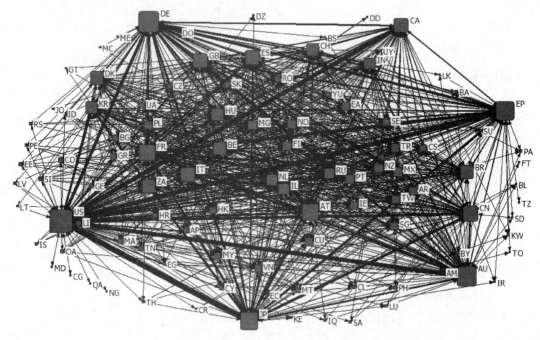

图 12 - 2　植物药、传统药物专利国际流动可视化网络图

(二)植物药、传统药物专利国际流动核心识别

从整体网络图显示的信息可以看出,按照节点大小排序前四位分别为美国、德国、欧洲、澳大利亚,说明它们是中心度表征的植物药、传统药物专利国际流动中最重要的 4 个,在整体网络中处于极其重要的位置;而按照连线粗细排序则为美国-日本、美国-澳大利亚、美国-欧洲、美国-加拿大,说明它们之间的共现频次最多,植物药、传统药物专利的国际流动主要在这四组之间频繁发生。为了进一步准确识别植物药、传统药物专利流动的核心国家(及地区),本章分别测算了度数中心度、中间中心度、接近中心度和特征向量中心度四个中心性指标值,表 12 - 2 显示了部分内容。

表 12 - 2　103 个国家(及地区)度数中心度、中间中心度等四个中心性指标值(部分)

国家 (及地区)	度数中心度		中间中心度	接近中心度		特征向量 中心度
	点出度	点入度		内接近度	外接近度	
FR	54.902	0.98	0.771	3.291	4.128	25.403
US	58.824	56.863	13.358	3.43	4.133	30.526
DE	53.922	45.098	7.702	3.416	4.121	28.062
IT	49.02	6.863	1.076	3.365	4.113	23.549

（续表）

国家 （及地区）	度数中心度		中间中心度	接近中心度		特征向量 中心度
	点出度	点入度		内接近度	外接近度	
JP	34.314	50	5.113	3.422	4.09	26.38
…	…	…	…	…	…	…
GE	6.863	6.863	0.003	3.361	4.028	7.351
BS	1.961	0	0	0.971	4.17	1.568
SU	4.902	1.961	0.002	3.327	4.017	4.53
LU	2.941	1.961	0	3.355	4.016	3.815
EP	0	64.706	0	3.69	0.971	25.824
…	…	…	…	…	…	…
ME	0	0.98	0	3.448	0.971	0.791
DZ	0	1.961	0	3.325	0.971	1.16
MD	0	0.98	0	3.462	0.971	0.861
MC	0	1.961	0	3.449	0.971	1.4
DD	0	1.961	0	3.417	0.971	0.917

根据四个中心度指标的值,运用 SPSS 软件的聚类分析功能对 103 个国家(及地区)进行聚类。表 12-3 为聚类结果的方差齐性检验,检验显示这四个梯队的国家(及地区)具有显著的差异。聚类结果如表 12-4 所示。

表 12-3 方差齐性检验表

指　标	聚　类		误　差		F	Sig.
	均方	df	均方	df		
点出度	5 789.441	3	52.521	99	110.23	0.000
点入度	6 100.967	3	45.527	99	134.008	0.000
中间中心度	58.109	3	1.663	99	34.933	0.000
内接近度	4.944	3	0.925	99	5.345	0.002
外接近度	7.715	3	1.772	99	4.353	0.006
特征向量中心度	2 205.08	3	11.918	99	185.025	0.000

表 12-4 植物药、传统药物专利国际流动核心国家(及地区)识别结果

类　别	国家(及地区)数(%)	国家(及地区)名
第一梯队	10(9.7)	美国(US)、德国(DE)、日本(JP)、加拿大(CA)、巴西(BR)、丹麦(DK)、澳大利亚(AU)、中国(CN)、奥地利(AT)、西班牙(ES)
第二梯队	16(15.5)	新西兰(NZ)、韩国(KR)、俄罗斯(RU)、以色列(IL)、土耳其(TR)、新加坡(SG)、挪威(NO)、波兰(PL)、墨西哥(MX)、马来西亚(MY)、阿根廷(AR)、中国台湾(TW)、欧洲(EP)、中国香港(HK)、欧亚(EA)、葡萄牙(PT)

（续表）

类　别	国家（及地区）数（%）	国家（及地区）名
第三梯队	13(12.6)	法国（FR）、意大利（IT）、英国（GB）、爱尔兰（IE）、荷兰（NL）、南非（ZA）、芬兰（FI）、印度（IN）、瑞士（CH）、匈牙利（HU）、古巴（CU）、比利时（BE）、马达加斯加（MG）
第四梯队	64(62.2)	伊朗（IR）、突尼斯（TN）、罗马尼亚（RO）、希腊（GR）、斯洛伐克（SK）、斯里兰卡（LK）、捷克斯洛伐克（CS）、克罗地亚（HR）、瑞典（SE）、菲律宾（PH）、坦桑尼亚（TZ）、列支敦士登（LI）、亚美尼亚（AM）、保加利亚（BG）、埃及（EG）、厄瓜多尔（EC）等

　　从表 12-4 可以看出，参与植物药、传统药物专利国际流动的国家和地区被聚为四个梯队，第一梯队包括美国、日本在内的 10 个国家（及地区），这些国家（及地区）的度数中心度、中间中心度、接近中心度和特征向量中心度数值均较高，说明它们在整体流动网络中处于极其重要的位置，对其他国家（及地区）具有重大影响力，可以视为植物药、传统药物专利国际流动的核心；新西兰、韩国等 16 个国家（及地区）位于第二梯队，这些国家（及地区）的度数中心度、中间中心度、接近中心度和特征向量中心度较上一梯队的国家（及地区）稍小，但数值仍然很大，说明它们的直接、间接影响力不弱，流动的活跃程度较强，在整体关系网中的位置也比较重要；第三梯队包括法国、意大利在内的 13 个国家（及地区），他们的点入度偏小，点出度却很大，说明从这些国家（及地区）流出的植物药、传统药物专利很多，但却鲜少有植物药、传统药物专利流入，其他指标则与第二梯队的国家（及地区）无太大差距；余下的伊朗、突尼斯等 64 个国家（及地区）被归为第四梯队，这些国家（及地区）的四个中心度指标值都非常小，有的甚至为零，说明它们处于整个网络的边缘地带，所起的作用微乎其微。四类国家（及地区）在整体网络图中的位置如图 12-3 所示。

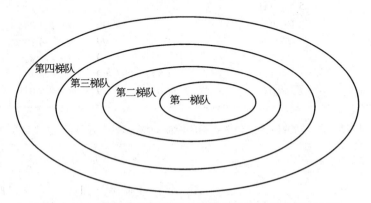

图 12-3　四类国家（及地区）在整体网络图中的位置示意图

（三）核心国家内部流动状况分析

　　图 12-4 显示，核心国家内部的植物药、传统药物专利流动主要以美国为中心，同时与日本、澳大利亚、加拿大和德国发生较为频繁的流动，另外中国和日本、美国，澳大利亚与德

国之间的技术流动也比较密集。这说明美国作为世界上第一大国,其实力的不断增强同它和其他国家密切的技术交流相关,日本、德国等发达国家与他国同样也存在频繁的技术流动,而我国作为中药的传统国家,在国际上也发生着越来越多的技术流动与交流,但相比以上国家仍然存在许多不足。基于此现状以及我国中药国际化战略的引导,本章认为深入分析植物药、传统药物专利的流动质量对于加快中药国际化进程具有良好的促进作用,因此本章接下来以美国、日本和澳大利亚三个核心国家为代表,从专利技术特征的角度出发,探讨流入其中的植物药、传统药物专利的质量影响因素,以期对我国中药走向国际提供些许建议。

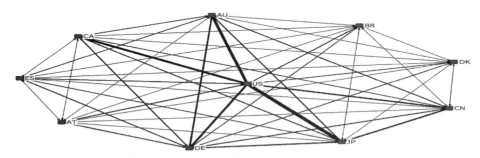

图 12-4 核心国家内部植物药、传统药物专利流动网络图

第三节 国际植物药、传统药物创新技术领域分析

一、指标选取

本节以美国、日本和澳大利亚为代表,采用 Logistic 回归分析的方法,基于技术特征的角度探讨植物药、传统药物专利流动质量的影响因素。国外学者 Pakes 和 Schakerman 最早假设专利权人通过估计专利利润最大化回报来做维持决定,由此可由专利是否维持推断出专利质量;LeeYong-Gil 等人运用"零膨胀模型"证明权利要求数量和专利被引次数高度正相关,说明权利要求数量是有效的专利质量指标;Lerner 提出用专利的四位 IPC 分类号个数衡量专利质量,被分配的 IPC 分类号越多,说明该专利的技术覆盖范围越大,创新程度越高,专利质量越高;Baglieri、Lanjouw、Baron 分析了包括前引、后引、专利族、权利要求等在内的 6 个影响专利质量的因素。我国学者万小丽等人通过研究发现前引、后引是很好的专利质量指标;刘磊等人认为审查是检验专利质量最有效的程序,越是满足授权条件的发明越容易授权,其质量也就越高,因此用授权表征专利质量是科学且合理的。因此,本章借鉴以前学者的研究成果,以是否授权衡量专利质量,通过 Logistic 回归分析的方法测度技术覆盖范围、技术强度、科学关联性、影响能力、研发投入、专利权人类型、国别 7 个技术特征因素对专利质量的影响状况,从而为我国中药成功且高质量的走向国际出谋划策。表 12-5 显示了各技术特征的计算方法及解释。

表 12 - 5　计量模型指标汇总表

指标名称	计 算 方 法	指 标 类 型	表 示 形 式
专利质量	是否授权,授权为1,未授权为0	二分类(0,1)	Grand
技术覆盖范围	四位 IPC 分类号的数量	连续,取自然对数或本身	IPC
技术强度	引证专利文献数量	连续,取自然对数	PL
科学关联性	引证非专利文献数量	连续,取自然对数	NPL
影响能力	被引次数	连续,取自然对数	Cited
研发投入	发明人数量	连续,取自然对数	NO.
类型	专利权人类型,分为个人、公司、大学及科研、其他和合作五类,在模型中分别用 1~5 表示	多分类	Type（People、Company、U&R、Other、Cooperation）
国别	第一优先权国家,分为美国、世界、澳大利亚、日本和其他五类,在模型中分别用 1~5 表示	多分类	CT（US、WO、AU、JP、Other）

二、数据描述

通过单独及对比分析流入美国、日本和澳大利亚三个核心国家的植物药、传统药物专利,用是否授权作为专利质量的代理变量,从技术特征的角度探讨影响植物药、传统药物专利国际流动质量的因素,从而给我国中药专利的国际流动提供针对性的建议,推动中药的国际化发展。表 12-6 显示了三国各指标的简单描述统计及差异性检验结果,可以看出,流入日本的授权与未授权专利仅在国别这一指标上有显著差异,且授权专利均值稍高于未授权专利,其余指标无差异;流入澳大利亚的授权与未授权专利在技术强度、科学关联性、创新投入及权利人类型上均有显著差异,授权专利的技术强度和科学关联性均值明显高于未授权,而其创新投入和权利人类型则稍低于未授权;流入美国的授权与未授权专利在技术覆盖范围、技术强度、科学关联性及影响能力上均表现出显著差异,且授权专利4 个指标的均值均大于未授权专利。

表 12 - 6　各指标简单描述及差异性检验表

国　别		未授权		授权		K-S检验
		μ	σ	μ	σ	p 值
JP	IPC	2.67	0.654	2.694	0.606	0.696
	PL	0.479	0.79	0.531	0.779	0.807
	NPL	0.217	0.686	0.203	0.704	0.309
	Cited	0.547	0.641	0.612	0.641	0.879
	CT	3.15	1.818	3.25	1.734	1.295 *
	N	675	675	324	324	999

（续表）

国　别		未授权		授权		K−S 检验
		μ	σ	μ	σ	p 值
AU	IPC	2.407	0.705	2.34	0.797	0.814
	PL	0.048	0.213	0.496	0.635	5.468 ***
	NPL	0.013	0.121	0.234	0.513	2.745 ***
	Cited	0.031	0.165	0.033	0.189	0.084
	NO.	1.238	0.481 2	0.802	0.673	7.109 **
	Type	2.27	1.185	2.23	0.902	1.586 **
	CT	2.93	1.307	2.71	1.369	1.209
	N	550	550	349	349	899
US	IPC	11.7	9.556	14.8	13.059	2.228 ***
	PL	0.469	0.781	1.917	1.064	10.270 ***
	NPL	0.408	0.782	1.865	1.418	9.723 ***
	Cited	0.852	1.01	0.883	0.889	1.657 ***
	NO.	0.877	0.681	0.877	0.681	0.714
	Type	3.06	1.631	2.96	1.575	0.931
	CT	3.15	1.785	3.09	1.826	0.532
	N	749	749	589	589	1 338

三、相关性分析

　　基于以上数据描述的结果,对流入美国、日本和澳大利亚的植物药、传统药物专利数据进行 Pearson 相关系数检验,结果如表 12−7 所示。不难发现,日本的植物药、传统药物专利流动质量与技术强度和国别显著正相关,与技术覆盖范围表现为不相关;澳大利亚的植物药、传统药物专利流动质量与技术强度和科学关联性显著正相关,与创新投入则表现为显著负相关,说明技术强度越强,对科学的吸收借鉴越多的专利其质量越高,流入澳大利亚就越容易被授权,而创新投入力度越大的专利反而不容易被授权,这可能与本章选择发明人数量来衡量创新投入存在一定偏差有关;美国的植物药、传统药物专利流动质量与技术覆盖范围、技术强度和科学关联性均显著正相关,说明技术覆盖范围越广的专利表征的技术原创性越强,技术强度越大说明参考借鉴的专利技术越多,科学关联性高则表明与基础科学的关系强,这类专利的质量普遍较高,流入美国也就越容易被授权。同时,从相关系数检验表也可以看出各指标之间不存在共线性关系,后续可直接进行回归分析。

四、回归分析

　　为进一步验证各指标对专利质量的影响,采用 Logistic 回归分析的方法对流入三国的植物药、传统药物专利数据进行研究,结果如表 12－7 所示。JP、AU、US 分别为流入日本、澳大利亚和美国的植物药、传统药物专利质量回归模型,JP+AU+US 是为了进行稳健性检验而设计的回归模型,纳入了 JP、AU 和 US 的全部专利数据。结果显示,除 JP 外的各模型 R^2 值均较大,四个模型的回归系数均通过了 5% 的显著性检验,且预测概率达到 65% 以上,同时,稳健性检验的结果也显示各指标系数及显著性均无明显变化,整体而言回归结果稳健,模型拟合性较好。

表 12－7　各变量间 Pearson 相关系数表

国别		Grant	IPC	PL	NPL	Cited	NO.	Type	CT
JP	Grant	1							
	IPC	0.018	1						
	PL	0.031	−0.045	1					
	NPL	−0.009	0.065*	0.360***	1				
	Cited	0.048	0.273***	0.274	−0.156***	1			
	CT	0.027	0.027	−0.062**	−0.05	−0.018			1
AU	Grant	1							
	IPC	−0.045	1						
	PL	0.454***	−0.026	1					
	NPL	0.308***	−0.100***	0.336***	1				
	Cited	0.006	0.016	−0.005	−0.022	1			
	NO.	−0.354***	0.004	−0.167***	0.004	−0.068**	1		
	Type	−0.021	−0.059*	−0.027	0.004	−0.038	0.198***	1	
	CT	−0.080**	−0.064*	0.013	0.047	−0.055	0.04	−0.157***	1
US	Grant	1							
	IPC	0.136***	1						
	PL	0.618***	−0.017	1					
	NPL	0.547***	0.121***	0.684***	1				
	Cited	0.006	0.328***	0.256***	0.141***	1			
	NO.	−0.029	−0.009	−0.092***	−0.068**	−0.045	1		
	Type	−0.033	0.004	−0.047*	−0.005	−.069**	0.440***	1	
	CT	−0.017	−0.094***	−0.033	−0.066*	0.129***	−0.01	0.013	1

　　表 12－7 显示,技术强度和国别对流入日本的中药专利质量具有显著地正向影响,技术强度越强的专利越易授权,同时在日本获得优先权的专利质量越高;技术强度、科学关联性、类型及国别对流入澳大利亚的植物药、传统药物专利质量产生显著的积极作用,而创新投入则表现为显著负向影响,这表明与技术和科学联系越密切的合作发明质量更高,同时在本国取得优先权的专利也倾向于被授权;技术覆盖范围、技术强度、科学关联性和类型对流入美国的中药专利质量具有明显的正向作用,而影响能力则产生负向影响,这说

明被赋予越多 IPC 分类号的专利其技术覆盖范围越大,质量越高;同样,与科学和技术关系越强的专利,越多人合作完成的专利质量也越高。一般而言被引次数越多说明对后续发明的影响能力越强,其往往是核心专利或基础专利而具备高质量,故数据描述及相关系数检验结果均显示为正向作用,但回归模型中却变为负向,本章认为与模型的拟合过程产生的变化相关。

表 12-8 Logistic 回归结果汇总

	JP	AU	US	JP+AU+US
IPC	0.074	−0.166	0.017**	0.11
PL	0.171*	2.162***	1.256***	1.298***
NPL	−0.008	2.560***	0.638***	0.569***
Cited	0.147	−0.435	−0.665***	−0.919***
NO.		−1.595***	0.201	−0.477***
Type				
People		−0.749**	0.377	−0.174
Company		0.567**	0.191	0.556***
U&R		0.202	0.306	0.661**
Other		1.338***	1.163**	1.313***
CT				
US	0.771***	−0.253	0.153	0.01
WO	0.231	0.334	0.207	0.02
AU	1.984**	0.454	−0.2	−0.277
JP	0.379**	−0.689***	0.231	−0.091
C	−1.479***	1.053**	−2.373***	−1.216***
N	999	899	1 388	3 236
R2	0.03	0.481	0.556	0.446
Sig.	0.005	0.000	0.000	0.000
%	67.5	79.4	81.4	77.2

注:1. 分类变量均以最后一组为参照组,Type 最后一组为合作,CT 最后一组为其他国家;2. *** 表示在 1%水平下显著,** 表示在 5%水平下显著,* 表示在 10%水平下显著。

表 12-8 给出了各技术特征因素对美、日、澳三国植物药、传统药物专利流动质量的影响情况,通过对比可以看出,技术覆盖范围仅对流入美国的植物药、传统药物专利质量产生显著正向影响,技术强度对三国质量均具有显著积极作用,科学关联性对澳大利亚和美国有明显正向促进作用,而影响能力和创新投入则分别对美国和澳大利亚产生显著负向影响,类型与流入澳大利亚和美国的植物药、传统药物专利质量高度正相关,国别则与流入日本和澳大利亚的植物药、传统药物专利质量显著正相关。

表 12-9 三国中药专利流动质量影响因素对比表

影响因素	表示方式	JP	AU	US
技术覆盖范围	IPC	不显著	不显著	++
技术强度	PL	+	+++	+++
科学关联性	NPL	不显著	+++	+++
影响能力	Cited	不显著	不显著	---
创新投入	NO.	/	---	不显著
类　　型	Type	/	+++	+++
国　　别	CT	+++	+++	不显著

注：+++表示在1%水平下显著正相关，++表示在5%水平下显著正相关，+表示在10%水平下显著正相关，---表示在1%水平下显著负相关，/表示未验证此变量。

五、结论及建议

本章以通过 PCT 途径进行国际申请的植物药、传统药物专利为研究样本，识别专利的国际流动核心，同时基于技术特征的角度测度流入专利的质量，旨在为我国中药专利成功走向国际提供针对性的建议。实证结果显示，植物药、传统药物专利的国际流动范围巨大，涉及国家和组织众多，其中美国、澳大利亚、日本、德国等处于整个流动网络的核心位置，流动特别频繁，能起到领导整体流动状态的作用；韩国、俄罗斯、新加坡等国家属于第二梯队，他们虽然不能起到像核心国家一般的领导作用，但是流动也相对活跃，会对整个国际流动产生影响；法国、英国、意大利等国家则属于第三梯队，相比而言他们的作用就比较局限，通常仅表现为流向其他国家而少有流入；而第四梯队的伊朗、瑞典、菲律宾等国家参与植物药、传统药物专利国际流动程度较低，在整体流动网络中的位置最为边缘。我国虽然处于核心位置，但与美国、日本等发达国家相比仍有较大差距，因此，要想真正实现中药的国际化，必须认识到技术创新的重要性，坚持以专利为依托，通过 PCT 等国际申请途径向美国、日本等核心国家申请专利，争取更多的国际市场及国际认可度，传承中药的优势和特色，从而促进中药产业的国际化发展。

必须认识到数量优势不代表真的成功，质量才是衡量国际化发展最重要的标尺。通过对流入美国、日本和澳大利亚的植物药、传统药物专利质量进行分析，发现具备高技术强度的专利流入日本后授权的可能性更大，即专利质量更高；而流入澳大利亚的专利则应该广泛吸收借鉴现有技术及基础科学，同时也应该集多人思维于一体进行合作创新，如此一来授权的可能性会大大提升；流入美国的专利则对技术覆盖范围、技术强度、科学关联度和类型比较注重，技术覆盖范围广、与科学和技术关系强且多个主体合作的专利质量越高也越容易授权。总之，我国中药专利要想高质量流入美国等核心国家，必须扩大技术覆盖范围，主动吸收和借鉴现有技术以及基础科学，同时适度增加创新人员投入，促进技术新颖性和原创性的提升。

中药在现代科技和市场经济冲击下正面临着前所未有的机遇和挑战,中药国际化已经成为促进中药发展必不可少的一项基本战略,其包含文化国际化、标准国际化、专利国际化和产品国际化等多个部分。我国中药预走向国际,必须坚实地走好每一步,努力营造中药文化国际化,使中药成为国际共享资源;积极完善从种植、生产到销售的一系列中药技术标准,促进中药质量的大幅度提升,增进国际认可程度;同时应当加强与外界沟通,不仅简单的引进国外植物药,更要大力扶持中药企业走出国门,走向国际,达到共赢;最重要的是必须注重技术创新,坚持专利先行的国际化战略,充分认识到自身在国际流动中所处的位置,把握流入核心国家且成功获得授权所应具备的技术特征,提升中药产业的国际竞争力和影响力,加快推动中药产业的国际化进程。

参考文献

[1] 许超.专利视角下的中药国际化与标准化战略[D].扬州:扬州大学,2014.

[2] 倪静云,蔡勇等.专利许可与中药国际化发展的策略探讨[J].中草药,2013,44(23):3080-3083.

[3] 张晓东,徐嘉慧.多国植物药专利申请状况比较研究及我国企业应对[J].科技管理研究,2014,34(16):156-161.

[4] 刘军.整体网络分析讲义——UCINET 软件使用指南[M].上海:上海人民出版社,2009.

[5] PAKES A, SCHANKERMAN M. R&D, Patents, and Productivity [J]. Canadian Journal of Economics/Revue Canadienne D'economique, 1984,95(379):818.

[6] LEE Y G, LEE J D, SONG YI, et al. An in-depth empirical analysis of patent citation counts using zero-inflated count data model:The case of KIST [J]. Scientometrics, 2007,70(1):27-39.

[7] LERNER J. The Importance of Patent Scope:An Empirical Analysis [J]. Rand Journal of Economics, 1994,25(2):319-333.

[8] BAGLIERI D, CESARONI F. Capturing the real value of patent analysis for R&D strategies [J]. Technology Analysis & Strategic Management, 2013,25(8):971-986.

[9] LANJOUW JO, SCHANKERMAN M. Patent Quality and Research Productivity:Measuring Innovation with Multiple Indicators [J]. The Economic Journal, 2004,114(495):441-465.

[10] BARON J, DELCAMP H. Patent Quality and Value in Discrete and Cumulative Innovation [J]. Ssrn Electronic Journal, 2010(7):30.

[11] 万小丽,朱雪忠.国际视野下专利质量指标研究的现状与趋势[J].情报杂志,2009,28(7):49-54.

[12] 刘磊,高佳,李凤新.中国发明专利质量指标体系与分析报告[J].科学观察,2014(5):23-35.

第十三章
中药创新国际竞争力测度分析

第一节　中药创新国际竞争力评价体系

一、国际竞争力的内涵

　　国际竞争力的概念于1964年由贝拉·伯拉萨（Bela Balassa）首次提出。国外学术界对于国际竞争力的研究一般分为国家竞争力、产业竞争力、企业竞争力三个方向。

　　从20世纪80年代以来，一些国家出于提升国际竞争力的需要，纷纷开展国际竞争力的相关研究。美国、经合组织（OECD）、瑞士洛桑国际管理开发学院（IMD）等首先对国家竞争力的内涵进行了明确的定义。随后关于产业竞争力理论模型的文献大量涌现，其中具有较强借鉴意义的主要有：迈克尔·波特的钻石模型、波特—邓宁模型以及韩国学者赵东成九因素模型。迈克尔·波特的钻石模型是经济学家迈克尔·波特（1990）提出的产业竞争优势理论是目前学术领域认可的最为成熟的理论，他在其代表作《国家竞争优势》一书中指出，一国某一产业的国际竞争力主要取决于生产要素条件、需求状况、相关和支持行业状况、企业的战略结构和竞争对手等4个基本因素。此外，机遇和政府作为两大辅助因素，对国际竞争力的形成也发挥着举足轻重的作用。以上几个因素为产业国际竞争力提供外在发展空间和内在提升动力。波特—邓宁模型是英国里丁大学经济学教授邓宁（1993）提出的，他认为在研究跨国公司时，将跨国公司商务活动作为另一个外生变量引入波特的"钻石模型"中，同时结合经济领域其他学科的理论尤其是产业发展理论、折中理论等。韩国学者赵东成（1994）的九因素模型根据韩国经济发展状况提出，某一产业的国际竞争力的取决于9个因素，他在波特的理论基础上还考虑了商业环境和外部偶然事件，人力作用还囊括官僚、工程师、经理人和企业家等。

　　我国最早研究产业国际竞争力的学者之一金碚教授在其《中国工业国际竞争力理论、

方法与实证研究》一书中,将产业国际竞争力定义为:"在国际间自由贸易条件下(或排除了贸易壁垒因素的假设条件下),一国特定产业以相对于他国的更高生产力,向国际市场提供符合消费者(包括生产性消费者)或购买者更多产品,并持续地获得盈利的能力"。蔡昉等人(2003)则从资源配置的角度定义了产业竞争力。

随着我国经济的快速发展,众多国内学者也从产业国际竞争力方向转向了企业国际竞争力方向。张金昌(2002)在《国际竞争力评价的理论和方法》一书中指出,企业国际竞争力的决定因素主要有产品价格、成本、规模、质量、应变能力、技术、销售力量、领导能力和外部环境9个方面。企业之间只有在这几个方面形成差异才会产生企业的国际竞争力。张晓堂在其《提高企业国际竞争力》一书中从企业层面上提出了如何提高企业的国际竞争力。

国内也有部分学者从技术创新、知识产权战略等不同角度深入到特定领域研究了企业国际竞争力。技术创新角度:郭庆然(2006)通过微观经济模型分析了企业的技术创新对提升企业竞争力的影响;叶茂(2006)定性地分析了评价企业自主创新能力的指标,提出了技术自主创新增强企业国际竞争力的机制;程惠芳等人(2010)在《创新与企业国际竞争力》一书中首次将国家创新体系对企业国际竞争力的影响程度进行了实证研究。知识产权战略角度:翁丽红等人(2013)以日本津村株式会社为例,分析了该企业的知识产权战略布局,为我国医药企业提升国际竞争力提供了很好的借鉴意义;赵昌文(2014)在《中国企业国际化及全球竞争力》一书中提到专利数量与企业竞争力提升正相关,要通过努力提升企业专利数量和质量来提升中国企业的全球竞争力;李林等人(2015)总结了天士力企业在海外构建专利网的情况,为我国中药专利在海外布局、提高我国中药企业国际竞争力提供了有力的参考。

综上所述,国内外学术界对于产业竞争力的研究颇为丰富,国外学者重点从理论和模型方面进行深入探讨,部分文献涉及医药制造业,但是较少涉及中药企业国际竞争力;国内学者则从市场战略、人力资源管理、技术创新、知识产权战略等多角度具体研究了中药产业和企业的国际竞争力,但是尚未形成一套权威的企业国际竞争力评估体系,且缺少有影响力的专著。目前,将中药企业的国际竞争力与技术创新联系起来的定量研究和实证分析的文献数量有限,尚存在很大的研究空间。

二、国际竞争力及其评价指标体系

本部分从国家竞争力评价体系、企业国际竞争力评价体系、企业竞争力评价体系3个方面出发,系统梳理各层次竞争力代表性评价指标体系,从而构建出一套适合于中国中药企业的国际竞争力评价体系。

(一)世界经济论坛全球竞争力评价体系及指标

世界经济论坛(World Economic Forum)是以研究和探讨世界经济领域存在的问题、促进国际经济合作与交流为宗旨的非官方国际性机构。其总部设在瑞士日内瓦,其前身是

"欧洲管理论坛",是由现任论坛主席、日内瓦大学教授克劳斯·施瓦布于 1971 年创建的。1987 年,欧洲管理论坛更名为世界经济论坛。

世界经济论坛从 1979 年开始对世界经济发展进行研究,从针对欧洲 16 国的《1979 年欧洲产业竞争力报告》逐渐发展成为各年度对世界数百个国家和地区的《全球竞争力报告》。《全球竞争力报告》中,将国际竞争力定义为"决定一国生产力水平从而决定一国经济所能达到的繁荣程度的因素、政策和制度的集合",认为"竞争力更强的经济就是那种在中期和长期可以更快发展的经济"。

世界经济论坛认为全球竞争力指标体系由基础条件、效率推进、创新与成熟度三大方面构成,在三个分类指标下还细分为 12 大支柱指标,如表 13 - 1 所示。

表 13 - 1　世界经济论坛竞争力评价体系

全球竞争力指标	支　　柱	具　体　指　标
基础条件因素	制度	财产权利、知识产权保护、司法独立等 18 个指标
	基础设施	道路设施、铁路设施、航空设施、电力供应等 8 个指标
	宏观经济环境	政府预算平衡、政府负债、通货膨胀等 5 个指标
	健康与基础教育	平均寿命、小学入学率等 11 个指标
效率增长因素	高等教育与培训	大学入学率、婴儿死亡率、基础教育质量等 8 个指标
	商品市场效率	当地竞争强度、贸易关税、农业政策等 15 个指标
	劳动市场效率	女性参与劳动、国家吸引人才的能力、国家留住人才的能力等 10 个指标
	金融市场发展水平	金融服务便利性、风险投资、贷款的便利性等 9 个指标
	技术就绪水平	最新技术的可用性、企业对技术的吸收、互联网用户等 8 个指标
	市场规模	国内市场规模指数、国外市场规模指数等 4 个指标
创新和成熟度因素	商业成熟度	当地供应商数量、企业竞争优势、市场化程度等 9 个指标
	创新	创新能力、企业在 R&D 上的投入、PCT 专利申请等 7 个指标

(二) 瑞士洛桑国际管理学院全球竞争力评价体系

洛桑国际管理学院成立于 1990 年,其前身是 1946 年 Alcan 先生在日内瓦创立的国际管理学院(IMI),以及 1957 年 Nestl 先生在洛桑创立的国际经济管理与发展学院(IMEDE)。从 1990 年开始,IMD 每年对全世界主要国家和地区的竞争力,以及该国家和地区内的企业竞争力,进行分析和排名。

国际管理发展学院(IMD)对国际竞争力的定义为:"一国创造增加值从而积累国民财富的能力,并且通过协调如下四对关系而实现其国际竞争力。这四对关系是:资产与过程、引进吸收能力与输出扩张能力、全球经济活动与国内家园式经济活动、经济发展与社会发展"。其评价体系主要从经济运行、政府效率、商务效率、基础设施等四个方面衡量国际竞争力,同时在各指标下分别设立 5 个子指标,详见表 13 - 2。

表 13-2　瑞士洛桑国际管理学院全球竞争力评价体系

大类指标	子 指 标	大类指标	子 指 标
经济运行	国内经济 国际贸易 国际投资 就业 价格	政府效率	公共财政 财政政策 体制框架 商业立法 社会框架
商务效率	生产率 劳动力市场 财经 管理实践 态度和价值观	基础设施	基础设施 技术基础设施 科学基础设施 卫生与环境 教　育

（三）国内有关企业国际竞争力或企业竞争力评价体系

国内学者王核成在中国企业国际竞争力的评价指标体系研究中认为企业国际竞争力是企业体制、素质、能力、资源的动态整合反映。作为竞争力不光要反映企业的综合实力，更重要的是要反映企业在国际竞争中差异化的核心能力、比较优势；要从发展角度去分析现时的竞争力与潜在的竞争力，同时对其基础性、成长性进行研究。此外，还提出评价体系应主要考虑三个层次，即外显竞争力、内在竞争力、基础竞争力。

其评价体系中评价指标包括产品竞争力、品牌与形象竞争力、市场营销体系竞争力、国际资本市场竞争力、企业国际化经营所处的阶段、战略管理能力、学习、创新能力、整合、适应能力、国际化的经营能力、研究开发（R&D）能力、制造能力、企业资源素质与规模、国际型的人才、国际型企业管理水平、企业运行效率、企业信息化水平、现代企业制度的建立、管理体制与组织结构、组织文化与观念创新等 18 个大类评价指标。但其指标体系偏向理论体系，在评价过程中的实际操作性不够高。具体评价体系及指标如表 13-3 所示。

表 13-3　中国企业国际竞争力的评价指标体系研究中的评价体系

一 级 指 标	二 级 指 标
外显竞争力	产品竞争力 品牌与形象竞争力 市场营销体系竞争力 国际资本市场竞争力 企业国际化经营所处的阶段

（续表）

一 级 指 标	二 级 指 标
内在竞争力	战略管理能力
	学习、创新能力
	整合、适应能力
	国际化的经营能力
	研究开发（R&D）能力
	制造能力
	企业资源素质与规模
	国际型的人才
	国际型企业管理水平、企业运行效率
	企业信息化水平
基础竞争力	现代企业制度的建立
	管理体制与组织结构
	组织文化与观念创新

此外，国资委在其公布的《中国大中型企业国际竞争力评价报告》中也对企业国际竞争力提出了相应的评价体系，该评价体系包含 5 大要素，16 个子要素。具体指标评价体系如表 13-4 所示。

表 13-4 中国大中型企业国际竞争力评价报告中的评价体系

评价要素	评价子要素	评 价 指 标
规模与效率	规模	总资产、员工总数、营业收入
	效率	劳动生产率、产品出口率、销售利润率、总资产报酬率、销售收入增长率
管理与实践	财务与资本	资产负债率、流动资产周转率、所有者权益报酬率、市盈率、EVA
	人力资源	人才结构、培训费用支出率、人才机制、人才可获得性、金融与资本运营、人才流失、国际高素质人才、国际经验、决策层效率
	信息化	信息与决策、信息能力、信息与生产、互联网对商业的影响、网络销售率
	文化与战略	企业竞争战略、企业理念、企业行为、企业形象、企业家、企业员工、战略实施能力、战略独特性、伦理实践
学习与创新	学习	学习能力
	研究与开发	研发投入、研发人员
	创新	专利授权量、创新的机制与效率、创新能力、产品独特性
	技术设施	技术时间差、技术设施水平
市场与营销	业务	业务的种类、新业务比重
	客户满意度	问题反应速度、客户满意度、产品（或服务）质量
	市场	区域销售的范围、市场敏感度
	营销	销售网络、销售队伍素质、知名度、广告策划、广告投入、产品销售率

（续表）

评价要素	评价子要素	评 价 指 标
环境与影响	地域与行业	地域环境的硬性水平、地域环境的软件水平、行业海外发展政策、行业税收与投融资政策
	国内外影响	对国内外经济的影响、对国内外企业文化的影响、对经济全球化的态度

另外，《中国企业竞争力报告》从规模因素、效率因素、增长因素三方面进行评价，运用德尔菲法与问卷调查相结合的办法，采用综合性与显示性的指标的同时又兼顾了科学性与可操作性，构建出了一套科学的企业竞争力的评价体系（表13-5）。

表13-5 《中国企业竞争力报告》中深沪两市上市公司竞争力监测体系的指标权重

因 素	指 标
规模因素	销售收入 净资产 净利润 权重小计
增长因素	近3年销售收入增长率 近3年净利润增长率 权重小计
效率因素	净资产利润率 总资产贡献率 全员劳动效率 出口收入占销售收入比重 权重小计

三、中药企业国际竞争力指标评价体系的构建

（一）评价指标的选取

目前国内国际竞争力研究大多集中在先进制造业，基于理论来构建通用的国际竞争力评价体系。中药是我国传统文化的精华和中华民族世代相传的智力成果，是具有民族特色的传统行业，中药企业与其他制造业具有很大差别，不能一概而论。针对中国中药企业，本章认为应根据其行业自身所具有的特点来构建适合于中药企业的国际竞争力评价体系。

企业国际竞争力是企业在国际市场中比其他竞争对手能更有效获利与发展的各类能力的综合体现。本章采用李宗友在中药类产品国际市场分析中显示的中药类产品国内外市场销售额作为国际市场份额。李宗友等人的研究显示，2014年中药类产品包括中成

药、中药饮片、中药提取物、中药保健品的国内外市场销售额约为 1 350 亿美元,而我国中药类产品(不包括保健品)约占国际中草药或传统药物市场的 80%,同时以年增长速度 10% 来估计各年国际市场份额。那么对于中药行业来说,世界市场份额大部分都集中在国内,即中药企业基本处于自产自销的境况,从而使得我国中药行业出口量和进口量都处在较低的水平,用中药出口量来衡量中国中药企业的国际化水平就与现实情况相悖。因此本章采用企业营业收入占国际市场销售额的比值作为企业国际化因素的代理变量。

根据国内外对国际竞争力评价体系的研究与实证,经过专家组的讨论后,本章认为企业国际竞争力由规模因素、效率因素、成长因素、创新因素、国际化因素五部分构成。为体现国际竞争力这一结果性指标,尽量选取综合性、显示性等能表现国际竞争力的指标,同时还要考虑指标的相关性与可获得性。综合性与显示性指标具有很好的代表性且能够准确反映企业的一类能力。相关性是指各指标与企业国际竞争力高度相关,从而达到评价体系的科学性。可获得性是指要考虑各类指标数据的获得渠道,难以获得的指标会使评价体系停留在理论层面,失去可操作性。具体指标选取如下。

(1)规模因素:企业国际竞争力的重要来源就是企业规模,在国际市场中具有一定规模的企业之间才具有可比性。本章采用净资产与净利润作为反映企业规模的指标。一方面体现企业所有,并可以自由支配的资产,另一方面体现企业的经营效益水平。

(2)效率因素:企业的盈利效率是反映企业国际竞争力的重要因素。评价企业效率因素的指标为总资产贡献率、加权平均净资产利润率、人均销售收入。总资产贡献率反映了企业资产的获利能力,也是衡量企业经营能力和盈利水平的核心指标,可以在很大程度上反映企业的经营效率。加权平均净资产利润率是衡量上市公司盈利能力的重要指标,体现企业净资产创造利润的能力。人均销售收入商业企业全部活劳动消耗,又反映了企业合理使用全体职工的效果。

(3)成长因素:体现了企业在国际化竞争的环境下持续发展的能力。本章选择从三方面来体现企业的成长因素,分别为近 3 年净利润增长率、近 3 年营业收入增长率、近 3 年净资产增长率。

(4)创新因素:专利是反映企业技术创新能力的重要指标,其中发明专利更能代表技术的创新程度。同时由于国际竞争力的显示性,本章选择企业已经授权的专利数量作为体现创新因素的代理指标。

(5)国际化因素:企业在国际市场中的市场份额能够体现企业参与国际竞争的程度。但由于国内市场占据了国际市场的绝大部分份额,本章采用企业营业收入占国际市场销售额的比值作为企业国际化因素的代理变量。

具体选取指标如图 13-1 所示。

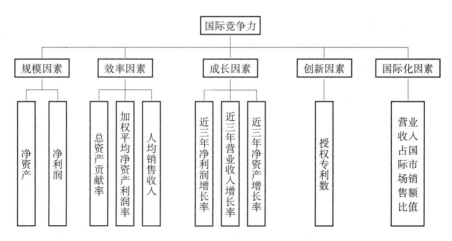

图 13－1 企业国际竞争力评价指标体系

（二）数据来源与研究方法

本章通过 2012—2016 年中药上市公司年报，选取 2012—2016 年 5 年内中药行业 50 家上市公司的表中的指标来进行分析。剔除了上市时间小于 5 年或者指标数据无法获得的企业。

以往国际竞争力评价体系大多采用主观赋权评价法对各指标赋权重，但是此方法过度依赖主观判断，缺乏客观性。故本章采用客观赋权法中的熵值法，通过信息熵原理来确定权重，从而更加客观准确地评价研究对象。同时采用杨丽在基于熵值法的西部新型城镇化发展水平测评中的改进熵值法评价模型。

1. 指标选取　设有 r 个年份，n 个企业，m 个指标，则 $x_{\theta ij}$ 为第 θ 年企业 i 的第 j 个指标值。

2. 指标标准化处理　由于不同的指标具有不同的量纲和单位，因此需要进行标准化处理。正向指标标准化：$x'_{\theta ij} = x_{\theta ij} / x_{\max}$；负向指标化：$x'_{\theta ij} = x_{\max} / x_{\theta ij}$。

3. 确定指标权重　$y_{\theta ij} = x'_{\theta ij} / \sum_{\theta} \sum_{i} x'_{\theta ij}$。

4. 计算第 j 项指标的熵值　$e_j = -k \sum_{e} \sum_{i} y_{ij} \ln(y_{\theta ij})$，其中 $k > 0$，$k = \ln(rn)$。

5. 计算第 j 项指标的信息效用值　$g_j = 1 - e_j$。

6. 计算各指标的权重　$W_J = gj / \sum_j gj$，如表 13－6 所示。

表 13－6 各级评价指标权重

一级指标	权 重	二 级 指 标	权 重
规模因素	0.159 16	净资产	0.078 176
		净利润	0.080 984
效率因素	0.240 03	总资产贡献率	0.081 280
		加权平均净资产利润率	0.080 976
		人均销售收入	0.077 776

（续表）

一级指标	权　重	二　级　指　标	权　重
成长因素	0.448 37	近 3 年净利润增长	0.073 901
		近 3 年营业收入增长	0.197 233
		近 3 年净资产增长	0.177 233
创新因素	0.077 2	专利授权数	0.077 205
国际化因素	0.075 2	企业营业收入国际占比	0.075 232

第二节　中药创新国际竞争力测度

一、中药行业上市公司国际竞争力分值

本章以上市时间大于 5 年,同时能够获得全部指标数据为标准筛选出 50 家中药上市企业。采用数据"正向标准化"的方法,对每家企业的指标数据进行标准化处理,并将标准化的数据乘以每项指标的权重获得各指标得分,国际竞争力由各项指标加和获得。由于篇幅有限,本章只选取各年份排名前十的企业,计算结果如表 13 - 7 所示。

表 13 - 7　各年份前十名企业各指标测评情况

排名	年　　份				
	2012	2013	2014	2015	2016
1	云南白药 （0.539 6）	云南白药 （0.556 8）	云南白药 （0.558 2）	云南白药 （0.556 7）	康美药业 （0.543 1）
2	康美药业 （0.539 4）	康美药业 （0.551 8）	康美药业 （0.552 5）	康美药业 （0.539 5）	通化金马 （0.519 1）
3	天士力 （0.507 4）	天士力 （0.516 6）	天士力 （0.526）	天士力 （0.525 3）	云南白药 （0.500 7）
4	中恒集团 （0.460 4）	白云山 （0.504 4）	白云山 （0.506 1）	白云山 （0.485）	天士力 （0.486 3）
5	白云山 （0.424 4）	中恒集团 （0.464 2）	中恒集团 （0.488 8）	吉林敖东 （0.446 2）	白云山 （0.478 6）
6	振东制药 （0.423 3）	嘉应制药 （0.442）	嘉应制药 （0.456 5）	同仁堂 （0.442 8）	必康股份 （0.448 6）
7	贵州百灵 （0.419 9）	同仁堂 （0.429 5）	同仁堂 （0.432 7）	东阿阿胶 （0.442 1）	九芝堂 （0.446 7）

（续表）

排名	年 份				
	2012	2013	2014	2015	2016
8	同仁堂 （0.411 8）	神奇制药 （0.420 9）	福瑞股份 （0.426 6）	嘉应制药 （0.441 7）	东阿阿胶 （0.433）
9	中新药业 （0.411 7）	华润三九 （0.418 2）	神奇制药 （0.423 4）	神奇制药 （0.435 9）	同仁堂 （0.425 5）
10	太安堂 （0.410 2）	东阿阿胶 （0.418）	中新药业 （0.419 1）	太安堂 （0.429）	吉林敖东 （0.415 8）

二、中药行业上市公司整体分析

从整体上看，除规模因素与创新因素呈现逐年增长的趋势外，效率因素、成长因素都在经历了4年的上涨后于2016年出现了不同程度的下降，其中效率因素下降幅度最大，达到了11.2%。而国际竞争力在5年间不断上下浮动，得分区间为（0.376～0.389 0），在3.74%的范围内变化，如图13－2、图13－3所示。

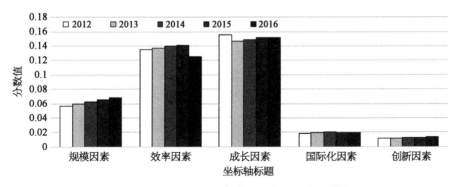

图 13－2　2012—2016 年各项指标平均得分情况

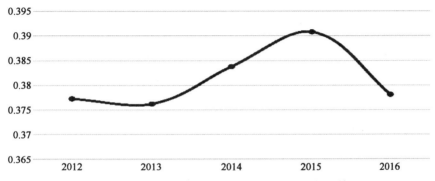

图 13－3　2012—2016 年企业国际竞争力平均得分情况

1. 规模因素逐年增长　5年内全部50家企业中大于平均值的企业有12家,占全部企业的23%。虽然5年内陆续有企业得分上升下降,但高于平均值的企业仍然只占很小的一部分。说明中药上市企业在企业规模上差距较大,但增长势头良好。连续5年的持续增长一方面说明我国中药需求还未达饱和,经营环境良好,能给企业带来高额的净资产积累与净利润的上涨;另一方面说明我国对中药行业的各种扶持政策正在对企业产生积极的影响作用。

2. 效率因素遭遇大幅下降　2016年效率因素平均得分为0.125 1,小于2015年的0.140 9。整体行业呈现下降趋势,仅有4家企业得分较2015年有所增加。50家企业中有22家超过平均分值,与往年持平,但2016年较2015年变化了12家单位,6家企业由2015年的高于平均值变为低于平均值,6家企业由2015年的低于平均值变为高于平均值。此外,2015年较2014年变化12家企业,2014年较2013年变化7家,2013年较2012年变化7家企业。每年高于平均值的企业变化很大,虽然效率因素平均值在2012—2015年变化微小,但上市企业内部的波动很大。同时由于2016年的中药企业并购事件的数量下降,反映在资产利用效率方面,即企业资产收益率的下降。

3. 成长因素稳中有升　近5年内,成长因素得分区间为(0.147 3~0.155 7),趋势稳中有升,并占据国际竞争力评价体系中的最大权重。平均每年有15家企业高于平均值,这说明平均每年有近三成的企业的近3年净利润增长率、近3年营业收入增长率、近3年净资产增长高于平均水平。

4. 国际化因素上下浮动　国际化因素在2016年、2015年得分分别为0.019 1与0.019 7,较2013年的0.200 1分别下降4%和1%。5年内高于国际化因素平均值的公司稳定在11家,分别为东阿阿胶、云南白药、同仁堂、白云山、昆药集团、康美药业、华润三九、康恩贝、天士力、中新药业、太极集团。另外,中恒集团与江中集团分别在2013年、2014年和2012年高于平均值。在5项一级指标中国际化因素是唯一一个连续2年下降的指标,这说明中药行业上市公司的国际占比还需进一步的巩固。

5. 创新因素逐年上升,但权重为五项指标中最低　大部分中药上市企业专利拥有量较低,但企业间差距很大。近5年内得分高于创新因素平均值的企业有天士力、云南白药、同仁堂、康缘药业、中新药业、太极集团、昆药集团、奇正藏药、益佰制药8家企业,只占中药上市企业的15%,也是5项指标中占比最少的,但这8家企业却拥有中药上市企业60%的专利。我国中药上市企业创新竞争力还有很大提升空间。

6. 国际竞争力呈现出S形曲线　国际竞争力在2013年小幅度下降后保持了连续2年的增长,并在2016年再次大幅下降,此次下降的主要原因是企业的效率因素下降。

三、2016年中药行业代表性上市公司分析

按照上市公司2016年企业国际竞争力得分情况将企业进行排名,选取前十名企业,具体排名及得分情况如表13-8所示。

表 13 - 8 2016 年前十名企业各项指标排名情况

股票代码	公司简称	规模因素排名	效率因素排名	成长因素排名	国际化因素排名	创新因素排名	国际竞争力排名
600518.SH	康美药业	1	10	13	2	13	1
000766.SZ	通化金马	23	40	1	39	39	2
000538.SZ	云南白药	2	5	28	1	10	3
600535.SH	天士力	8	20	26	4	1	4
600332.SH	白云山	4	29	18	3	2	5
002411.SZ	必康股份	9	22	3	13	47	6
000989.SZ	九芝堂	12	8	2	21	23	7
000423.SZ	东阿阿胶	6	3	20	8	8	8
600085.SH	同仁堂	5	21	32	5	6	9
000623.SZ	吉林敖东	3	18	27	20	17	10

　　本章选择中药行业内国际竞争力排名前十的企业中有代表性的进行分析,这十家企业在排名上可以看作中药行业的龙头企业。其国际竞争力平均值为 0.469 79、规模因素平均值为 0.105 2、效率因素平均值为 0.129 6、成长因素平均值为 0.174 0、国际化因素与创新因素平均值分别为 0.039 7 和 0.021 5。成长因素明显高于其他 4 项因素,这说明成长因素的高低对国际竞争力的影响更明显,具有成长因素优势的企业更有机会进入行业的前列。具体得分情况如图 13 - 4 所示。

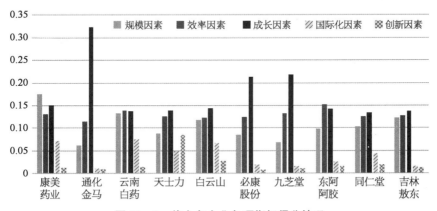

图 13 - 4 前十名企业各项指标得分情况

　　康美药业是 2016 年中药行业国际竞争力排名第一的企业。虽然成长因素是影响企业进入第一组的重要原因,但康美药业最突出的优势在于其规模因素,不仅在第一组,在全部 50 家企业中康美药业的规模因素也占据第一的位置。

　　排名第二的通化金马,具有全部 50 家企业中最高的成长因素得分,达到了 0.323 7。通化金马在经过 2015 年的收购圣泰生物及长春华洋,重组并购使企业从 2015 年的第三十一名一跃成为第二名。

白云山的企业国际竞争力为 0.478 6,拥有前十名企业中最小的各项指标方差,方差值为 0.047。说明白云山在规模、效率、成长、国际化、创新五大方面的发展更加平均。

处于排名后 10 位的企业的平均国际竞争力为 0.313 6,规模因素平均值为 0.052 6、效率因素平均值为 0.114 8、成长因素平均值为 0.125 9、国际化因素与创新因素平均值分别为 0.010 5 和 0.009 5。且各项指标间差距较大,也体现出企业在规模、效率、成长、国际化这五方面发展的不协调。处于排名后 20% 的企业的各项指标间除效率因素相对于行业平均值差距较小外,其他指标与行业平均值差距为 5% ~ 30%,各项指标均不具有竞争力。

第三节　提升中药国际竞争力的技术创新策略

一、技术创新与企业国际竞争力已有研究

目前国内外对于技术创新与竞争力之间的研究主要集中在技术创新与企业核心竞争力、产业竞争力两方面,但是涉及技术创新和企业国际竞争力关系的文献仍较少。

技术创新与企业核心竞争力方面,南昌大学的尹继东等从满足产品(服务)需求、获取知识产权、增强企业资源的互补性、低成本扩散与收益放大效应 4 个方面,论证了技术创新是增强企业核心竞争力的根本途径。华南理工大学的李龙一从独特性、用户价值、难于模仿性、范围经济 4 个方面,说明技术创新对培育企业的核心能力的积极作用,并且提出了在技术创新方面培育企业核心能力的 5 种途经:集群创新、自主创新、模仿创新、合作创新和虚拟创新。

技术创新与产业国际竞争力方面,国内的相关理论研究主要在波特的钻石模型的基础上进行。如芮明杰、富立友、陈晓静在波特的钻石模型基础上加入了"知识吸收与创新能力"这个新的核心要素,认为产业竞争力的本源性变量是产业知识吸收与创新能力,只有知识吸收与创新能力才是产业持续的竞争力的源泉;赵玉林、周珊珊和张倩男在波特的钻石模型的基础上,保留了钻石模型的核心部分,加入了科技创新,作为独立的核心要素,并将钻石模型中的政府这个辅助要素转变为制度,作为一个单独的重要因素,认为科技创新对产业竞争优势的作用主要是通过影响波特提出的产业国际竞争力的 4 个关键因素实现的。

技术创新与企业国际竞争力方面。陈发荣、田能瑾从企业国际竞争力和技术创新的内涵、特性角度进行了研究分析,着重研究了技术创新对提升企业国际竞争力影响的相关因素,认为技术创新是提高企业国际竞争力所必不可少的关键因素。浙江大学的胡惠芬对国家技术创新体系对企业国际竞争力的影响进行了实证分析,认为企业的合作创新、战

略联盟等对企业国际竞争力的提升有着直接的作用。

二、中药企业技术创新能力对企业国际竞争影响模型的构建

(一)数据来源与研究方法

本章选取研发投入占比、技术人员数量代表企业研发能力,另选取年申请量、年授权量代表企业研发绩效。选取 2012—2016 年的中药上市企业,以能够获取全部指标数据为标准,筛选出 48 家中药上市企业。用 Excel 初步整理数据,依据刘思峰等的灰色关联度分析要求将表征技术创新能力的 4 个指标视为 1 个灰色系统,每个指标作为灰色系统中的 1 个因素。分析步骤如下。

1. 确定参考序列(中药产业绩效)　参考序列为 $X_0^{(k)}$, $X_0^{(k)} = \{X_0^{(1)}, X_0^{(2)}, X_0^{(3)} \cdots X_0^{(k)}\}$, 产业技术创新能力指标为比较序列 $X_i^{(k)}$, $X_i^{(k)} = \{X_i^{(1)}, X_i^{(2)}, X_i^{(3)}, \cdots, X_i^{(k)}\}$。

2. 初值化处理　原始数据的量纲(或单位)转换为可比较的数据序列。

$$X_i^{'(k)} = X_i^{(k)} / \overline{X} \tag{1}$$

3. 求差序列、最小值和最大值

$$\triangle i^{(k)} = |X_0^{'(k)} - X_i^{'(k)}| \tag{2}$$

最小差为:
$$\min_i \min_k = |X_0^{'(k)} - X_i^{'(k)}| \tag{3}$$

最大差为:
$$\max_i \max_k = |X_0^{'(k)} - X_i^{'(k)}| \tag{4}$$

4. 计算关联系数和关联度

$$\xi_{0i}^{(k)} = \frac{\min\limits_i \min\limits_k = |X_0^{'(k)} - X_i^{'(k)}| - \delta \max\limits_i \max\limits_k = |X_0^{'(k)} - X_i^{'(k)}|}{|X_0^{(k)} - X_i^{(k)}| - \delta \max\limits_i \max\limits_k = |X_0^{'(k)} - X_i^{'(k)}|} \tag{5}$$

式中 $\xi_{0i}^{(k)}$ 是第(k)个时刻参考数据列与比较数据列的关联系数,δ 为灰数白化值,一般情况下可取 $0.1 \sim 0.5$,本章取 0.5。

关联度:
$$\gamma_{0i} = \frac{1}{n} \sum_k^n \xi_{0i}^{(k)} \tag{6}$$

5. 关联度排序　依据关联度数值大小进行排序。

(二)各指标关联度确定

以中药产业上市企业国际竞争力作为参考数列,技术创新能力指标作为比较序列,根据灰色系统理论公式(1)计算出初始项,再利用公式(2)计算出差序列,依据公式(3)和公式(4)找出最小差和最大差,代入公式(5)中计算出关联系数,关联系数代入公式(6)中算出各指标与企业国际竞争力的关联度并进行排序,如表 13-9 所示。

表 13-9　指标关联度计算结果

维　　度	指　　标	关联度	排　　序
企业研发能力	研发投入占比	0.991 1	1
	技术人员数量	0.864 2	2
企业研发绩效	年申请量	0.857 1	3
	年授权量	0.840 5	4

（三）模型结果分析

依据灰色关联分析理论,关联度体现了企业技术创新能力与参考数列企业国际竞争力指标的关系密切程度。关联度大的数列与参考数列关系密切,关联度小的数列与参考数列关系不密切。各测定指标与中药产业上市企业国际竞争力评价的关联度值从大到小依次为：研发投入占比、技术人员数量、年申请量、年授权量。

结果表明研发投入占比与企业国际竞争力关联度最大,研发投入一方面受企业自身财务状况影响,另一方面研发投入会影响研发绩效,而研发绩效又是国际竞争力的构成部分,两方面的因素共同作用使得研发投入占比与企业国际竞争力的关联度最大。排名第二的技术人员数量是企业创新能力的另一方面体现,与研发投入类似的从两方面影响了企业国际竞争力。而年申请量与年授权量反映出企业的研发产出情况,年授权量与年申请量的提高可以使企业拥有更多的专利,在行业竞争中具有更大的优势。

现今我国中药上市企业 5 年内平均研发占比小于 3% 的企业有 23 家,占统计企业的48%,5 年内平均研发投入占比出现负增长的企业达到 17 家,占统计企业的 35%。大部分企业的研发占比在 5% 以下,与世界前 50 家制药企业的 15%~20% 研发投入占比还有很大差距。同时 48 家统计企业 5 年内技术人员占比平均值为 12.3%,企业技术人员占比在10% 以上的企业有 30 家,技术人员占比小于 10% 的企业占 37.5%。国家高新技术企业认定标准为研究开发人员占比大于 10% 的企业。其中研发人员包括技术人员、研究人员、辅助人员。虽然技术人员不能全部体现研究开发人员的人数占比,但能一定程度上说明我国中药上市企业技术人员投入还有很大的提升空间。年申请量与年授权量出现了大部分为 0 的情况。近 5 年内曾有 3 年及以上时间,未申请过专利的上市企业有 9 家企业,占统计企业的 18.8%,未获得授权专利的企业有 11 家,占统计企业的 22.9%。而 5 年内连续申请与获得授权专利的企业有 17 家,占统计企业的 35.4%。

三、提升企业技术创新能力建议

我国中药企业应加大研发投入并增加技术人员数量,提高自身创新能力及新药研发产出。随着中药逐渐被世界所认可,未来中药市场将会进一步扩大,企业发展空间也会随之增加,在中药市场的国际竞争中更需要我国企业强大的自主创新能力同国外制药企业相抗衡。现今我国中药企业对研发的忽视与我国整体知识产权保护制度起步较晚不无关系,但中药的国际化已让我国企业不得不重视创新与研发。企业只有在技术创新能力与知识产权保护两方面双管齐下,才能在国际竞争中获得优势位置。

参考文献

[1] BALASSA B. Trade Liberalisation and "Revealed" Comparative Advantage [J]. The Manchester School. 1965,33(2): 99 - 123.

[2] PORTER ME. The Competitive Advantage of Nations [J]. Harvard Business Review. 1990,68(2): 73 - 93.

[3] DUNNING JH, HOLMES J. Sharpening the competitive edge: How UK public policy can affect company performance on the world stage [J]. Competitiveness Review: An International Business Journal incorporating Journal of Global Competitiveness, 1993,3(2): 1059 - 5422.

[4] CHO Dong-Song. A dynam ic approach to international competitiveness: The case of Korea [J]. Journal of Far Eastern Business. 1994,1(1): 17 - 36.

[5] 金碚.中国工业国际竞争力理论、方法与实证研究[M].北京:经济管理出版社,1997.

[6] 蔡昉.工业竞争力与比较优势——WTO 框架下提高我国工业竞争力的方向[J].管理世界, 2003(2): 58 - 63.

[7] 张金昌.国际竞争力评价的理论和方法[M].北京:经济科学出版社,2002.

[8] 张晓堂.提高企业国际竞争力[M].北京:经济科学出版社,2005.

[9] 郭庆然.技术创新是提升企业竞争力的不竭动力[J].商业研究,2006(19): 67 - 69.

[10] 叶茂.中国企业技术自主创新与国际竞争力提升[D].北京:对外经济贸易大学,2006.

[11] 程惠芳.创新与企业国际竞争力[M].北京:科学出版社,2010.

[12] 翁丽红,林丹红.传统医药企业知识产权战略分析——以日本津村株式会社为例[J].福建中医药大学学报,2013,23(4): 66 - 69.

[13] 赵昌文.中国企业国际化及全球竞争力[M].北京:中国发展出版社,2014.

[14] 李林,张溪.从"天士力"看中药企业如何构建海外专利网[J].中国发明与专利,2015(7): 109 - 111.

[15] 郝华,林秀梅.WEF 与 IMD 国际竞争力评价比较研究[J].经济视角旬刊,2012(4): 79 - 80.

[16] 王核成.中国企业国际竞争力的评价指标体系研究[J].科研管理,2001,22(4): 73 - 78.

[17] 中国大中型企业国际竞争力评价报告专家组.中国大中型企业国际竞争力评价报告[M].北京:中国财政经济出版社,各年度.

[18] 金碚.中国企业竞争力报告[M].北京:社会科学文献出版社,各年度.

[19] 李宗友,肖梦熊,童元元,等.中药类产品国际市场分析[J].国际中医中药杂志,2016,38(5): 385 - 389.

[20] ProFound1Naturalingredientsforpharmaceuticals (eumarketsurvey2003) [EB /OL] 1http:// www1 proexport1 com1co /VBeContent /library /documents /DocNews-No2745DocumentN024931PDF1.

[21] 杨丽,孙之淳.基于熵值法的西部新型城镇化发展水平测评[J].经济问题,2015(3): 115 - 119.

[22] 尹继东,魏欣.技术创新与企业核心竞争力[J].南昌大学学报(人社版),2004,35(2): 81 - 84.

[23] 李龙一.基于技术创新视角的企业核心能力培育[J].华南理工大学学报(社会科学版),2001, 18(4): 22 - 24.

[24] 芮明杰,富立友,陈晓静.产业国际竞争力评价理论与方法[M].上海:复旦大学出版社,2010.

[25] 赵玉林,周珊珊,张倩男.基于科技创新的产业竞争优势理论与实证[M].北京:科学出版社,2011.

[26] 陈发荣,田能瑾.利用技术创新提高企业国际竞争力的研究[J].科学咨询:决策管理,2009, 23(21): 26 - 26.

[27] 胡慧芬.国家技术创新体系对企业国际竞争力的影响[D].杭州：浙江工业大学,2007.

[28] 刘思峰,杨英杰,吴利丰,等.灰色系统理论及其应用[M].开封：河南大学出版社,1991.

[29] 林钟高,刘捷先,章铁生.企业负债率、研发投资强度与企业价值[J].税务与经济,2011,15(6)：1-11.

[30] 李阁.专利保护、研发投入与技术创新绩效关系研究[D].湘潭：湘潭大学,2015.

[31] Swanick Michael, David Hole, Ben Comer. Taking Flight：Pharm Exec's Top 50 Pharma Companies 2015 [J]. Pharmaceutical Executive. 2015, 35(6).